U0224730

《中医文化概论》编委会

主　编：刘红杰

副主编：张竞之　潘大为

编　委：王　静　肖　雅　唐树杰　薛飞飞　欧阳明子

国务院侨务办公室立项
彭磷基人才培养改革基金资助

中医文化概论

Introduction to Traditional Chinese Medicine Culture

刘红杰　主编

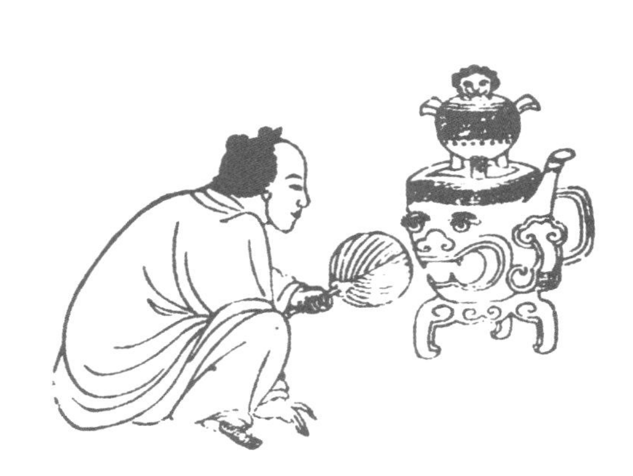

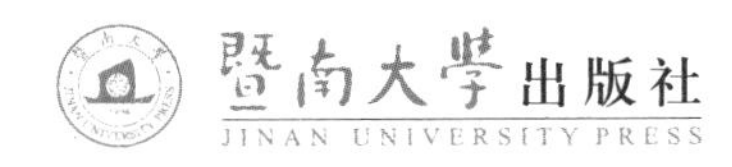

暨南大學出版社
JINAN UNIVERSITY PRESS
中国·广州

图书在版编目（CIP）数据

中医文化概论/刘红杰主编．—广州：暨南大学出版社，2020.10
ISBN 978－7－5668－2979－5

Ⅰ.①中…　Ⅱ.①刘…　Ⅲ.①中国医药学—文化—教材　Ⅳ.①R2－05

中国版本图书馆CIP数据核字(2020)第179310号

中医文化概论

ZHONGYI WENHUA GAILUN

主　编：刘红杰

出 版 人：张晋升
责任编辑：曾鑫华　刘宇韬
责任校对：张学颖　林　琼
责任印制：汤慧君　周一丹

出版发行：暨南大学出版社（510630）
电　　话：总编室（8620）85221601
　　　　　营销部（8620）85225284　85228291　85228292　85226712
传　　真：(8620）85221583（办公室）　85223774（营销部）
网　　址：http：//www.jnupress.com
排　　版：广州市天河星辰文化发展部照排中心
印　　刷：广州市穗彩印务有限公司
开　　本：787mm×1092mm　1/16
印　　张：13
字　　数：284千
版　　次：2020年10月第1版
印　　次：2020年10月第1次
定　　价：42.00元

前　言

在世界文明史上，中国文明是最古老的文明之一，也是持续时间最长的文明。在五千年的悠久历史长河中，中国传统文化历久而弥新，始终闪耀着夺目的光芒。在中国传统文化的桂冠上，有一颗璀璨的明珠，那就是中医。

素有“华侨最高学府”之称的暨南大学，恪守“忠信笃敬”之校训，注重以中华民族优秀的传统道德文化培养人才。中医就是中国优秀传统文化的良好载体。为此，我们自十余年前开始，即面向全校本科生开设“中国传统文化与中医”课程，讲述在中国传统文化背景下的中医源流。在开课期间，得到校外数位专家在学术上的倾力相助，遂能克功。经过多年的课程讲授，在前贤的基础上，我们对中医文化也有了些许自己的见解。为有利于后续教学，在国务院侨务办公室立项支持和彭磷基人才培养改革基金资助下，开始了本教材的编写，其间几易其稿，更得到暨南大学中西医结合学科的鼎力支援和暨南大学出版社的大力协助，才得以完稿。

本教材的编者来自三家单位，包括暨南大学中医学院（刘红杰、王静、肖雅、唐树杰、薛飞飞、欧阳明子）、广州医科大学附属第二医院（张竞之）和中山大学哲学系（潘大为）。第一章“绪论”由刘红杰、潘大为编写，第二章“中医的基本观念”由欧阳明子编写，第三章“中医的思维方式”由潘大为、刘红杰编写，第四章“中医的人体结构模型”由刘红杰编写，第五章“中医的疾病诊疗模式”由张竞之编写，第六章“中医特色养生方法”由肖雅编写，第七章“中医的医德”由张竞之编写，第八章“中医教育与传播”由王静编写，第九章“中医学术流派简介”由薛飞飞编写，第十章“中医文化名人”由唐树杰编写。全书最后由刘红杰统稿、定稿。

本教材参考了诸多贤达的文献，虽尽力列出，但可能仍有遗漏。如有侵犯版权之处，请及时联系，以便更正。

本教材面向中医爱好者，对中医专业人士也有一定参考价值。本教材虽名为“中医文化概论”，但在大方之家看来，也许并不能把中医文化的概貌完整地呈现给读者，甚至存在诸多错误，祈请不吝指正！果如此，则抛砖引玉功成，中医文化乃至中国传统文化的传播必将更加深远，且更能为人类的身心健康做出贡献！

《中医文化概论》编委会

2020 年 4 月

目　录

第一章　绪　论

第一节　医学、传统医学与中国传统医学

厘清医学、传统医学与中国传统医学的不同内涵，是准确把握中医文化内容的前提。在很多人的观念中，或将传统医学与中国传统医学等同；或将中医与中国传统医学等同；或认为传统医学、中国传统医学都不属于医学范畴，而仅属于文化领域。种种谬误，不一而足。在这些谬误广为流传的背景下，对于什么是中医文化，自然得不出正确结论，更无法将优秀的中医文化传播开来，造福于人类健康。所以，必须正本清源，将这些基本概念的内涵一一厘清。

一、医学的概念

健康与疾病是人类生活的重要议题。怎样诊断与治疗疾病？怎样维持和增进健康？这是医学关心的两大基本问题，也是医学学科的基本内容（狭义的医学仅指治疗疾病）。

在人类历史的不同阶段，以及不同社会文化中，人们对这两个基本问题有不同的理解。这些不同的理解导致人们在应对健康与疾病问题时会采取不同的处理方式。这种多样性在理论层面表现为不同社会、族群的人们分别接受、继承并发展的不同的医学体系，在实践层面则表现为在这些医学体系影响下的、多种多样的医疗实践活动。

《大辞海》将“医学（medicine）”定义为“研究人类生命过程以及防治疾病、保护健康的科学体系”。在当代世界范围内，占主流的是现代医学（contemporary medicine，conventional medicine，modern medicine，western medicine）体系。现代医学是现代应用科学的一部分，按照研究内容、对象和方法，可分为基础医学、临床医学、预防医学、康复医学、军事医学等不同部分。现代医学起源于17世纪的欧洲，但并不从属于某一个民族或国家。在许多人的观念里，“医学”与“现代医学”是等同的，其实不然，“传统医学”

也归属于“医学”的范畴。在我国，传统医学和现代医学两个体系并存，共同成为医疗体制的组成部分。

二、传统医学的概念

随着近代科学不断发展，现代医学逐渐成了世界上大多数国家的主流医学。从现代医学角度，那些不属于生物医学（biomedicine）范畴的、各个社会文化中的医学体系，被认为属于传统医学（traditional medicine），或民族医学（ethnomedicine），或补充与替代医学（complementary and alternative medicine）的范畴。

传统医学对健康与疾病的理解有别于现代医学。在现代医学形成早期，传统医学的存在，对持进步史观、对科技发展抱乐观态度的现代医生和医学科学家来说，是一种障碍，往往被视为愚昧、落后、“不科学”乃至“反科学”的历史残留。但是，医学和医疗观念的发展逐渐改变了这种表面化的看法。一方面，现代医学的发展不断带来新的治疗技术；另一方面，传统医学的干预效果有其部分优势，而现代医学所遵循的生物医学模式却逐渐暴露其局限性和弊端。在对这些局限性和弊端的反思中，医学界开始重新审视传统医学的价值。

三、中国传统医学与中医学的概念

传统医学的范围非常广泛，其中很多具有鲜明的地域、时代特色，例如中国传统医学。在漫长的历史长河中，中国许多民族都曾经建立起自己的传统医学体系，并流传至今，如汉医学、蒙医学、藏医学等，这其中以汉医学的影响最大。

目前，传统医学，或者说中医学（traditional Chinese medicine 或 Chinese medicine）已经成为中国医疗体制中的一个重要组成部分，发挥着积极作用与影响。1982 年通过的《中华人民共和国宪法》第二十一条明确规定“国家发展医疗卫生事业，发展现代医药和我国传统医药”。“坚持中西医并重，传承发展中医药事业”也是中国政府长期实施的健康中国战略的重要组成部分。2003 年 10 月 1 日起施行了《中华人民共和国中医药条例》。2017 年 7 月 1 日正式施行《中华人民共和国中医药法》，其中写明“所称中医药，是包括汉族和少数民族医药在内的我国各民族医药的统称，是反映中华民族对生命、健康和疾病的认识，具有悠久历史传统和独特理论及技术方法的医药学体系”。

不过，现代人们一般观念里的“中医学”,其实指的仅是“汉医学”。本书内的“中医学”概念，如果没有特殊说明，指的就是“汉医学”：以整体观念为主导思想，以精气、阴阳、五行学说为哲学基础和思维方法，以脏腑经络及精气血津液为生理病理学基础，以辨证论治为诊治特点的独特的医学理论体系。很多时候，人们把“中医学”与“中医”

两个词汇混用，对其内涵并不做明显区分。

有人把各种医学体系（包括现代医学在内）大致区分为两类：理性医学和巫术—宗教医学。理性医学与巫术—宗教医学相对，指不用超自然力量，而是用自然环境因素来解释健康与疾病现象的医学。在西方医学历史上，理性医学的传统可以追溯到古希腊的希波克拉底，但它于基督教兴起之后在中世纪受到抑制，直至近代科学革命后，才在西方思想中重获优势地位。中医学是一种同样在很早时期就已经确立的理性医学。中医学与古希腊医学同样属于前现代时期产生的理性医学理论体系，是建立在临床经验基础上的经验医学与哲学化的医学探索的结合。

在现代社会中，中医学整体论的健康与疾病观、临床医疗经验和药物学研究记录，对于现代医学具有一定补充作用和参考价值，对于生物医学模式下现代社会医疗卫生制度的某些弊端，有一定矫正作用，而且越来越显示出独特的优势与价值。今天，中医学已被传播到世界上 180 多个国家和地区。据不完全统计，目前境外的中医学从业人员有几十万人。

第二节　文化、中国传统文化与中医文化

理解文化、中国传统文化与中医文化的内涵，是学习、研究中医文化的必备前提。对这几个概念的认识，学术界并没有完全一致的看法，古今中外众说纷纭。如果不对其进行明确的、合理的界定，对中医文化的讨论将陷入混乱之中，也就谈不上对中医文化的学习和研究。因此，本书将基于学术界大部分学者的共识，对这几个概念的内涵进行界定。

一、文化的概念

文化这个词汇的内涵在古今中外有很大不同。

在中国古代，“文”的本义是“交错形成的花纹、纹理”，后来引申为“文字；文章；法令条文；礼节仪式；文德；文治（与武相对，柔和、美善之义）”等等。“化”的本义是“变化、改变”，即一物变成另一物。当“文”与“化”结合在一起时，“文化”一词是指与武力征服相对而言的文治教化。如《周易 · 彖 · 贲》：“观乎天文，以察时变；观乎人文，以化成天下。”此处的“人文”，即指诗书礼乐、人伦道德等；“化成”，则指教化、化生、变化和造化之意。又如汉代刘向《说苑 · 指武》：“圣人之治天下也，先文德而后武力。凡武之兴为不服也，文化不改，然后加诛。”此处的“文化”，就是文治教化之意。

在近现代社会科学中，“文化”的内涵与中国古代大不相同。英国人类学之父泰勒在

《原始文化》中这样描述："文化是一个复杂的整体，包括知识、信仰、艺术、道德、法律、风俗，以及人类在社会里所得一切的能力和习惯。"他在《人类早期历史与文化发展之研究》中也写道："文化是一个复杂的总体，包括知识、艺术、宗教、神话、法律、风俗，以及其他社会现象。"《中国大百科全书》的社会学卷则这样陈述："广义的文化是指人类创造的一切物质产品和精神产品的总和。狭义的文化专指语言、文学、艺术及一切意识形态在内的精神产品。"很显然，"文化"是一个与"自然"相对的概念，凡是"人为"性质的事物，都属于文化的范畴，很多人又把这些事物分为器物、制度和思想三个方面。

在当代应用领域，"文化"被认为是人性的教育，是精神风貌的体现。不少学者认为，文化是指与人的精神意识活动相关的社会行为和社会产物，是能力、知识、修养、情操以及人性、品德等精神领域的教育和感化。文化应与物质本身有所区别，文化是作为人的精神活动，隐性地存在于物质产品之中的。思维方式、价值观念和审美情趣是文化的核心要素。具体而言，所谓文化，是指代表一定民族特点的，反映某个或某几个特定历史阶段政治和经济的状况，具有知识价值的精神成果的总和。它是一个包括哲学、宗教、科技思想、文学、艺术、思维方式、习俗等在内的有机整体。

本书中对文化一词的使用，基本上采取当代应用领域的定义，部分情况下也指与中医学相关的现代社会科学内容。

二、中国传统文化的概念

"传统文化""中国文化"和"中国传统文化"是相互关联的三个概念，都是立足于"文化"视角提出的。

传统文化是相对于现代文化而言的。学界对传统文化的理解不一，目前学界至少有四种观点：第一，传统文化是在过去一个很长的历史进程中形成的文化；第二，传统文化是从过去一直发展到现在的东西，是现代文化的反映；第三，传统文化是指根植于自己民族土壤中的具有稳定形态的东西，但又有动态的东西包含于其中，在过去与现在交融的过程中，渗入了各时代的新思想、新血液；第四，传统文化不仅表现在各种程式化了的理论形态方面，而且更广泛地表现在人们的风俗习惯、生活方式、心理特征、审美情趣、价值观念等非理论形态方面。传统文化不等同于古代文化，它产生于农业时代，主要指封建社会的文化，而现代文化主要产生于工业时代和信息时代。对于不同时代来说，传统文化的内涵不同，传统与现代之间本无一条明显的分界线可寻。所以，所谓传统文化，是指在长期的历史发展过程中形成、发展，并保留在一个民族之中的具有稳定形态的文化，它负载着一个民族的价值取向，影响着一个民族的生活方式，反映着一个民族自我认同的凝聚力。

中国文化主要是针对文化的民族性、国度性而言的。世界历史上，各个民族、国家分别在不同的自然、社会历史条件下，创造出属于自身的文化。中国是我们中国文化的摇篮。把中国作为一个地理概念时，其内涵经历了一个渐次扩展的过程。我们今天所说的中国文化的地域范围，是中华人民共和国成立后，中国政府与各邻国所签订的边界条约所最终确定的中国疆域。在这片疆域范围内生活的中华民族是中国文化的创造主体。中华民族是现今中国境内的汉族及其他55个少数民族的总称。中国文化是中华民族对于人类的伟大贡献。独具特色的语言文字，浩如烟海的文化典籍，惠及世界的科技工艺，精彩纷呈的文学艺术，充满智慧的哲学宗教，完备深刻的伦理道德等，共同构成了中国文化的基本内容。

中国传统文化，是指中华民族在漫长的历史长河中创造的独具特色的民族文化。中国传统文化经过数千年积淀，得到过亿万人的认同，它把中国范围内的各个民族紧密地凝聚在一起，并使之绵延五千年，具有超强的稳定性和延续性，是整个中华民族生存繁衍的根本。

中国传统文化的基本精神对中国社会和中华民族的历史发展产生了深远的影响，发挥了重要作用。所谓中国传统文化的基本精神，实质上就是中华民族的民族精神；就是中华民族特定的价值系统、思维方式、社会心理以及审美情趣等方面内在特质的基本风貌；就是在中国传统文化中起主导作用、处于核心地位的基本思想和概念；就是指导中华民族延续发展、不断前进的精神支柱和内在动力。中国传统文化的基本精神是一个包含诸多要素的思想体系，它的思想内涵也在随着文化的发展演变而不断地扩大和加深。“天人合一”“以人为本”“刚健有为”“贵和尚中”等是中国传统文化基本精神的主体内容。

三、中医文化的概念

所谓中医文化，从广义角度来看，中医学作为一门探索人体生理、病理、防病治病规律的学科，本身就属于“具有知识价值的精神成果”，整个中医学方方面面的内容都属于文化的范畴，都可称之为中医文化的内容；从狭义角度来说，中医学理论体系形成的文化社会背景以及蕴含的人文价值和文化特征，就是中医学的文化内涵，即狭义的中医文化只涉及中医学有关人体生命和防病治病理论形成发展的规律，以及其文化社会印记和背景等等。

本书将主要从狭义角度，特别是与中国传统文化相联系的角度，概要性地阐述中医文化的核心特质。

四、中国传统文化与中医学的关系

在中医学发展的进程中，学者们已经达成了中医学与中国传统文化密切相关这一共识：即中医学在其形成和发展过程中，受到中国传统文化的深刻影响。更确切地说，中医学是在熔铸了中国传统文化中的哲学、易学、儒学、天文学、地理学、生物学、军事学等许多学科知识的基础上形成和发展的。如古代哲学中的“气”“阴阳”“天人合一”等学说与中医学理论一脉相承。再如中医素有“儒医”“佛医”“道医”之谓，可见儒、释、道各家对中医影响之深。至于天文、历法、音律、军事、农学等对中医学的影响更是十分明显。其中最为关键的是中医学理论采用的是中国传统文化的思维方式，中国传统文化的基本精神对于中医学影响至深。可以说，从中医学的基本概念到理论方法，从治疗思想到治疗手段，无论哪个方面都直接带有中国传统文化的烙印。也可以说，中医文化是中国传统文化的一部分，是中国传统文化的一个缩影，理解、学习、运用中医的关键是运用中国传统文化的基本思维。

同时，中医学对中国传统文化的许多方面，如哲学、政治、经济、教育、文学、艺术、民俗等，都有着极为深刻的影响。源于中医理论的“一分为二”“先天不足”“治病求本”“对症下药”“未病先防”“以毒攻毒”等术语的广泛使用，足以说明这种影响的广泛与深刻。这种影响除了表明中医学是中国传统文化的一个组成部分外，其更为深刻的意义在于：在中国传统文化的构建和发展过程中，无不蕴含着中医学的繁衍基因，而钻研中医学是理解、学习、运用中国传统文化的捷径。

第三节　中医文化的基本特点

中医文化的特点很多，现撮要介绍基本的三条。

一、玄理与实用共存

玄理，原指魏晋玄学推崇的道理，与道家哲理多有相通，现多指深远奥妙的道理。既然玄理深奥，自然难以被常人理解与运用。在很多人看来，中医学的许多概念、学说都是玄之又玄、难以理解，但又保留了最初的朴素内涵，而且具有强大的实用性。

中医学的“气”概念就是玄理与实用共存的典型，下面从此为例进行说明：

气的概念源于“云气说”。云气是气的本始意义，如《说文》曰：“气，云气也。”先民们运用“观物取象”的思维方法，“近取诸身，远取诸物”（《周易·系辞下》），将直接观察到的云气、风气、水气以及呼吸之气等加以概括、提炼，抽象出气的一般概念。先秦时期出现的各种气的概念被两汉时期的“元气说”同化。元气是宇宙的本原，是构成宇宙万物最基本、最原始的物质。人类作为宇宙万物之一，亦由元气而来、由精气构成。这就是后世所谓的“元气一元论”，玄理意味很浓，似乎神秘而难以捉摸。

但在中医学的实践当中，气的各项功能又是实实在在、易于接受的。例如：气具有固摄作用，统摄人体的血，使血在脉中正常运行，而不逸出脉外；可以固摄汗液、尿液、唾液等，调控它们的分泌或排泄，防止它们无故流失；可以固摄精液，使其不妄泄；可以固摄胎元，使胎儿稳固而不流产。如果气的固摄作用减弱，可能导致上述许多物质的大量丢失。例如，气不摄血，可以引起各种出血；气不固津，可以引起自汗、尿频、口角不自主流涎；气不固精，可引起滑精、早泄；气不固胎，可以导致习惯性流产。人体与气相关的这些生理、病理变化都是实实在在的，易于观察和接受，并不玄妙。

二、求真与审美共存

中医学属于自然科学的范畴，但亦具有浓厚的社会科学的特点，同时还受到中国古代哲学思想的深刻影响，是一门以自然科学为主体、多学科知识相交融的医学科学。因而，求真与审美共存，就成为中医文化的显著特征。

自然科学是研究自然界各种物质运动、变化、发展及其规律或本质的学科。中医学研究的对象是人，主要探讨人体生、长、壮、老、已的生命规律，人体的形态结构、生理功能以及疾病的发生发展和防治规律等，因而具有自然科学的属性，求真是其根本的内在要求与属性。

同时，中医学本身又包含着丰富的美学内涵。例如：凡接触过中医学文献的人，都会了解到汤头歌、药性赋、证候诀等古文化中对文字、语言的广泛运用，它们大多是音律、色彩、形象和节奏的结合体，会使人对之产生一种体例形式美、学说立论美、文字表述美的感受。近年来兴起的中医美学，研究的就是中医理论体系的美学特征、中医审美、中医美学方法以及运用医学审美与中医药手段，以维护、修护与重塑人体美等方面的问题，从中医学的角度去揭示人及人与自然关系中美的本质。

三、变化与稳定共存

中医学奠基于战国至两汉时期，随着中国社会、中国文化的变迁而发生变化，从理论到实践都充满了丰富的变化，并不是一般人观念里从古到今一成不变的模样。例如，中医学对于中风病因病机的认识，就经历了非常大的变化。中风的临床表现以突然昏仆、半身不遂、口舌㖞斜或失语、偏身麻木等为主症。唐宋以前，多以“内虚邪中”立论，即“外风”论，如《素问·风论》说：“风中五脏六腑之俞，亦为脏腑之风，各入其门户所中，则为偏风。”唐宋以后多以“内风”立论，张景岳更强调中风非外来之风，《景岳全书·杂证谟·非风·论治血气》云："凡非风口眼歪斜、半身不遂，及四肢无力、掉摇拘挛之属，皆筋骨之病也……总由精血败伤而然。"提出中风的根本原因是"内伤积损"，其病机是"阴亏于前，而阳损于后，阴陷于下，而阳泛于上，以致阴阳相失，精气不交，所以忽尔昏愦，卒然仆倒"。目前公认的是，中风存在六种常见的病理因素即风、火、痰、瘀、气、虚。风有内风、外风；火有肝火、心火；痰有风痰、湿痰、热痰；瘀为瘀血；气有气滞、气逆；虚有阴虚、气虚，近年来又有学者提出"毒损脑络"学说。此古今变化之大，非深研者难以探其究竟。

虽然中医学的形态、面貌在历史的长河中不断发生变化，但其植根于中国传统文化的基本内核始终未变，即始终以整体观念为主导思想，以精气、阴阳、五行学说为哲学基础和思维方法，以脏腑经络及精气血津液为生理病理学基础，以辨证论治为诊治特点。从这个意义上来说，中医文化又是稳定的、延续的。

第四节　中医文化的当代价值

文化作为一种客体，即人类的创造成果，有着满足人类需要的某种属性，这种满足人类需要的属性便是价值。中医文化在当今社会有着重要的理论价值和实践价值。

一、有利于医学进步

在现代社会中，现代医学已经成为主流医学，但中医学整体论的健康与疾病观、临床医疗经验和药物学研究记录，对于现代医学具有一定补充作用和参考价值，对于生物医学模式下现代社会医疗卫生制度的某些弊端，有一定矫正作用，而且中医学在某些疾病防治方面的特色与优势也越来越显示出其价值。

例如：中医讲究"阴阳和合"，即把人看成一个整体，注重阴阳的调和作用；中医主张的"人命至重，有贵千金"是中医尊重人的表现；中医提出"大医精诚"，既是对医术的要求，也是对医德的强调。中医采用非药物治疗与使用器械相结合，注重医患双方的互动性和方法的实用性、有效性，能比较好地实现因人施用、辨证施用。通过临床调查，结合文献研究，学者发现，中医擅长诊治多系统、多器官、多组织的综合病变，擅长治疗现代医学的化验、放射科检查等无法诊断的疾病，对病后调理、体质虚弱、气血两亏的人，对服用化学药物有过敏反应及副作用的人，采用中医治疗往往能有满意的疗效。

由此可见，中医以及中医文化对于改善中国医学现状、保护人民健康有着重要的理论和现实意义。中西医并重，相互补充、协调发展，有利于医学的进步与发展。

二、有助于文化强国

中医文化继续存在和发展，既符合医学发展、生产生活实践的需要，又符合传承先辈们创造的文明成果、增强中华民族文化认同感和凝聚力的要求。系统阐发中医文化的核心价值，保护利用中医药非物质文化遗产，宣传普及中医文化和知识，不仅是中医药事业全面发展的有力支撑，也是“建设优秀传统文化传承体系”的题中之义。

中医文化是活着的文化，是中华民族优秀传统文化体系中最贴近民生的文化形态。通过参与丰富多彩的中医文化活动，广大群众养成了中医药“治未病”的理念和养生智慧，大大提高了身心健康素质。

中医文化蕴含着丰富的中华文化元素和养生保健思想。通过创意开发以及与旅游业等现代产业进行融合，形成独具特色的中医文化产品和服务，将中医文化元素、健康理念和核心价值渗透到人民群众的生产和生活中，在促进身心健康的同时可以产生巨大的社会经济效益。

中医药现已传播到180多个国家和地区，许多人愿意接受中医医疗保健服务，一些国家已经对中医药立法。中医药对外教育和科研合作也迅速发展。中医文化积极参与世界文明对话，在推动中华民族文化走向世界的进程中贡献越来越大，在世界上的感召力和影响力进一步增强，成为中国优秀传统文化走向世界的重要载体。

三、有益于社会和谐

中医文化倡导健康和谐的生存状态、生活态度和行为方式，是构建具有中华民族文化特色的健康教育、健康促进模式的独特资源，也是构建和谐社会的独特资源。

中医在强调人与自然相和谐的同时也就强调了人自身和谐的重要性。换言之，如果中医不注重人自身的和谐，那它也没法实现人与自然的和谐。中医认为人是不可分割的整体，不仅要调理身体，还要调养心性，只有身心和谐了，才能真正与自然和谐。和谐是中医文化的精髓，中医的和谐智慧是中国传统文化中的重要组成部分。将中医的和谐思想与当代社会学结合起来，可以为和谐社会的建构寻找具有中国文化血脉的思想资源。

中医文化不仅是中华医药的宝库，也是中国传统伦理道德文化的集大成者。创造一个具有良好伦理秩序和道德氛围的发展环境是构建和谐社会的重要前提与必要保障。中医文化所积极倡导的“悬壶济世”的社会担当、“大医精诚”的职业操守、“以人为本”的人文精神都有利于我们构建一个和谐、友好的社会环境。

第二章　中医的基本观念

中医的基本观念，是中医对世界和人体的基本看法，包括了世界观、生命观、疾病观、养生观和审美观等方面。中医的基本观念，植根于中国传统文化而形成，又从不同方面丰富和深化了中国传统文化的内容。中医的基本观念，指导着整个中医学的理论和实践，是中医学赖以生存、发展、壮大的基石。了解、学习、研究中医文化，就要从中医的基本观念入手。

第一节　世界观

世界观是人们对整个世界以及人与世界关系的总的看法和根本观点，其实质即是从根本上去理解世界的本质和运动根源。中医的世界观植根于中国传统文化，奠基于《黄帝内经》，为人们看待世界提供了独特的视角，指导着整个中医学的理论和实践。

一、万物与人，本源一气

我们所生存的世界，现多称为宇宙，对宇宙二字最早的解释来源于《尸子》：“上下四方曰宇，往古来今曰宙”，也就是说，宇宙是时间与空间的总和。世界的本源（包括人）是什么？这是世界观的根本问题。

中国传统文化的主流观点都认为：宇宙万物起源于一个共同本体，或称宇宙本根。对宇宙本根的称呼各家不一，如“道”“易”“太极”等，但都包含如下几层含义：第一，始。《道德经》：“有物混成，先天地生，寂兮寥兮，独立而不改，周行而不殆，可以为天地母，吾不知其名，字之曰道。”第二，究竟所待。《庄子・大宗师》：“又况万物之所系而一化之所待乎？”第三，统摄。《周易・系辞下》：“天下之动，贞夫一者也。”这三层含义其实是相互融通的，统摄万物者必为万物之究竟所待，也必是世界的开始。

对此本根的特性与作用，《道德经》描述较多：“视之不见，名曰夷；听之不闻，名曰希；搏之不得，名曰微。此三者不可致诘，故混而为一。其上不皎，其下不昧。绳绳不可名，复归于无物。是谓无状之状，无物之象，是谓惚恍。”“道之为物，惟恍惟惚。惚兮恍兮，其中有象；恍兮惚兮，其中有物。窈兮冥兮，其中有精；其精甚真，其中有信。”“道常无为而无不为。”“生而不有，为而不恃，长而不宰，是谓玄德。”《周易·系辞上》对此本根的特性与作用也有描述：“范围天地之化而不过，曲成万物而不遗，通乎昼夜之道而知，故神无方而易无体。”“显诸仁，藏诸用，鼓万物而不与圣人同忧，盛德大业至矣哉！”“易，无思也，无为也，寂然不动，感而遂通天下之故。”

中医对这个本体的称呼，也曾经使用过很多名字。如《素问·五运行大论》称之为“虚”，“虚者，所以列应天之精气也”。《素问·天元纪大论》称之为“太虚”，“太虚寥廓，肇基化元”。但最终汇流入“元气一元论”，称“气（元气）”是世界的本源。

中医认为，气是活动力很强且运行不息的极精微物质，是世间一切存在和关系的最终承载者。由于气的运行不息，使得由气构成的宇宙处于不停的运动变化之中，一切因之而始，因之而生，因之而化，因之而成，因之而终。自然界一切事物的纷繁变化，都是气运动的结果。正如《素问·五常政大论》所言：“气始而生化，气散而有形，气布而蕃育，气终而象变。”《元气论》则说：“人与物类皆禀一元气而得生成。”

气本体论跨越了现代哲学中对于唯心、唯物的划分，它将所谓的心与物以“一气”代之。既不似唯心论的形而上，将世界本源归于超现实不可知的意志、灵魂，也不似唯物论般将主观意识独立于物质现象之外，将认识主体与客体相离。它将形而上哲学中的超验与不可测知，变成了“可体验”，纳入了人的主观意识的体悟范围。其“人之生也，气之聚也，聚则为生，散则为死”的生成论，看似如唯物论中原子构成论般以客观实体结构为根本研究对象，而尽力避免主观意识掺杂其中，实际上气本体论却以“主客相融”的姿态划破了物我之分，提出了体知主客、心物间的“自然而然”。心物相合，本乎一气，既非完全唯物，亦非完全唯心。

二、恒动不息，阴阳为要

在气一元论的基础上，衍化出宇宙万物直至于人，万物变化不断、恒动不息。《素问·天元纪大论》这样描述：“太虚寥廓，肇基化元，万物资始，五运终天，布气真灵，揔统坤元，九星悬朗，七曜周旋，曰阴曰阳，曰柔曰刚，幽显既位，寒暑弛张，生生化化，品物咸章。”

万事万物的运动规律，千差万别，即有万千之象，但中医学将其核心规律归结为“阴阳”，而阴阳又统一于气。

阴阳在中医学中的存在形式较多，有“一阴一阳”（阴、阳），有“二阴二阳”（太阴、少阴、太阳、少阳），有“三阴三阳”（太阴、少阴、厥阴、太阳、少阳、阳明），有“六阴六阳”（手足太阴、手足少阴、手足厥阴、手足太阳、手足少阳、手足阳明），不一而足。

阴阳之间的相互作用是宇宙万物各种作用中的基本作用，推动了万事万物生、长、壮、老、已的变化。《管子·乘马》说：“春秋冬夏，阴阳之推移也；时之短长，阴阳之利用也；日夜之易，阴阳之变化也。”《素问·阴阳应象大论》说：“阳生阴长，阳杀阴藏。”

对于万千之象与阴阳的关系，《素问·五运行大论》讲道：“夫阴阳者，数之可十，推之可百，数之可千，推之可万。天地阴阳者，不以数推以象之谓也。”

对于阴阳的重要性，中医将其上升到“道”的高度，《素问·阴阳应象大论》讲道：“阴阳者，天地之道也，万物之纲纪，变化之父母，生杀之本始，神明之府也。”

在气一元论中，阴阳以至于五行、三阴三阳、六气等概念之间的关系是相互关联，且都不离于本体的，可称之为“名虽分以致用，实却总归于一”。其衍生及相互间关系，可大致叙述为：本体为“一”，气行以用，一行即有“二”，“二”之用可为开合，为升降，为盈缩，后世的开合、升降、出入等都是在“二”的层次起用，可以总称之为“阴阳”。开合升降循环不已，是以有“中”，亦可名之为“枢”，开合兼以枢、升降兼以中，故名为“三”，是故后来的“开合枢”理论即是在“三”的层次起用，具体运用时则合以阴阳各三，以为三阴三阳开合枢。二为阴阳，阴阳以象显，若依气体运行之序，则又有阴阳之再分，气之方升，为少阳；气之全升，为太阳；气之方降，为少阴；气之全降，为太阴，是为四象（亦可由体之阴阳与用之阴阳相合而得，理义同），故名为“四”。四象流转，兼之以中，是以有“五”，名为五行。此即现今所谓之“中土五行”。五行之生，从象而显，兼之以幽，是以有“六”，可名为“六气”，六气者，以一气统五行之谓也。张君房《元气论》则这样描述：“元气本一，化生有万，万须得一，乃遂生成；万若失一，立归死地，故一不可失也。一谓太一，太一分而为天地，天地谓二仪，二仪分而立三才，三才谓人也，故曰才成人备。人分四时，四时分五行，五行分六律，六律分七政，七政分八风，八风分九气，从一至九，阳之数也；从二至八，阴之数也。九九八十一，阳九太终之极数；八八六十四，阴六太终之极数也。一舍五气，是为同包；一化万物，是谓异类也。既分而为三为万，然不可暂离一气。五气者，随命成性，逐物意移，染风习俗，所以变化无穷，不唯万数……夫一含五气；软气为水，水数一也；温气为火，火数二也；柔气为木，木数三也；刚气为金，金数四也；风气为土，土数五也。五气未形，三才未分，二仪未立，谓之混沌，亦谓混元，块如卵，五气混一。一既分元，列为五气，气出有象，故曰气象。”

第二节　生命观

生命观，是指对人的生命问题的根本看法。中医学的生命观，是基于其世界观的基础上，经过实践和总结逐渐发展形成的，对人们的生活实践有着很强的指导作用。

一、生命的起始、演进与终结

中医学认为，人类的生命是自然演化的产物，本自天地而生。《素问·宝命全形论》讲道："夫人生于地，悬命于天；天地合气，命之曰人。"《灵枢·本神》则说："天之在我者德也，地之在我者气也，德流气薄而生者也。"

至于个体的生成，中医理论指出：新的生命，起源于两精相搏。具有生殖能力的物质称之为"精"（生殖之精），在父母之精交会的一刹那间，一个新的生灵诞生了。对这一神奇的过程与这伟大的时刻，《黄帝内经》以"搏"字来形容，极富动感、力感和质感，自这一时刻起，"精"不再是孤立的"精"，而是具备了"神"和"原气"的"精"，"精"就开始有了生命。《灵枢·本神》说："故生之来谓之精，两精相搏谓之神。"《灵枢·决气》则说："两神相搏，合而成形，常先身生，是谓精。"

一个生命，出生前通过父母遗传因子、妊娠养护获得的身体素质，称为先天素质，中医则称为"先天之本"；出生后通过饮食、环境所形成的素质，称为后天素质，中医称为"后天之本"。在人的一生中，先天素质和后天素质缺一不可，两者相辅相成，互助互利，共同维系人体的生命活动。《灵枢·经脉》这样讲："人始生，先成精，精成而脑髓生，骨为干，脉为营，筋为刚，肉为墙，皮肤坚而毛发长，谷入于胃，脉道以通，血气乃行。"

人的生命成长直至成熟，不仅包括形体的成长，也包括了精神的发育，只有二者完美结合，才能形成完整的人。《灵枢·天年》这样讲："血气已和，营卫已通，五脏已成，神气舍心，魂魄毕具，乃成为人。"

整个生命过程，是一个发展变化的过程，这一过程可粗略地分为生、长、壮、老、已几大阶段，每一阶段都有各自的特点。10 岁以前如同初生的草木，生长快速；20 岁这个阶段的生长发育是人生最旺盛的；30、40 岁时人的形体和精力达到一生的高峰，但开始出现衰老的迹象；50 岁以后，衰老过程加速，脏腑和外形都会出现明显的衰退症状；60 ~ 80 岁这一阶段，则完全衰老了；最后衰竭至极而死亡。在人一生中，男女两性在人生的不同阶段有较大的生理差异，《素问·上古天真论》对女性以七年为单位、男子以八年为单位，详细描述了人生不同阶段的生理特点。

女子七岁，肾气盛，齿更发长；二七而天癸至，任脉通，太冲脉盛，月事以时下，故有子；三七，肾气平均，故真牙生而长极；四七，筋骨坚，发长极，身体盛壮；五七，阳明脉衰，面始焦，发始堕；六七，三阳脉衰于上，面皆焦，发始白；七七，任脉虚，太冲脉衰少，天癸竭，地道不通，故形坏而无子也。丈夫八岁，肾气实，发长齿更；二八，肾气盛，天癸至，精气溢泻，阴阳和，故能有子；三八，肾气平均，筋骨劲强，故真牙生而长极；四八，筋骨隆盛，肌肉满壮；五八，肾气衰，发堕齿槁；六八，阳气衰竭于上，面焦，发鬓颁白；七八，肝气衰，筋不能动，天癸竭，精少，肾脏衰，形体皆极；八八，则齿发去。”

女子七岁，肾气旺盛起来，乳齿更换，头发浓密；十四岁，天癸产生，任脉通，冲脉旺，月经按时来潮，具备了生育能力；二十一岁，肾气充满，智齿生出，牙齿就长全了；二十八岁，筋骨强壮，头发茂盛，身体强健；三十五岁，阳明脉血逐渐衰弱，面容憔悴，头发也开始脱落。四十二岁，三阳经脉气血都衰退了，面容枯槁，头发开始变白；四十九岁，任脉气血虚弱，冲脉的气血衰少，天癸枯竭，月经断绝，所以形体衰老，再不能生育了。男子八岁，肾气充实，头发长长，乳齿更换；十六岁，肾气旺盛，天癸产生，精气满而外泻，两性交合，就能生育子女；二十四岁，肾气充满，筋骨强健有力，智齿长全；三十二岁，筋骨丰实，肌肉健壮；四十岁，肾气衰退，开始脱发掉牙；四十八岁，阳气从上部逐渐衰竭，面容憔悴，头发和两鬓花白；五十六岁，肝气衰弱，韧带不能灵活转动，天癸枯竭，精气少，肾藏衰，形体衰疲；六十四岁，头发牙齿掉光。

对于人体生命演化的内在机制，在“元气一元论”的基础上，中医学多将其归结为由人体元气的变动所致。清代医家徐大椿在《元气存亡论》中做了详尽阐述：

养生者之言曰：天下之人，皆可以无死。斯言妄也，何则？人生自免乳哺以后，始而孩，既而长，既而壮，日胜一日。何以四十以后，饮食奉养如昔，而日且就衰？或者曰：嗜欲戕之也。则绝嗜欲，可以无死乎？或者曰：劳动贼之也。则戒劳动，可以无死乎？或者曰：思虑扰之也。则屏思虑，可以无死乎？果能绝嗜欲，戒劳动，减思虑，免于疾病夭札则有之。其老而耄，耄而死，犹然也。况乎四十以前，未尝无嗜欲、劳苦、思虑，然而日生日长。四十以后，虽无嗜欲、劳苦、思虑，然而日减日消，此其故何欤？盖人之生也，顾夏虫而却笑，以为是物之生死，何其促也，而不知我实犹是耳。当其受生之时，已有定分焉。所谓定分者，元气也。视之不见，求之不得，附于气血之内，宰乎气血之先。其成形之时，已有定数。譬如置薪于火，始然尚微，渐久则烈，薪力既尽，而火熄矣。其有久暂之殊者，则薪之坚脆异质也。故终身无病者，待元气之自尽而死，此所谓终其天年者也。至于疾病之人，若元气不伤，虽病甚不死；元气或伤，虽病轻亦死，而其中又有辨焉。有先伤元气而病者，此不可治者也；有因病而伤元气者，此不可不预防者也。亦有因误治而伤及元气者，亦有元气虽伤未甚，尚可保全之者，其等不一。

即认为人的生与死决定于元气的存亡，把定分与定数视为元气存亡的基本内容，这些因素在人出生前早已形成。并提出患病之人虽有多种情况，但生死仍由元气决定。

二、天人关系

中国传统文化对天人关系的论述很多，这些论述也深刻地影响了中医学。理解天人概念的内涵，是理解天人关系的前提。

天的含义有以下几种：一，宇宙的本根，《张子正蒙注·太和篇》："不测者，有其象，无其形，非可以比类广引而拟之，指其本体，曰诚、曰天、曰仁，一言而尽之矣。"二，整个自然界，《论语·阳货》："天何言哉？四时行焉，百物生焉，天何言哉！"三，与"地"相对，《周易·系辞上》："天尊地卑，乾坤定矣。"

一般来说，中医中人的含义有以下两种：一，人体；二，人伦道德。

中国传统文化对天人关系的认识，归结起来大约有三种观点：

一是天人合一论，指天与人的关系紧密相连，不可分割，强调天道与人道、自然与人为的相通和统一。天人合一论的实质是天决定人。

就人体而言，《素问·举痛论》："善言天者，必有验于人；善言古者，必有合于今；善言人者，必有厌于己。"《素问·四气调神大论》："夫四时阴阳者，万物之根本也。所以圣人春夏养阳，秋冬养阴，以从其根，故与万物沉浮于生长之门，逆其根，则伐其本，坏其真矣。故阴阳四时者，万物之终始也，死生之本也；逆之则灾害生，从之则苛疾不起，是谓得道。"《灵枢·海论》："人亦有四海，十二经水。经水者，皆注于海，海有东西南北，命曰四海。黄帝曰：以人应之奈何？岐伯曰：人有髓海，有血海，有气海，有水谷之海，凡此四者，以应四海也。"这些说的都是人体符合自然规律的表现。

就人伦道德而言，《周易·象传》："天行健，君子以自强不息。"《礼记·中庸》："天命之谓性，率性之谓道，修道之谓教。"这些说的是人的行为符合天道。

二是天人明分论，即认为天与人是两个互相独立的个体，都具有客观运行的规律，但无法互相干涉。《荀子·天论》讲到："天行有常，不为尧存，不为桀亡。应之以治则吉，应之以乱则凶。强本而节用，则天不能贫；养备而动时，则天不能病；循道而不贰，则天不能祸。……故明于天人之分，则可谓至人矣。”

三是天人相胜论，即认为天和人具有各自的规律，它们的职能各不相同，有时人胜天，有时天胜人。天人相胜论的实质是天人相互影响，而且更多地强调“人定胜天”。《列子·天瑞》讲到：“天地无全功，圣人无全能，万物无全用。”《素问·上古天真论》则强调“人定胜天”：“上古有真人者，提挈天地，把握阴阳，呼吸精气，独立守神，肌肉若一，故能寿敝天地，无有终时，此其道生。”

中医学对天人关系的认识，更多的是从整体观念出发，认为人体与环境之间是普遍联系、相互影响的，但从传统观念看来，中医学认为环境对人体的影响占主导地位。

环境，一般情况下指自然环境。自然环境的各种变化，直接或间接地影响人体，导致相应的生理、病理变化，这些环境变化大致有三类。

1. 昼夜晨昏对人体的影响

昼夜晨昏存在阴阳变化，机体的生理活动也必须与之相适应。《灵枢·顺气一日分为四时》以昼夜变化比作四时，说：“以一日分为四时，朝则为春，日中为夏，日入为秋，夜半为冬。”白天阳气盛，人体阳气趋向于表，故精神饱满，而夜间则阳气潜伏，趋向于里，人体进入睡眠状态。如《素问·生气通天论》所说：“故阳气者，一日而主外，平旦人气生，日中而阳气隆，日西而阳气已虚，气门乃闭。”

在疾病状态下，病情也常随着昼夜阴阳变化而变化。如发热的病人，上午体温多为正常或接近正常，而午后体温升高，夜间最高。这种变化是正邪斗争随昼夜阴阳变化而消长的结果。如《灵枢·顺气一日分为四时》中说：“夫百病者，多以旦慧、昼安、夕加、夜甚。……朝则人气始生，病气散，故旦慧；日中人气长，长则胜邪，故安；夕则人气始衰，邪气始生，故加；夜半，人气入脏，邪气独居于身，故甚也。”

2. 季节气候对人体的影响

自然界的季节和气候变化，直接影响着人体。季节气候变化的一般规律是：春温，夏热（暑），长夏（约在农历六月份）湿，秋凉（燥），冬寒。人体在生理上必须适应自然界的变化。五脏之气的盛衰与五季变化的对应关系为：肝气旺于春；心气旺于夏；脾气旺于长夏；肺气旺于秋；肾气旺于冬。

气候的变化对人体气血的影响规律为：春夏温热，气血运行加速，趋于体表，腠理（皮肤和肌肉的纹理）开，多汗而尿少；秋冬寒凉，气血运行迟缓，趋于体内，腠理闭，少汗而多尿。随着气血的变化，脉象也有相应的变化。春夏脉浮大，秋冬脉沉小。

许多疾病也与季节气候变化有关，如风湿、咳喘等，晴暖天气时症状减轻，而阴冷天气时症状加重。另外，不同季节的多发疾病也不同，如温热病多发于春季，湿热病多发于长夏，痹证多发于冬季。

3. 地区方域对人体的影响

地区气候的差异，地理环境和生活习惯的不同，一定程度上也影响着人体的生理活动产生差异。如南方湿热，人体腠理多疏松；北方燥寒，人体腠理多致密。由于地理位置不同，生活环境、地质环境、地域气候等也不尽一致。这种差异性与人体的健康与疾病有着密切关系。

环境除了指自然环境外，也指社会环境。人生活在纷纭复杂的社会环境中，其生命活动必然受到社会环境的影响。人与社会环境是统一且相互联系的。

人不单是生物个体，而且是社会中的一员，具备社会属性。人体的生命活动，不仅受到自然环境变化的影响，而且受到社会环境变化的制约。政治、经济、文化等社会因素，必然通过与人的信息交换影响着人体的各种生理、心理活动和病理变化，而人也在认识世界和改造世界的交流中，维持着生命活动的稳定、有序、平衡、协调，这就是人与社会环境的统一性。

社会环境的不同，造就了个人的身心机能与体质的差异。政治、经济地位的高低，对人的身心机能也有重要影响。社会地位及经济状况的剧烈变化，常可导致人的精神情志的不稳定，从而影响人体机能而导致某些身心疾病的发生。由于社会环境的改变主要通过影响人体的精神情志而对人体的生命活动和病理变化产生影响，因而预防和治疗疾病时，必须充分考虑社会因素对人体身心机能的影响，尽量避免不利的社会因素对人的精神刺激，创造有利的社会环境，获得有力的社会支持，并通过精神调摄提高人对社会环境的适应能力，以维持身心健康，预防疾病的发生，并促进疾病向好的方面转化。

第三节　疾病观

中医认为疾病的发生是人体正气与各种邪气（致病因素）相互作用而导致的特殊状态。

一、发病学说

人体是一个复杂的有机体，各组织器官相互联系、相互制约，从而完成各种复杂的生命活动。当机体的各组成部分处于协调、平衡状态时，机体就处于健康状态，反之则是疾病状态。在这种整体—平衡理论指导下，中医学提出了与西医学不同的健康观，将人体的内在平衡与否作为判断健康与疾病的最终依据。中医把这种以机体内在平衡为着眼点的健康状态称为“阴平阳秘”，当“阴平阳秘”的平衡状态被打破，疾病就产生了。

我们生活在复杂的自然环境和社会环境中，机体内在平衡时刻会受到自身或外来的影响，但一般来说我们很少生病。比如，我们时刻在和细菌、病毒接触但并不会被感染。再比如，季节更替，外界温度不断地变化，但人体体温却能始终基本恒定。这是因为人体有着自身的防御机制和调节机制，可以及时抵抗各种外来因素对机体的侵害，并调适机体的内在平衡，避免疾病的发生。人体的防御和调节机制共同构成了人体对疾病的抵抗能力和修复能力，中医将人体的这种能力称为“正气”。如果内、外界的影响超过了人体正气所能调节的范围，人体的内在平衡就会遭受影响，从而导致疾病的发生。中医学把一切导致疾病发生的因素称为“邪气”。邪气从来源分可分为外来和内生两大类。外来的邪气主要包括各种气候因素如风、寒、暑、湿、燥、火以及细菌、病毒或其他致病微生物造成的感染等。内生的邪气可见于情绪变化、饮食起居因素等对人体内在平衡的影响。

任何疾病的产生，都主要取决于正气与邪气之间的力量对比关系。如果正气胜过邪气，那就不会产生疾病；而如果邪气胜过正气，那就会导致疾病的发生。中医学极为重视正气，认为正气旺盛，人体才能在各种复杂的内外因素影响下仍然保持健康状态，正如《素问·刺法论》所说“正气存内，邪不可干”。反之，只有当正气虚弱、无力抗邪的情况下，邪气才能乘虚而入，导致脏腑经络功能失常，造成阴阳失调而发病，即《素问·评热病论》中所说“邪之所凑，其气必虚”。所以说，正气在发病中起着主导作用，正气不足是发病的内在依据，邪气是发病的重要条件。

值得注意的是，邪气在某些情况下于发病中起主导作用：在邪气的毒力和致病力特别强，而正气虽盛但也难以抗御的情况下，邪气对疾病的发生起着决定性的作用。如疠气、高温、高压、电流、枪弹伤、虫兽伤等，即使正气强盛，也难免被损伤而产生病变。

二、病因学说

中医对疾病的认识始终以人体内在的动态平衡为着眼点，所以中医对疾病病因的研究，并不是微观地研究各种致病因子的形态和结构，而是将致病因子和它所引起的人体平衡的破坏情况相结合来研究的。中医把这种通过疾病的外在表现，分析病证的症状、体征来推求病因的方法称为“辨证求因”。

传统中医将病因归结为内因（主要是七情，即喜、怒、忧、思、悲、恐、惊）、外因（主要是六淫和疫疠，六淫即风、寒、暑、湿、燥、火）和不内外因（饮食、外伤等）三大类。据有关理论，归纳常见致病因素如下：

1. 精气不足

精藏于肾，“肾为先天之本”，肾精匮乏，正气不足，疾病就容易伤害人体。造成精气不足的原因主要有：先天不足（在母体内发育不良）、性生活过度（纵欲）、疾病消耗、过度疲劳等。

2. 营养不良

饮食是人体获取养料的来源。营养不良，包括摄入不足和吸收不良两方面。若人体所需要的营养得不到及时补充，便会影响机体健康，造成疾病，加速衰老，甚至导致死亡。

3. 五脏受损

心藏神，主血脉，是生命活动的主宰，心脏患病，会影响血脉的运行及神志功能。肝藏血，主疏泄，调节情志，帮助消化，又有贮存和调节血液的作用，肝脏患病，会影响到血液、情志、消化等众多方面的生理功能。肺主一身之气，肺气虚损或肺气阻塞，全身功能都会受影响。脾主运化水谷，统摄血液，为后天之本，脾脏患病，会影响到食物消化吸收和血液运行等功能，进而影响全身。肾主藏精，主水，主纳气，为后天之本，肾脏患病，会影响到人体的生长生育和生殖功能，以及呼吸和水液代谢，进而影响到全身脏腑功能。

4. 情志过激

长期持久的精神刺激或突然受到剧烈的精神创伤，其程度超过了人体生理活动所能调节的范围，就会引起体内阴阳气血失调，脏腑经络功能紊乱，从而产生各种病变。

5. 劳逸失度

指生活起居、生活方式缺乏规律。早衰与生活方式、生活环境、工作条件等有密切的关系。过劳或者过逸都对健康不利，会成为致病因素。所谓过劳，不仅指脑力劳动、体力劳动过于繁重，也包括不正常的生活方式，如过于频繁的性生活、过度的饮食娱乐等。反之，过于舒适的生活，也不利于健康长寿。

6. 社会环境

社会地位的急剧变化，会给人带来精神和形体的损伤，从而导致“心身疾病”。先富后贫、先尊后卑，会导致心理疾病和心血管、内分泌系统的病变。不合理的社会制度、不良的社会习俗、落后的意识形态、紧张激烈的生存竞争与复杂的人际关系，都可使人体代谢功能紊乱，使疾病能乘虚而入。

三、治病求本

治病求本，首见于《素问·阴阳应象大论》的“治病必求于本”。告诫医者在错综复杂的临床表现中，要探求疾病的根本，宜针对疾病根本确定正确的治本方法。

到底疾病的根本是什么？历代中医有不同认识。

1. 正气为本

有正气就必有邪气，正邪是相对概念。人之所以患病，总不离乎正邪两端，邪气能否使人致病，取决于正气的强与弱。“正气存内，邪不可干。”正气强盛，即使患病，也较易治疗。反之，“邪之所凑，其气必虚”，正气不足，得病后治疗就难以发挥药力。在疾病发生过程中，正虚邪盛则病进，正胜邪衰则病退。故正气是抵御外邪的根本。在诊治疾病时，首先要审察患病者的正气强弱与否，方能确定可攻可补之法和用药剂量的轻重。治疗上，正虚无邪，法当扶正；正虚挟邪，宜扶正兼祛邪；正虚邪盛不耐攻伐，则先扶正后祛邪并施；邪盛正不虚者，以祛邪不伤正气为原则；老少体弱之人，更不可妄用攻伐之品，以防重伤其正气。

2. 阴阳为本

清代张志聪谓：“本者，本于阴阳也。”此处之阴阳，不仅指人体之阴阳，还泛指事物生长消亡的变化规律，即阴阳之道。人体发病是由于阴阳失去了平衡协调，而自然界一切事物的发生变化亦是阴阳相互作用的结果。人体之阴阳与自然界之阴阳息息相关，密切联系。所以，中医治病，离不开阴阳这个纲，所谓“察色按脉，先别阴阳”“阳病治阴，阴病治阳”等，所言即是此理。而衡量疾病治愈与否，亦称“阴平阳秘，精神乃治”。

3. 病因为本

任何疾病的发生，必有其致病原因，凡能引起机体发病的原因统称为病因。一般来说，“有诸内必形诸外”，即先有致病因素，才有临床症状。只有通过机体反映于外的症状，才能推断出病因病机。病因是致病的根本，症状是反映于外的现象，只有寻求病因病机所在，方能制定出治疗原则，只有消除致病因素，疾病才能治愈。临床善“审证求因，从本论治”者，方为高手。

4. 脾胃为本

李东垣《脾胃论》发展《黄帝内经》理论，重视内因在发病中的作用，提出疾病的发生是因为人体气虚，而气虚是脾胃损伤所致。脾胃是元气之本，“真气又名元气，乃先身生之精气也，非胃气不能滋之”。同时又说：“脾胃之气既伤，而元气也不能充，而诸病之所由生也。”指出脾胃为疾病之根本。

5. 脾肾为本

人身之有本，如同木之有根，水之有源。人之有生，全赖于气，肾为生气之根，脾为生气之源。即“肾为先天之本，脾为后天之本”。先天与后天相互资生，相互促进，人始生靠先天，人既生靠后天；肾精因脾的运化得以滋养，而脾之运化又赖肾阳以温煦。二者在生理与病理上均密切相关，先天与后天相辅相成，共同完成人体复杂的生命活动。治疗疾病也必须着眼于脾肾这一对先天与后天之本。

6. 症之六变为本

对于疾病的诊治，张景岳提出：“六变者，表里寒热虚实也。是即医中之关键。明此六者，万病皆指诸掌矣。以表言之，则风、寒、暑、湿、火、燥感于外者是也。以里言之，则七情、劳欲、饮食伤于内者是也。寒者，阴之类也。或为内寒，或为外寒，寒者多虚。热者，阳之类也。或为内热，或为外热，热者多实。虚者，正气不足也，内出之病多不足。实者，邪气有余也，外入之病多有余。”

现代一般认为，治病求本是中医学治病的主导思想，是指在治疗疾病时，必须辨析出疾病的病因病机，抓住疾病的本质，并针对疾病的本质进行治疗。病因病机是对疾病本质的抽象认识，因其涵盖了病因、病性、病位、邪正关系、机体体质及机体反应性等，因而是疾病本质的概括。故“求本”，实际上就是辨清病因病机，确立证候。这是整体观念与辨证论治在治疗观中的体现。

第四节　养生观

养生，古称“摄生”“道生”“保生”，即调摄保养自身生命的意思。中医养生的观念与内容非常广泛，现撮要介绍。

一、养生的目的

养生的意义在于通过各种调摄保养增强自身的体质，提高正气，从而增强对外界环境的适应能力和抗御病邪的能力，减少或避免疾病的发生；或通过调摄保养，使自身体内阴阳平衡，身心处于一个最佳状态，从而延缓衰老的过程。因此，养生对于强身、防病、益寿均有着十分重要的意义，适用于健康人群以及处于亚健康状态的人群。

养生是中医预防医学的重要组成部分，养生与预防，两者在理论上常相互交融，在使用上常互为补充，相互为用。

二、养生的原则

中医养生学历史悠久，养生方法多样。但其基本原则不外乎顺应自然、形神兼养、保精护肾、调养脾胃四大方面。《素问·上古天真论》所说的“上古之人，其知道者，法于阴阳，和于术数，食饮有节，起居有常，不妄作劳，故能形与神俱，而尽终其天年，度百岁乃去”，即是对养生基本原则的精辟论述。

（一）顺应自然

中医学普遍联系的思想既注重人体自身的整体性，也注重人与环境的统一性。人与自然环境统一是中医天人相应整体观念的具体体现，也是中医养生学的指导思想。

自然界是万物赖以生存的基础。人禀天地之气而成，并与自然界息息相通。自然界为人类的生存提供了各种营养物质。同时，四时气候、昼夜晨昏、日月运行、地理环境等自然界的变化也直接或间接地影响人体。人类在长期进化过程中，五脏功能盛衰的生理变化顺应着天地自然规律的变化，并形成了几乎同步的节律性变化及自我调适的能力。这种能力是保持健康必不可少的。所以，只有顺应自然变化规律，人体的各种生理活动才能节律稳定而有序，阴阳才能平衡协调，人体的健康才能维系。若违背自然规律，人体的各种生理活动的节律长期紊乱无序，阴阳失调，适应外界变化和抵御外邪能力减弱，人体则易患各种疾病。

人们只有掌握自然界的变化规律，顺应自然界的运动变化，维持天地阴阳的协调平衡，才能延缓衰老，颐养天年。无论是精神活动、起居劳作、饮食五味等，都应顺应自然界的变化，并根据这种变化进行适当的调节。《素问·四气调神大论》提出的“春夏养阳，秋冬养阴”的理论，意思是在春夏季节，人们要顺应阳气发泄的趋势，早起多活动，使阳气更加充盛，而秋冬气候转凉，阴气收敛，应晚起少活动，使阴精潜藏于内，阳气不致妄泄。

总之，调摄精神，注意饮食起居，衣着适当，动静适宜，以顺应自然界阴阳变化规律，并注重“春夏养阳，秋冬养阴”，才能养生防病，延年益寿。

（二）形神兼养

中医强调形神合一在生命活动中的重要作用。形，是指人体的脏腑、皮肉、筋骨、经脉以及气血津液等营养物质；神，是指人的精神、意识、思维活动以及整个生命活动的外在表现。神本于形而生，依附于形而存在，形为神之基，神为形之主。形神共养是延年益寿的重要法则。

形乃神之基。形体是神的物质基础。所谓养形，是指对人体的内脏、肢体、五官九窍及气血津液等进行保养。慎起居、适劳逸、顺寒暑、节饮食、安居处、动静结合等养生方法，多属于养形的重要内容。

神乃形之主。精神活动是人体生命活动的主宰和象征。精足则神强，精盛则神旺。反之，精衰则神惫，精绝则神灭。精是神的物质基础，养神也重在保精。清静养神、适度用神、节欲守神、顺时调神和怡情畅神是养神的重要方法。

中医学认为，人的形体与精神活动密不可分。形盛则神旺，形衰则神衰；无形则神无以生，无神则形无以统。这种“形神合一”“形与神俱”的生命观，是“形神兼养”养生原则的理论依据。所谓形神兼养，是指不仅要注意形体的保养，而且要注意精神的调摄，使形体强健，精力充沛，身体和精神得到协调发展。中医养生学非常重视形体和精神的整体调摄，提倡形神共养。

（三）保精护肾

肾藏精，为先天之本，水火之宅，是元气、阴精的生发之源。它主持人体的生长、发育和生殖，与人的生命过程密切相关。肾中精气的盛衰，决定人的生长发育以及衰老过程。肾中精气充足，则精力充沛，身体强健，寿命延长；肾中精气衰少，则精神疲惫，体质虚弱而多病，寿命缩短。因此，保精护肾是增强体质，保持健康的重要环节。

所谓保精护肾是指利用各种手段和方法来调养肾精，使精气充足、体健神旺，从而达到延年益寿的目的。

（四）调养脾胃

脾胃为后天之本，气血生化之源。五脏六腑、四肢百骸无不依赖脾胃运化而来的精微物质的充养。脾胃健运，则精微物质源源不断地产生并输送到全身，滋养五脏六腑、四肢百骸。若脾胃运化功能失常，精微物质不能化生和输布，脏腑得不到滋养而不能发挥正常功能，则会导致疾病。因此，历代医家十分重视脾胃在养生中的重要作用。调养脾胃是中医养生不可忽视的重要方法。

第五节　审美观

文化的核心是思维方式、价值观念和审美情趣。提高对中医的审美能力，能帮助人们更好地接受中医，进一步激发人们对中医理论、技术的兴趣，有助于中医事业的发展与普及。

一、中医美学的概念

中医美学，是中医学与美学结合而形成的新兴学科，它是介于中医学、现代医学、科学、美学之间的一门边缘学科。主要研究中医学中的美感、美学特征、审美问题以及医学美学在中医药发展中的作用等方面的问题，是研究中医在维护、塑造人体美的创造性活动中体现出来的一系列医学美现象及中医审美规律的科学。

美，不是自然界本来固有的，也不是人们头脑中自生的，而是人们在改造世界的社会实践中产生出来的，是客观存在的社会现象。美具有客观性、社会性、历史性、形象性。在医学实践中，医生积极主动地进行着医学探索，患者主动地进行配合，在双方的努力下，疾病向健康转化，痛苦为喜悦所代替。医生看到了自己的创造性、能动性，看到了实践的成果，患者看到了自己的愿望变成了事实，看到了自己身体的恢复，双方皆大欢喜，共同产生兴奋、喜悦、欢愉的情志活动。“神农尝百草，一日而遇七十毒”，痛苦之余，必将有十倍之欢欣；古人在采食过程中发现了黄连止痢、当归调经、常山治疟，其精神享受亦会随之而来。医学实践不仅仅是医生与患者之间的事，更是一种社会性行为。作为一个生活在社会上的人，所有经过努力、付出代价而得到的医学知识，都是“美感”的来源。

中医学以人为主要研究对象。对于人体，可以从形式（感性）与内容（理性）两方面来表达它的美：肌肤毛发的色泽、五官的排列位置、声音的清亮明晰、体态的徐缓柔俏、表情的喜嗔愁怨、衣着的华丽淡雅……外观形态给人以感性美，而人的上述一切外在形式，必然有其内在机制，如机体的结构、形态、功能、情感、疾病等，人体的一切活动，都是这些内在内容的外在表现，中医的美，就在于揭示了这些内容的医学规律，中医的美感，也只有在医学理论中才能真正获得。

千年之前的中医名著《太平圣惠方》提出“为医之道，尽善尽美”的命题，这里的“尽善”是治病救人，“尽美”则是精神感受。在医学的社会价值上，济世救人是善和美相互统一的最高境界。中医一向认为人是世间最宝贵的，并且能客观地认识人的自然生命状态，不否认生生死死的自然规律，《黄帝内经》中对死并不忌讳，多次提到“度百岁乃去”，显得十分坦然。但是，中医要求人在积极的生命活动中任情适性，求得生命的自由发展，由于非常珍视现世的生存，医生治病救人的使命也就变得十分崇高了。崇高的职业使命，使得医生对自己能解除患者痛苦、拯救生命、挽回死亡的事业有一种崇高的美学认识，并致力于济世救人的美的创造。中国古代的生命哲学，尤其是道家的生命哲学，对死持有一种达观的态度，将人生的价值与意义放在有限的生命期间内，因此，美学的最高境界也自然地会被放在在世期间。既然传统中医将“尽善”“尽美”作为医学的最高目标，那么这种审美境界对中医美学来说便是一种优秀的文化传统。

二、中医美学的基本特征

中医美学特征与西方自然科学表现的美有相当大的不同，西方科学理论的和谐、对称、新奇、简洁等特征多表现在严密的形式逻辑概念和以数学方法表示的科学定律中，而中医理论中的这些美学原则多半表现为灵活生动的辩证逻辑形式，带有朦胧性强、重意象、重思辨的特征。

（一）以“善”为美

在人们对事物的认识过程中，精神对物质的认识活动存在着相互渗透、彼此制约、彼此蕴涵的两个方面，即实体认识和价值认识，前者是“真”的内涵，后者则属“善”的判断。前者是人对事物的属性及其规律的探索和掌握，是对事物本身所做的事实判断，它要求尽可能客观地把握认识对象的性质；后者则是人对事物的评价，是从人的需求角度来判定事物对人的意义，它以人的需要为评价标准。

作为现代医学与中医的研究对象，“人”在两种医学体系中得到的“真”和“善”的认识是各不相同的，这两种认识论因素在两种体系的总体认识中的比重也不相同。现代医学以实体认识为基础，由“真”来决定“善”，强调“有什么结构才会有什么功能”；而中医学则以疾病治疗、养生方法、药物效用为标准，由对“善”的判断来推导“真”的存在。

中医以“善”作为审美的基点这一特征，在研究对象上，表现出以整体的人为轴心，将人与自然、社会密切联系的理论特点。中医在考察人和疾病时离不开天时、地理、社会环境和社会功利性，他们在思维中总是从养生、长寿、扶正祛邪的需要出发。在世界观上，中医强调自然环境对人的影响，因此产生了以“子午流注”为代表的时间医学和以“五运六气”为代表的气象医学；在本体论上，中医强调由外而推内，以功能测形质，从而出现了以功能特征为分类标准的“藏象学说”（较典型的例子如有名而无形的脏器——三焦）和药物方剂分类理论；在病因学上，中医强调“审证求因”，以症状特点与自然界事物的特征相类比，产生了“内风”“内寒”“因病致怒”“因病致郁”等带有较强主观意念的病因学说；在病机学上，中医强调以全身功能综合失调为表现的证，而不深究引起证的原始病因和具体病理改变，从而推出了“辨证论治”的治疗法则……无论讲“天人合一”，还是强调“辨证论治”，都不是单纯地追求事物的物质本原，而是强调内外环境与人、病的关系，重视一切事物对人或病的意义，本质上关心的是养生、防病、愈疾的实际效用，其审美的焦点并不是产生效用的实体来源。

中医在审美过程中强调“正确地把握现象总画面的一般性质”，这种方法在思维上具有一定的模糊性和朦胧性，不足以说明构成这幅总画面的各个细节，但是在这种美学观念指导下的整个应用技术，在实践中表现出了惊人的正确性，这种正确性使得中医世界观上的模糊性、朦胧性变得可以让人接受。

由于中医以“价值”决定“事实”，所以才可能发现和利用气功、经络、人体节律、调控疗法等独有的医学方法。这些方法如果按概念精确、推理严格的形式逻辑，以实体决定价值，是不可能在科技落后的古代被发现的。

中医以“善”为美的美学特征，说到底，亦只是在对人体生理、病理、治疗方面的经验加以观察记录、整理验证，再加以思辨性地推理、总结的过程中得到的一种精神素质，而不是现代科学意义上的对自然美规律性的认识。

（二）整体之美

在中医体系中，属于哲学范畴的阴阳五行学说，认识论方面的阴阳、表里、寒热、虚实之八纲以及三焦、六经辨证，方法论方面的汗、吐、下、和、温、清、消、补及其他治疗法则，君、臣、佐、使的组方原则等，都是按照整体观念的约束而成为系统的整体。

阴阳五行学说是中医整体观念的内核和理论支架，中医以“阴阳平和”的理论来说明人体的状态，以五行学说来表述人体脏腑的功能属性，以及各脏腑之间功能相互制约、消长、转化和相生相克、循环无端的错综机制。可以说，阴阳五行学说的原则和方法是中医理论体系的灵魂。

中医理论在科学技术水平相对低下的古代，很大程度地弥补了人对事物实体认识的不足。当时不可能对人体、药物以及各种现象进行微观水平地研究，然而，利用直观获得的经验进行抽象和提高，再使用间接的推理方法加以思辨性地研究，却能够把握人体功能、药物效用等在结构联系上的许多规律性的东西。一旦人们将这种认知方式扩展成了整体观念，并且能在这种整体观的指导下取得合乎目的的效能，中医学家便爱不释手，乐此不疲，久而久之，便沉淀下来成了中医界的思维定式。因此，这种认知方式和对科学美的审视角度，在科学技术不发达的古代推动了中医学的发展。

中医学的最优秀之处，就是将人体看作是一个整体，它研究的所有问题都是人体整体所特有的规律，这一点是中医学之成果为单纯的分析方法所难以企及的最主要的原因，也是中医学术之所以能揭示许多现代科学无法揭示的人体奥秘的重要原因。

（三）意象之美

在传统文化中，人们要想把握事物的抽象意义，往往需要借助具体的形象符号来进行。这种观物取象、立象尽意的思维方式，称之为意象性思维。意象性思维是传统思维方式的一个最基本的特征。

“意象”本是中国古代哲学与文学中的概念，与西方文学、心理学中的意象概念略有不同。关于它的起源，可上溯到先秦的言意之辨。而它确切形成的时间，是在晋代“言意双遣”的学说出现之后。

象，一指事物可见之象；一指模拟物象的像或象征性符号（如卦象、洛书图、太极图等）。象，属于中国古典哲学的范畴。《周易·系辞下》：“易者，象也。象也者，像也。”《周易·系辞上》又将形与象对举，象与器对举，“见乃谓之象，形乃谓之器”，说明象与形的区别。象是动态的，《周易·系辞上》：“在天成象，在地成形，变化见矣。”

《周易》对象的解释有两层含义：

一是，象是指直观可察的感性形象和客观事物的外在表现。可见，象首先是指客观事物表露于外的形象、现象。人凭借肉体感官可以直接捕捉到它们。正如唐代王冰所说：“象，谓所见于外可阅者也。”（《王冰次注黄帝内经素问》）

二是，指事物的动态之象。《易传》作者不是同等地对待所有“见于外而可阅”的事物形象的，他们的兴趣偏重于事物的动态之象，而不是静态之象，他们要着意研究的是事物的行为和功能，认为事物的吉凶根源于事物的功能属性和变动的实际情况，因此，象又指与形体、形质相对，即排除质、体的，表现事物功能动态的形象。它说，“在天成象，在地成形”“观象于天”“观法于地”，将天地区分开，正是由于对日月星辰的肉眼观察只得到象，而对大地上的众多品物，却可以既见象，又观察到形体形质的变化。

《周易·系辞上》中“形而上者谓之道，形而下者谓之器”明确地表示，象与道都与作为形体之器相对，这就进一步说明，道主要是关于象的道；而所见之象既然与形体之器对举，那么它主要应是器物的功能动态之象，而不只是其形体形质静态之象。所以道和象都好似附丽于形器之上。而《黄帝内经》中也有“上守神，粗守形”之说。

意的概念，比象要复杂。意则是语言所指称，物象所代表的抽象意义，是象所包含的底蕴和属性。

《周易·系辞上》之“意”专指“圣人之意”。“书不尽言，言不尽意，然则圣人之意其不可见乎？子曰：圣人立象以尽意，设卦以尽情伪。”在传统哲学看来，语言产生于物象，又是表达物象的工具。但物象又表现了无形无象的本体意义，语言只能间接地通过形象表达本体意义；语言本身只是符号，并无意义，或者说，语言所指称的意义，必须通过象这个中介。所以中国人很重视“意在言外”“意出言表”，也就是所谓“钩深索隐”。故立象以达意，这就是象产生的缘由。

所以，意象是以象为契机，通过体悟，对象有一种超越于具体物质形态之上的对事物的内涵、相互联系，特别是运动变化，有充分理解之后所产生的对事物的一种综合把握。其中既有客观的成分，又有主观的成分，是一种主观融合客观后形成的综合的感受。这种把感性形象与抽象意义结合起来的符号性思维，既不同于感性的知觉表象，又不同于理性的抽象概念，它是通过具体形象表现抽象意义的意象思维。意象思维是传统思维的重要特征，中国美学中的意境说、哲学中的境界说，都运用了这种思维方式，即借助形象符号，达到超越的本体境界。意象是中国古典文明的灵魂，在古代科学中以此种思想为指导最典型的正是中医学。

中医理论中的很多认识成果都具备意象的特征，也就是说以形象为主的感性认识，取其外部特征，实质上却包含着意识深层才能体会到的概念形式。因此，它是一种以感性认识结果为表述形式，伴随着概念所出现的认识方法。以中医的“脾”为例，现代不熟悉中医的人见到这一名称一般只会想到解剖形象的实质脏器，而熟读中医的人却会在脾形象的基础上联想到“运化”“统血”等理性概念。可见，在中医的认识形式中，直觉认识是一种相当主要的形式，它使概念所反映的事物的内在关系用形象的方式来表述，如中医的宣肺法可以治疗水肿，使用宣肺药物后出现小便增多，对此形象地说成是“提壶揭盖”，并直接将“提壶揭盖”法作为治疗水肿的原则之一。就这个例子来说，因其通俗和形象，易于被人们接受，而它却又隐含着“肺为水之上源”“气行则水行”等医学概念，甚至反映了中医的整体恒动观念，能使人们十分清晰地理解脏腑相关的整体联系。

以灵感或直觉体悟为特征的“意象”，使中医的思维过程充满生动、灵活、奇妙的情趣，灵感获得的成果使人产生成就、自豪、满足等美感，是创造能力带给人们的审美形式。

第三章　中医的思维方式

中医的思维方式，是中医学理论体系构建过程中的理性认识的方法学体系，它借助于语言，运用概念、判断、推理等思维形式反映人体内外的本质联系及其规律。中医的思维方式对中医学理论体系的建构起了决定性的作用，独特的思维方法创造了中医学特有的理论体系。这种思维方式能动地从宏观上把握了人体这个客观存在的某些生命活动规律，反映了人体与自然环境和社会环境之间的密切联系，强调从传统文化、自然科学、社会科学等不同层面全方位考察研究人体的生命、健康和疾病，在养生防病中注重顺应自然，适应社会环境，在治疗中注重因时因地因人制宜。因此，中医的思维方式是彰显中医文化特质的关键因素。

第一节　常见的中医思维方式

中医的常见思维方式包括取象比类、司外揣内、归纳演绎、试探反证、中和思维、顺势思维等，现进行简要介绍。

一、取象比类

取象比类，又称援物比类、类比，是运用形象思维，根据被研究对象与已知对象在某些方面的相似或类同，通过对两者的比较和推论，认为两者在其他方面也有可能相似或类同，据此推导出被研究对象某些性状特点的思维方法。取象比类是以传统文化为背景的中医认识人体生理、病理现象的重要思维方法。

在中国古代，类比方法被大量运用。《公孙龙子·迹府》："假物取譬，以守白辩。"所谓"假物取譬"，就是借助于相类似的事物作比喻以说明和论证另一个事物的道理。《周易·系辞上》所述"引而伸之，触类而长之，天下之能事毕矣"，《周易·系辞下》"仰则观象于天，俯则观法于地，观鸟兽之文，与地之宜，近取诸身，远取诸物，于是始作八卦，以通神明之德，以类万物之情”，也是指通过类似事物相比类，从而得出新知识的方法。

《吕氏春秋》认为事物同类可相互感应，“类同则召，气同则合，声比则应”。《论语·为政》讲：“为政以德，譬如北辰，居其所而众星拱之。”墨子见丝“染于苍则苍，染于黄则黄”，就类推到人的品德习性，感叹：“非独染丝也，国亦有染。”（《墨子·所染》）韩非以“千里之堤，蝼蚁之穴溃”的现象，说明“慎易以避难，敬细以远大者”（《韩非子·喻志》）的处世为人之哲理。在传统思维中，这些具有明显比附色彩的类推方式，经过历史的积淀形成了影响深广的思维定式。儒家倡导并躬行践履的“修身、齐家、治国、平天下”，实际上是把家、国、天下视为同等结构的“类”。

中医学从整体观念出发，以精气学说和“天人一体”的思想比类人体，说明人体的生命活动是由气的升降聚散运动变化所维系的一个小宇宙、小天地，一旦气的运动停止，人体的生命活动也就终止了。

中医学也用阴阳学说比类人体，认识到人的生命活动正常与否，不但与人体内的阴阳运动平衡状态有关，而且与自然界中阴阳的运动平衡状态也有密切联系。《素问·阴阳离合论》：“天为阳，地为阴；日为阳，月为阴。大小月三百六十成一岁，人亦应之。”《灵枢·邪客》：“天有日月，人有两目。地有九州，人有九窍。天有风雨，人有喜怒。”

中医学还用五行学说比类人体，说明五脏分别具有木火土金水的特性和功能，五脏之间存在生克乘侮的生理病理联系，形成了极具特色的中医五脏生理病理系统。如木性曲直、舒畅条达、具有生发的特性，而肝脏具有喜柔顺条达而恶抑郁的特性，具有疏泄功能。在生理上，肝木疏脾土，能够促进脾土运化；在病理上，肝气亢逆则横犯脾土，导致脾失健运。

中医学在认识病因时，把人体疾病过程中表现出来的症状和体征与自然界中的某些事物和现象进行类比推理，形成了独具特色的病因理论。如风具有轻扬向上、善动不居的特性，人体的病理变化中出现的肢体关节游走性疼痛、皮肤瘙痒无定处、头痛汗出、抽搐等，皆属风邪为患，治疗时应采用祛风的方法。

中医学还运用类比思维创造了不少治疗方法。《素问·示从容论》说：“夫圣人之治病，循法守度，援物比类，化之冥冥。”如中医在治疗火热上炎时采用“釜底抽薪法”，治疗津液不足的便秘时采用“增液行舟”法，治疗小便不利而致水肿时采用“提壶揭盖”法。

关于治疗时机的选择，《灵枢·逆顺》说：“兵法曰：无迎逢逢之气，无击堂堂之阵。刺法曰：无刺熇熇之热，无刺漉漉之汗。”说明在军事上，如果敌人士气锐盛，阵容严整，则不可冒进迎击。当病人呈现大热、大汗之际，病邪在机体内，其势正旺，故不可施针，必待其衰退，方可刺之。清代医家徐大椿更把用兵之道，比于治病之法，谓："孙武子十三篇，治病之法尽之矣。"（《医学源流论·用药如用兵论》）

然而类比推理是一种或然性推理，必须在类比两者属于同类的条件下进行，其结论的真实性要经过实践证明，所以中医在采用类比方法说明事物时，并不以此作为唯一依据，总是再用其他直接方法或事实做进一步证明，如《灵枢·五变》先以树木类比人的体质，再以体质差异对发病的影响做具体分析。

二、司外揣内

司外揣内，又称"以表知里"，是通过观察事物的外在表象，以揣测、分析和判断事物内在状况和变化的一种思维方法。《灵枢·外揣》说："五音不彰，五色不明，五脏波荡，若是则内外相袭，若鼓之应桴，响之应声，影之似形。故远者，司外揣内；近者，司内揣外。"司外揣内，是中医学认识藏象和诊断疾病的主要方法。

古人早就已经认识到，事物的内部和外部两方面是密切相关的。人体的变化可以通过一定的方式和外在表现呈现出来，而通过观察表象，也可在一定程度上认识内在的变化机理。这一方法不仅在中医学中被广泛应用，在其他自然学科中也常常被采用。如《管子·地数》曰："上有丹砂者，下有黄金；上有慈石者，下有铜金……"这就是司外揣内法应用在地质学方面的典型例子。藏象学说便是以此方式来揣测、剖析、判别脏腑的内涵，通过观察外在表象，以揣测其内在状况和变化，亦称作"以表知里"。中医学的基本思想就是整体观念和辨证论治，而辨证方法中比较具有代表性的"司外揣内"正是中医整体观念的集中体现。中医整体观念认为，人体是以五脏为中心，通过经络贯通联系表里上下而构成的一个有机整体，在诊察疾病时也是如此，除了考虑人与自然的关系外，还必须考虑到体表与脏腑的这一有机整体的关系。古人在长期临床实践的过程中逐渐发现人体是以五脏六腑为核心，联系着体表组织、四肢百骸的有机整体。并通过实践发现舌、寸口、面部、皮肤、耳、背俞等人体相对独立的局部亦与体内脏腑关系密切，均有各脏腑所主的具体部位，并进一步认为各脏腑是通过经络与其相应的体表部位相联系，并将气血输注于这些相应的部位的。所以，通过诊察体表相对独立的局部的形态色泽变化，就能测知体内脏腑的生理功能和病理变化情况。

司外揣内也是一种从部分到整体、从现象到本质的辩证思维方式。揣，即揣测，是根据人体生理、病理现象来揣测生命运动所处状态的逻辑思维活动。即通过对生命现象的观察，形成一定的感性认识，再从感性的认识上升到理性的认识，然后再通过取象比类进行归类判断，从而完成以形正名的过程。而这也是中医藏象学说的整体体现。藏象学说是中医学一个非常重要的内容，藏者脏也，即是藏在于体内的器官；象便是脏腑体现于外的生理和病理征象。这一学说就是探讨显现于外的生命现象与藏于内的生理变化的本质联系，即研究脏腑经络形体官窍的形态结构、生理活动以及精气血津液神的变化规律及其相互关系。《黄帝内经》中就将通过藏象学说来指导辨证论治作为重要的一部分来做论述。如《灵枢·脉度》中提道：“五脏常内阅于上七窍也，故肺气通于鼻，肺和则鼻能和臭香矣……肾气通于耳，肾和则耳能闻五音矣。”这里主要论述了五官与五脏都有着较为密切的联系，五脏的功能正常是五官的视、听、味、嗅等功能正常的重要前提条件，同时五官的生理功能也是五脏功能的外部反映，通过五官的生理功能可以测知人体内部的机能状态。中医认识疾病的主要过程就是辨证的过程，而证本身就是由一组相对固定的、有着密切联系的且可以揭示疾病本质的象构成，所以辨证的过程其实就是在中医整体观念的指导下辨象的过程。如《素问·阴阳应象大论》曰：“善诊者，察色按脉，先别阴阳。审清浊，而知部分；视喘息，听声音，而知所苦，观权衡规矩，而知病所主；按尺寸，观浮沉滑涩，而知病所生，以治无过，以诊则不失矣。”中医学中象的思维在诊断疾病和辨证过程当中的表现更为具体，中医就是通过这种方法根据人体表现在外的舌象、脉象、面色、声音等征象从多个角度来探知内在脏腑的功能变化，同时也说明了中医的辨证过程是对象进行提取和分析的过程。人是对立统一的有机整体，若是内部脏腑功能发生改变，则会表现出相应的外在症状，这些症状与内部脏腑就是通过中医象的思维的特点关联起来的。由于脏腑居于内，古人无法通过解剖的方法来把握脏腑的全部生理功能和生理特性，所以在藏象学说指导下的整体观察便成为古人认识人体和疾病的重要方式。

在中医诊断中，司外揣内作为主要的诊断原则也得到了充分的肯定。司外揣内作为中医治病的灵魂所在，在科学技术并不发达的古代是辨证辨病的唯一途径。在中医诊断学中望、闻、问、切四诊就是基于体表与体内脏腑的密切关系而选择的行之有效的诊察方式，是司外揣内思维在临床的具体运用。《医宗金鉴·四诊心法要诀》中曾有论述：“左颊部肝，右颊部肺，额心颏肾，鼻脾部位，部见本色，深浅病累，若见他色，按法推类。”此为五色合五部，肝、心、脾、肺、肾五脏，其相应的面色所对应的部位分别为青、赤、黄、白、黑和左腮（左颊）、额上（天庭）、鼻、右腮（右颊）、颏（承浆），其所主的病象分别为惊风、火与实热、湿热与伤食、虚寒冷痛和肾气败。由此可见，司外揣内的主要观点就是认为人体相对独立的局部是个人整体信息的缩影，这些局部不仅能够明确反映人体的生理状态，而且能够提示一些病理信息。因为活着的人体是依赖不断流动着的经络气血来维持体表与脏腑、局部与整体密切关系的。这也提示我们必须从统一的整体联系中去把握和认识生命，中医学也是以整体观念为指导来诊治疾病的。

总而言之，司外揣内是中医学理论在其形成的特定环境下所采用的辨证方法。中医诊断方法实质上就是观察辨别征象并予以联系总结的过程，所以也可以将辨证认识为辨象，这种辨证方法以不破坏象的整体性为前提，且更偏重于从总结和归纳的角度来认识人体疾病表里内外之间的联系。

三、归纳演绎

归纳，又称归纳推理，是指从个别、特殊的认识到一般和普遍结论或规律的思维过程。归纳法主要用于科学理论的发现，很多中医学理论的形成都是归纳总结的结果。中医学将自然界复杂多样的事物以及人体解剖、生理、心理、病理等认识，纳入木、火、土、金、水五行系统之中，有利于人们推理、判断、发现和创新。五行学说以五行为核心，向人体的外部自然界环境延伸，联系五方、五季、五气、五化、五色、五味等，又沿着人体内环境深入，联系五脏、六腑、五体、五官、五液、五脉、五志等，构成了人与自然界相互统一的包含横向和纵向联系的五行系统。在进行归纳推理的过程中，首先以关于五行、五脏等个别和特殊知识为前提，再进行比较分类、分析、综合和概括，最后推导出关于人体生命的一般原理和五行规律。另外，中医学对六淫的性质和致病特点的认识也是科学归纳的结果。

演绎，又称演绎推理，是指由一般性知识的前提推出特殊性或个别性知识结论的推理过程。在中医学中，演绎推理是构建医学理论体系、阐释机体生命活动规律、诊断疾病和确定治疗所采用的一种方法。如阴阳学说以其属性和对立统一关系，从自然界昼夜阴阳来推论人体脏腑阴阳变化。五行学说则把已知的五行属性作为推理的一般性前提，根据五脏与五行的对应关系和五脏与六腑、五体、五志、五脉等联系，从而推导出六腑、五体、五官、五志、五脉、五气、五季等的归属。如已知肝属木（大前提），由于肝合胆、主筋、其华在爪、开窍于目（小前提），由此可推演出胆、筋、爪、目皆属于木。同理，心属火，小肠、脉、面、舌与心相关，故亦属于火；脾属于土，胃、肌肉、唇、口与脾相关，故亦属于土；肺属金，大肠、皮肤、毛发、鼻与肺相关，故亦属于金；肾属水，膀胱、骨、发、耳、二阴与肾相关，故亦属于水。在诊治方面，根据主疏泄的原理演绎推理，中医学便得出肝气具有促进人体气的运动，以至疏通畅达、发散于内外的功能。当肝气疏泄正常，则全身气血流通，情志舒畅；若肝气疏泄功能障碍，则人体气血运行不畅，可发生气滞、气郁，或气结等病变，此时亦应以疏肝解郁为法，选用柴胡疏肝散疏肝理气，或选针灸、推拿等方法疏肝理气，亦能收到良好的效果。

归纳和演绎这两种方法既互相区别、互相对立，又互相联系、互相补充，它们相互之间的辩证关系表现为：一方面，归纳是演绎的基础，没有归纳就没有演绎；另一方面，演绎是归纳的前导，没有演绎也就没有归纳。归纳和演绎互为条件，互相渗透，并在一定条件下互相转化。归纳出来的结论，成为演绎的前提，归纳转化为演绎；以一般原理为指导，通过对大量材料的归纳得出一般结论，演绎又转化为归纳。归纳和演绎相互补充，交替进行。归纳后随之进行演绎，使归纳出的认识成果得到扩大和加深；演绎后随之进行归纳，用对实际材料的归纳来验证和丰富演绎出的结论。人们的认识，在这种交互作用的过程中，从个别到一般，又从一般到个别，循环往复，步步深化。在中医临床实践中，从望、闻、问、切到辨证论治，其实就是归纳和演绎相统一的辩证思维过程。

四、试探/反证

试探，是指根据对一研究对象的观察分析，做出初步判断并采取相应措施，然后再根据反馈信息做出适当调整，以建立正确的应对方案的一种逐步深入接近实质的思维方法。反证，是指从结果来追溯或推测原因并加以证实的一种逆向的思维方法。试探和反证既有联系亦有区别：它们的相同点是从结果来反推其原因；试探要求事先采取一定的措施，以引起反应，反证则无此环节，此为两者之异。试探与反证这两种思维方法，在中医学理论的形成和发展中，具有不可忽视的作用和地位，这与现代科学研究中的实验预测和实验验证有相近之处。

试探和反证法在中医临床实践中有广泛应用。如张景岳在其所著《景岳全书·传忠录》中曾指出："若疑其为虚，意欲用补而未决，则以轻浅消导之剂，纯用数味，先以探之。消而不投，即知为真虚矣。疑其为实，意欲用攻而未决，则用甘温纯补之剂，轻用数味，先以探之。补而觉滞，即知其有实邪也。假寒者略温之，必见烦躁；假热者略寒之，必加呕恶。探得其情，意自定矣。"这些见解，不仅说明试探法在中医临床实践中的重要性，而且还体现了中医反复实验和验证的科学精神。

中医学认识病因的"审证求因"，即是典型的反证法，它通过对症状和体征的认真分析和辨别，从结果出发去追索和反推病因。如有表现胸胁、乳房、少腹胀痛，善叹息，月经不调等症状者，是气机不畅所致，因胸胁、乳房、少腹为肝经经脉循行之处，故推导出病因是肝气郁结，并可以根据运用疏肝解郁法的效果，来反证或修正原先的推论。反证法除用于认识病因外，其在基础理论的形成和发展，以及指导临床处方用药等方面仍起着积极的作用，特别是在认识复杂的事物或现象时，具有一定的意义。

五、中和思维

中和，又称"中庸""中行""中道"，是中国古代哲学中重要的思维方式。中，即不偏不倚，无太过、无不及的平衡状态；和，是对一切有内在联系的事物进行协调，使之达到和谐状态的过程。因此，中和包含着平衡与和谐两层意思。在中国古代，几乎所有的哲学家都把"中和"这种平衡、和谐、适中、适应等的状态看作是事物内在最好也是最理想

的状态。“中也者，天下之大本也；和也者，天下之达道也。致中和，天地位焉，万物育焉。”（《中庸》）

这些哲学家研究的对象是客观存在的世界秩序，提出“中和”思想，正是为了维持已经建立起来的世界秩序，并保持它的平衡或和谐。中医学研究的对象是人体，人体要保持其内外环境的平衡与和谐，人的生命活动才能正常进行下去。“中和”这种哲学思想正好反映了中医学这种本质的内在要求，因而“中和”思想成为中医学的重要思维方式。

“中和”思想的核心是平衡与和谐。这种平衡与和谐的思想贯穿在中医学理论体系的各个方面。如阴阳学说认为，在正常情况下，人体的阴阳相对平衡协调意味着健康，所谓“阴阳匀平，以充其形，九候若一，命曰平人”（《素问·调经论》）；“阴平阳秘，精神乃治”（《素问·生气通天论》）。若体内阴阳的相对平衡被打破，出现阴阳的平衡失调，则人体由生理状态转为病理状态。针对疾病发展过程中出现的阴阳平衡失调，治疗的原则是“损其有余，补其不足”，即所谓“谨察阴阳所在而调之，以平为期”（《素问·至真要大论》）。此外，五行的相生相克，自然界的气候变化，人的情志活动，都不能太过，也不能不及。只有保持这种无太过、无不及的状态，一切才能归于平和，才能使人的生命活动、自然现象及世界万事万物在有序的“治”的状态下产生、存在和发展变化，否则就会出现“逆”的病的状态或异常的存在、变化和发展。中医学对于疾病的治疗，在于纠正失“中和”的无序状态，使其达到“中和”有序。中医学理论中的整体观、阴阳五行学说、辨证论治思想、生命观、发病观、对病和证的治疗等，无不是围绕着不偏不倚的“中和”思想来展开的。“中和”思想虽源于哲学，但它已深深地植根于中医学之中，并与之融为一体，密不可分，成了中医学的核心和灵魂。这种思想之所以能贯穿于中医学的始终，主要的原因不是外在的影响，而是中医学内在本质的必然选择。中医学的实践证实，“中和”思想不仅对中医学理论体系的建构起了重要作用，而且对指导养生防病、诊疗用药都有重要指导意义。

六、顺势思维

顺势思维作为中国传统思维方法之一，也是中医临床诊疗疾病和预防保健的常用思维方法。顺，表顺应、顺从之意；势，指趋势、规律；顺势思维，指在分析和解决问题时，要顺应事物发展变化的趋势，遵循客观规律。中医的顺势思维源于《周易》的“天人合一”，发展于道家的“道法自然”，丰富于道家的“因循”思想，体现在中医学理论和临床实践的方方面面，为中医学的发展做出了巨大的贡献。如《素问·阴阳应象大论》中提出的“其高者因而越之”“因其轻而扬之”“其下者引而竭之”；《素问·上古天真论》中指出的“上古之人，其知道者，法于阴阳，和于术数，食饮有节，起居有常，不妄作劳，故能形与神俱，而尽终其天年，度百岁乃去”，这都是中医学顺势思维在疾病治疗和养生中的应用，详述如下：

中医顺势思维在确立治则治法时，首先顺应正气祛邪之势。疾病的发生和变化虽错综复杂，但概括起来，不外乎是邪气作用于机体的损害与正气抗损害之间的矛盾动态斗争过程，在其斗争过程中每一个病程阶段都有各自的特点。故治疗疾病应该抓住最佳时机，把握这一阶段的特点，顺应正气祛邪的趋势，采用切中病情的治则治法，祛邪外出，达到在最短时间内治愈疾病的目的。《灵枢·逆顺》说：“上工刺其未生者也；其次刺其未盛者也；其次刺其已衰者也；下工刺其方袭者也，与其形盛者也。”这是典型的顺应正气祛邪之势思想的运用：治病最好是在其要发而未发之时，进行针灸治疗；到了疾病未盛之时，也可以进行治疗；如病邪发展到鼎盛就不宜针灸治疗，而要等到邪气衰弱时才可以治疗。在不同时期的治疗效果也不一样。《素问·阴阳应象大论》指出：“中满者，泻之于内。其有邪者，渍形以为汗；其在皮者，汗而发之。”这是根据病邪的性质、部位，明确正气祛邪的方向，采取助其一臂之力的治则治法，从而助正气能祛邪外出。

中医顺势思维在确立治则治法时，还顺应脏腑气机之势。人体每一个脏腑气机都有着不同的活动趋势，应充分考虑这一点，治疗疾病若顺应其势而治之，就等于增加了该脏腑抗御邪气和恢复正气的能力，从而能获得良好的治疗效果，如脾宜升则健，胃宜降则和，故治疗脾病应该益气升提，胃病宜行气降逆。《素问·脏气法时论》中说：“肝欲散，急食辛以散之”，“脾欲缓，急食甘以缓之”，“肾欲坚，急食苦以坚之”。即是根据肝气喜调达而恶抑郁、脾气喜缓而恶急、肾气主蛰守位的特性确立的治则治法。《素问·六元正纪大论》中有：“木郁达之，火郁发之，土郁夺之，金郁泄之，水郁折之”，这是根据五脏气机的祛邪趋势制定的五脏实证治法。

中医的顺势思维在养生中的应用也十分广泛。首先，要顺应天时自然之势，《素问·宝命全形论》指出：“人以天地之气生，四时之法成。”就是说人依靠天地之大气和水谷之精气生存，并随着四时生长收藏的规律而生活着。故《素问·四气调神大论》中说：“夫四时阴阳者，万物之根本也，所以圣人春夏养阳，秋冬养阴，以从其根，故与万物沉浮于生长之门。逆其根，则伐其本，坏其真矣。”这是根据四时变化以调养神、形的原则和方法。四季中，春季万物更新始生，自然界阳气开始升发，此时人体阳气也顺应自然，人的精神、气血舒展畅达，饮食起居要顺肝之性，注意固护体内阳气，使之充沛旺盛；夏季“天地气交，万物华实”，是阳气最旺盛的季节，人体要顺应阳盛长养之气的特点，使心气长旺，形体锻炼，饮食清淡，并调节情志，提高抗病能力；秋季“秋者阴气始下，故万物收”，秋季阳气渐收，阴气渐生，要顺应万物收敛之特性，注意敛神降气，润燥，一定要保养好机体阴气，以备来年阳气生发以从其根；冬季冷冻虫伏，万物收藏，人体阳气亦要闭藏，因此冬季精神、起居等均要符合闭藏之势，要敛阴护阳，因时宜温热而忌寒凉。

中医的顺势思维在养生中的应用还体现在顺应个体体质上。体质，是个体禀受于先天，受后天影响，在其生长、发育和衰老过程中所形成的与自然、社会环境相适应的相对稳定的人体个性特征。张景岳在《景岳全书》中说："矧体质贵贱尤有不同，凡藜藿壮夫，及新暴之病，自宜消伐。"因此对养生方法的选用，就必须以个体体质特点为基础，选用合适的方法，最终达到"阴平阳秘，精神乃治"。正常人体体质大致可分为阴阳平和质、偏阳质、偏阴质。阴阳平和质的一般特点是身体强壮，胖瘦适度，这种体质不易感受外邪，很少生病，需要均匀阴阳，合理饮食，加强锻炼，养成良好的生活习惯；偏阳质一般形体偏瘦、结实，精力旺盛，这种体质要顾护阴液，宜饮食清淡，少肥腻辛温，忌烟酒和辛辣，多食滋补肝肾生津之品，要节制欲望，做到"恬淡虚无""精神内守"；偏阴质一般外形偏胖，容易疲劳，精力偏弱，这种体质要多食一些温补脾肾之品，少食肥甘油腻，要节制饮食，多使用健脾化痰的蔬菜和水果，加强锻炼。

中医的顺势思维在养生中的应用也体现在顺应地理差异。不同的地理位置，地势有高低，气候有寒热温燥、水土性质各异。比如在我国东南一带，气候温暖潮湿，阳气容易外泄，人体腠理较疏松，故平时可以用桑叶、菊花泡茶，并清淡饮食，宜多食肥甘厚味。正如徐大椿《医学源流论》说："人禀天地之气以生，故其气体随地不同。西北之人，气深而厚，凡受风寒，难于透出……东南之人，气浮而薄，凡遇风寒，易于疏泄……"

总之，中医的顺势思维在治疗疾病中就是综合考虑诸多因素，顺应病势及阴阳消长、脏腑经络气血运行规律，把握最佳时机，取得最好的疗效；在预防养生中，就是综合诸多影响因素，顺应自然、体质、地理之势，得到延年益寿的效果。

第二节　中医思维方式的价值取向

价值取向是价值哲学的重要范畴，它指的是一定主体基于自己的价值观在面对或处理各种矛盾、冲突、关系时所持的基本价值立场、价值态度以及所表现出来的基本价值取向。不同哲学体系虽内涵各有不同，但都包含价值取向和思维方式两个核心要素，此二要素是哲学建构的基础。

中医学建构在其基本观念基础上的思维方式，有其特定的价值取向，体现了中医文化求真、审美、向善一体交融的特点。

一、重“根”

“根”，本义为草木之根，后引申为事物的本源。就整个世界而言，“根”指宇宙本根；就人体而言，“根”指人体的初始。

宇宙本根的特性和作用决定了人们重“根”的必然性，而重“根”是宇宙万物健康发展的先决条件。《道德经》：“昔之得一者：天得一以清；地得一以宁；神得一以灵；谷得一以盈；万物得一以生。”“万物并作，吾以观复。夫物芸芸，各复归其根。归根曰静，静曰复命。复命曰常，知常曰明。不知常，妄作凶。知常容，容乃公，公乃全，全乃天，天乃道，道乃久，没身不殆。”

重“根”思想衍生出重视万物开端的思想。《周易》强调乾、坤为万物开端，“大哉乾元，万物资始，乃统天”“至哉坤元，万物资生，乃顺承天”（《周易·彖传》），所以在各卦中乾、坤两卦最被重视，“乾坤成列，而《易》立乎其中矣。乾坤毁，则无以见《易》”（《周易·系辞上》）。

重“根”思想还衍生出“重无轻有”或曰“重道轻器”的思想。其原因在于“天下万物生于有，有生于无”（《道德经》）。

在中医学中，重“根”思想集中体现在对“元气”这一人体根本的极端重视。元气，又称“原气”，是人体最根本、最重要的气，是人体生命活动的源动力，也是防病、祛病的关键所在，又被称为先天之气。张君房《元气论》称：“夫人以元气为本，本化为精，精变为形。”张景岳亦称：“命门为元气之根，为水火之宅，五脏之阴气，非此不能滋，五脏之阳气，非此不能发。”

元气根源于肾中，通过三焦流行全身。元气充盛与否，不仅与来源于父母的先天之精有关，而且与脾胃的运化功能、饮食营养及化生的后天之精有关。

元气主要有两方面的功能，与肾气的功能类同。从其功能也可以窥见元气这一人体根本的重要性。

元气功能的第一方面是推动和调节人体的生长发育和生殖机能。人的生命过程和生殖能力，都取决于元气的盛衰。人出生后随着肾之精气（即元气）的不断充盈，产生“天癸”。“天癸”，指肾之精气（即元气）充盈到一定程度而产生的一种精微物质，具有促进生殖器官发育成熟、维持人体生殖机能的作用。天癸来至，则女子月经来潮，男子出现排精现象，说明性器官已经成熟，具备生殖能力。中年以后，肾之精气（元气）衰少，“天癸”随之衰减以至竭绝，生殖机能逐渐衰退，进入老年期。《素问·上古天真论》就记述了肾之精气（即元气）主宰下的人体生、长、壮、老、已的生命过程。肾之精气（即元气）不足，在小儿则表现为生长发育不良，出现五迟、五软现象，五迟包括站迟、语迟、行迟、发迟、齿迟，五软包括头软、项软、口软、手足软、肌肉软。肾之精气（即元气）不足，在成人则表现为早衰。

元气功能的第二方面是推动和调节各脏腑经络的生理活动。元气是人的生命活动的根本，对维持机体各方面的生理活动有重要的作用，这种作用可概括为两个方面：对脏腑组织器官起滋养、濡润作用的，称为肾阴，或元阴、真阴；对脏腑组织器官起温煦、推动作用的，称为肾阳，或元阳、真阳。肾阴、肾阳是各脏阴阳之本，二者相互制约，又相互为用。如果两者间的相对平衡遭到破坏，即造成肾阴虚或肾阳虚。某些情况下，肾之精气（即元气）虽已亏损，但其阴阳失调的状况尚不明显，称为肾精不足、肾气虚。

二、重“和”

“和”，指构成整体的各部分之间各安其位，和谐并存。古人非常重视“和”在事物发展中的作用，《中庸》：“中也者，天下之大本也；和也者，天下之达道也。致中和，天地位焉，万物育焉。”中医学将“阴平阳秘”“五行制化”作为人体健康状态的评价标准，也是重“和”思想的反映。

构成整体的各部分之间可以类同而“和”，也可以不类同而“和”。《国语・郑语》：“夫和实生物，同则不继。”《论语・子路》：“君子和而不同，小人同而不和。”这都是不类同而“和”的典型。

当构成整体的不同要素、成分通过相互作用而达到整体的协调状态时，也称为和合。和合思想是中华民族普遍认可的人文精神，也是中国古代哲学最具特色的文化理念。和合思维具有整体性、协调性、自发性、动态性、创生性等丰富内涵。和合是宇宙万物相异相成的最高境界，是事物新生和发展的必由之路。

在和合的视野里，任何正常事物都是由不同要素相互作用，实现融合的统一体，是与该事物相关的各种关系保持整体协调的结果。老子“道生一，一生二，二生三，三生万物”的创世说，阐明“一”是原始的统一体，“三”即“和”，是阴阳的统一体，万物的化生要经历由一分二，由二合一的过程才能实现。在已形成的和合体中，所谓异质要素，只是名义上的，不能脱离整体而存在。整体与要素，真正有意义的是整体功能，要素功能只能在整体中体现其存在的价值。如“济五味”及“和五音”，纯粹的酸、苦、甘、辛、咸与角、徵、宫、商、羽，对满足人的享受并无多少意义，真正有意义的是五味或五音按适当的时空结构融合、凝聚起来所得到的美食与音乐。也只有在人们欣赏美食与音乐时，五味与五音才凸现它们各自的性质和功能，使人区分出什么是酸与苦，什么是角与徵，从而划分其间的界限。可见，和合的意义是整体性的。

和合是不同要素的融合与协调，先哲明确指出“和”与“同”的区别，就在于事物差异与分殊的存在与否，《国语·郑语》说：“以他平他谓之和……若以同裨同，尽乃弃矣。”有差分，才有冲突；有冲突，才有不同事物的相互作用、渗透、包容，直到和合。如那些优美的、雄壮的、舒缓的乐章，归根到底都是7个不同音素以一定秩序交织而成。差异是和合的基础与前提，《周易·彖·睽卦》曰：“天地睽而其事同也，男女睽而其志通也，万物睽而其事类也。睽之时用大矣哉！”睽，原意为乖异分离，引申为对立、相反；“同”“通”“类”皆统一相成之意。《周易》主张睽中之和，认为在差异和对立中求得统一才能推动事物发展。和合状态下，各要素呈现出整体协同运动的规律，即有序。

古代先哲视和合为自然界的固有规律，《春秋繁露·循天之道》说：“天地之道，虽有不和者，必归之于和。”促使万物归于和合的力量称之为“神”，《荀子·天论》云：“列星随旋，日月递炤，四时代御，阴阳大化，风雨博施，万物各得其和以生，各得其养以成。不见其事而见其功，夫是之谓神。”神自何来？《周易·系辞上》曰：“阴阳不测之谓神。”韩康伯《周易注·系辞上》释：“两仪之运，万物之动，岂有使之然哉？莫不独化于太虚，欻尔而自造矣。”指出“神”乃太虚“自造”。老子的“道法自然”已道破了天机。自然，即自然而然，“道”不受外物支配，“莫之命而常自然”（《道德经·第五十一章》），“独立而不改”（《道德经·第二十五章》），“道常无为而无不为”（《道德经·第三十七章》）。道是一个“自己运动”的过程。和合作为道的归宿，当然也遵循着道“自然而然”的禀性，呈现出“自我发动、自我组织、自我调节”的自发性运动。

和合是有序稳定的状态，但并不意味着它是静止的。儒家将“时”与“中”并举，意在突出中和的时变性。《道德经·第五章》以“橐籥”喻天地，曰：“虚而不屈，动而愈出。”静则无生息，唯动能生万物，和合是在动中自然天成的。和合的动态性表现在：第一，和合是自然界运动变化的重要形式，是在宇宙的大化流行中实现和存有；第二，和合的实现是动态的，不同要素间的冲突、调适，使参与和合的要素总是处于变化的、充满生气的过程中，通过化与变的发展，逐渐趋向和合。随着新事物、新生命的生成，又会出现新的异质要素和新的冲突融合，构成新的和合。第三，和合的维持过程也是动态的，和合体具有自我调节能力，将各种“干扰”引起的振荡控制在一定范围之内，维持整体的动态平衡。

《周易·系辞上》曰：“日新之谓盛德”，“生生之谓易”。“日新”与“生生”被《周易》视作“天地之大德”（《周易·系辞下》），即宇宙最基本、最一般的本性或原理。关于“日新”和“生生”的机制，《国语·郑语》曰：“和实生物，同则不继。”《吕氏春秋·有始》亦云：“天地合和，生之大经也。”万物之所以生生不息，日新月异，肇始于和合。新生必由和合而成，单一、唯一、同一不能产生新事物，《淮南子·天文训》曰：“道曰规，始于一，一而不生，故分而为阴阳，阴阳合和而万物生。”有“分”有“和”方生万物。由此可见，和合是万物化生的终极原因。

第三节　中医思维方式的演变趋向

思维方式对一门学科发展所起的作用是难以估量的。任何一门学科的发展必然伴随其思维方式的演变。近年来，中医学的思维方式也正在逐渐发生演变。

一、哲学方法长期占据主流

中医学的理论体系形成于中华文明的早期。此时，映入人们主观世界的客观世界仅处在最初的分化状态，这就决定了人们认识世界的首要任务是认识世界的同一性，而事实上当时也确实完成了这项任务，得出了许多关于万事万物运行的一般规律和认识方法，也就是哲学化的规律与方法。此时，人们认为哲学方法具有普适性，可贯穿于对万事万物的认识当中，并可由此得出关于万事万物的本质认识。如《周易》谈到“《易》与天地准，故能弥纶天地之道”，“范围天地之化而不过，曲成万物而不遗”。《论语》讲到“吾道一以贯之”。《道德经》也说“玄之又玄，众妙之门”。

中医学作为中国传统文化的一部分，必然有哲学方法贯穿其中。各种哲学方法经过自然选择，最终精气理论、阴阳理论和五行理论成为中医学思维体系的主流。《黄帝内经》中此类例证随处可见，如“人始生，先成精”“百病皆生于气”“察色按脉，先别阴阳”“人有五脏化五气，以生喜怒悲忧恐”。

中医学在漫长的发展历史中，由于客观因素，对人体的认识主要放在宏观观察、整体研究和功能联系的角度上，这为哲学方法大显身手提供了舞台。同时，中华文明重视同一性的传统始终不断，这更巩固了哲学方法在中医思维中的主流地位。许多学验俱丰的中医学者也非常注重哲学的修养，如孙思邈说：“不知易，不足以言太医。”张景岳说：“易具医之理，医得易之用。……医不可无易，易不可无医。”

二、中医思维方式演变的历史必然性

哲学的思维方法为中医学的繁荣做出了巨大贡献，但在一定程度上也成为中医学新理论产生的桎梏。“神主学说”和“命门学说”的兴衰即是明证。人的生命活动有一主宰者或调控者，这是不争的事实。在人体中，这一主宰者或调控者是什么呢？“神主学说”认为是“神”。“命门学说”认为是“命门”。这是对五行理论无声的挑战。但在五行思维的强大惯性作用下，“神主学说”和“命门学说”都没能保持其相对独立性。“神”的功能先是被一分为五，分属五脏，后又专属于心，终落五行窠臼。“命门”的功能历尽波折后，归属于肾，也未能逃脱被五行束缚的命运。

近年来，整个生命领域的研究突飞猛进，对人体的认识也日渐深入，已经达到成熟的分子水平。中医学，作为人体生命科学的一个分支，不可能逃避这些现实。但面对如此海量的人体生命数据，如何将它们在思维中转化为医学上有意义的信息？哲学方法似乎难以荷此重任。微观辨证与宏观辨证结合的困难正说明了这一点。在疾病过程中所检测到的微观数据，包括各种化验结果、X线、彩超、CT检查结果以及病理检查结果等，仅按照哲学的思维方法，难以成为辨证的材料。

近一个多世纪以来，在中国，中华传统的哲学思维日渐式微，而现代科学体系的理念日渐深入人心。特别是伴随着信息革命成长起来的一代，现代理念已成为其思维方式的主导。当莘莘学子进入大学开始学习中医的时候，由哲学方法占主流的中医思维方式与其头脑中已有的思维方式是格格不入的，面对思维方法之间的碰撞，许多人选择了逃避，也有许多人走上了怀疑中医、反对中医的道路，只有少数人可能具有顽强的毅力和对中医坚定的信仰，最终融合了两类思维方法之间的矛盾，成长为成熟的中医人才，但这种融合的过程是非常漫长的，这对中医教育的发展极为不利。

以上事实，使中医思维方式的演变成为必然。

三、哲学方法与数学方法并重的演变趋向

中医学的思维方式正在悄悄地发生演变。纵览其演变现状，有两点值得关注。

一是哲学方法仍有其强大的生命力。哲学方法尽管有其局限性，但从方法论层面上说，在阐释某些人体生命活动规律时，仍然是不可替代的。可以预见，哲学方法在某些生命领域理论上的统治地位在很长一段时间内不会发生根本变化。如阴阳学说，几乎贯穿于中医理论的方方面面，在具体的方法学层面上其哲学面目已不明显，似乎可以用符合现代思维的某些方法来代替，但在方法论层面上，其内涵仍然是高度哲学化的，短期内也不可能被“现代化”，尽管有人在说明其内涵时使用了类似数学模型的方法，但并不能改变其哲学的本质。

二是数学方法正越来越多地渗入中医学的思维方式，有日渐与哲学方法并驾齐驱之势。马克思曾说过“一门科学只有成功地运用数学时，才算达到了真正完善的地步”。近年来，中医学者积极探索如何运用数学的方法进行中医辨证诊断，为此开展的科学研究取得了一定的成效，获得了宝贵的经验。尤其是模糊数学在中医学中成功运用，为提高中医诊断的客观性、定量化，开辟了一个崭新的天地。正在尝试建立的许多中医诊疗专家系统，就是数学方法与计算机技术结合后在中医学中的应用。

我们相信，随着时代的进步，必然会有更多的思维方法进入中医学，那时的中医学必将发生翻天覆地的变化。《周易·系辞上》云：“日新之谓盛德。”斯之谓也！

第四章　中医的人体结构模型

中医以其独特的思维方式，构建了人体的结构模型。这种模型建立在实体性结构的基础上，但其本质并不是实体性的，而具有思维性的特点。中医人体结构模型的构建，受到中国传统文化的深刻影响。由于中国传统文化的多样性，导致中医人体结构模型也是多样的、多层面的，而不是完全统一的。

现介绍几个最常用的中医人体结构模型。

第一节　两分法模型

人类从蒙昧之初到文明兴盛，对事物的区分认识经历了从简单到复杂的过程。最简单、最基本的区分就是两分。这种两分法产生了中国古代的阴阳学说，用之于人体，就形成了基本的形神模型，在形神模型的基础上，还衍生出了三才模型（形气神或精气神）。

一、阴阳源流

阴阳，是中国古代哲学的一对范畴，是对自然界相互关联的某些事物或现象对立双方属性的概括。所谓“阴阳者，一分为二也”（《类经·阴阳类》）。

阴阳最初的含义是非常朴素的，只是针对日光向背的描述，朝向日光则为阳，背向日光则为阴。如《说文》所说：“阴，暗也。水之南，山之北也。”“阳，高明也。”这时的阴阳的含义是原始的、朴素的，仅指日光的向背，并不具备哲学上的抽象含义。以后随着观察面的扩展，阴阳的朴素含义逐渐得到引申。如向日光处温暖、明亮；背日光处寒冷、晦暗。于是古人就以光明、黑暗、温暖、寒冷分阴阳。如此不断引申的结果，就几乎把自然界所有的事物和现象都划分为阴与阳两个方面。这时的阴阳不再特指日光的向背，而变为一个概括自然界具有对立属性的事物和现象双方的抽象概念。

阴阳的概念大约形成于西周。西周时期的诗歌中已有“阴阳”一词的多处记载，如《诗经·大雅》中就有“既景乃冈，相其阴阳，观其流泉”的记叙。《周易》中的易卦由阴爻（－－）和阳爻（—）组成。“－－”表示阴；“—”表示阳。阴爻和阳爻分别以符号的形式标示了阴阳的概念。说明西周时期阴阳的基本概念已经形成。至西周末年，古代先贤开始应用阴阳来分析、阐释一些难以理解或不能直接观察的复杂事物变化的机理。如《国语·周语》记载伯阳父用阴阳来解释周幽王二年（前780）陕西发生的大地震，他把地震的发生理解为大地内部阴阳两种对立的物质势力运动的不协调。

春秋战国时期，哲学理论进入了快速发展时期，作为哲学理论的阴阳学说也逐渐形成。此时的哲学家们不但认识到事物内部存在着阴阳两种对立的势力，而且认识到这两种势力是运动变化且相互作用的。阴阳的相互作用推动着宇宙中一切事物和现象的产生和变化。如《管子·乘马》说：“春秋冬夏，阴阳之推移也；时之短长，阴阳之利用也；日夜之易，阴阳之变化也。”《国语·越语》说：“阳至而阴，阴至而阳，日困而还，月盈而匡。”说明四时与昼夜的更替，日有升落，月有圆缺，皆是阴阳双方运动变化、相互作用的结果。同时，哲学家们还认为宇宙万物都蕴含着阴阳两个相反的方面，阴阳相互作用所产生的冲和之气是推动事物发生发展变化的根源。《周易》则对阴阳学说从哲学高度进行概括，指出：“立天之道，曰阴与阳”（《周易·说卦》），“一阴一阳之谓道”（《周易·系辞上》），把阴阳的存在及其运动变化视为宇宙的基本规律。可见先秦时期的哲学家们，不但认识到存在于事物内部的阴阳两方面的运动是事物发生发展变化的根本原因，而且认识到阴阳的相互作用、对立统一、消长转化是事物运动变化的基本规律，因而标志着阴阳学说作为古人认识世界的一种方法论的形成。

春秋战国时期，医学家开始将阴阳概念应用于医学理论之中。《左传·昭公元年》记载秦名医医和在为晋侯诊病时说：“天有六气，降生五味，发为五色，征为五声，淫生六疾。六气曰阴、阳、风、雨、晦、明也。”成书于战国至秦汉时期的《黄帝内经》运用阴阳学说来阐释医学中的诸多问题以及人与自然界的关系，使阴阳学说与医学密切结合起来，成为中医学的重要思维方法之一。

阴阳学说作为中医学特有的思维方法，被广泛用来阐释人体的生命活动、疾病的发生原因和病理变化，并指导着疾病的诊断和防治，成为中医学理论体系中的重要组成部分。

阴阳学说认为，宇宙间凡属相互关联且又相互对立的事物或现象，或同一事物内部相互对立的两个方面，都可以用阴阳来概括分析其各自的属性。阴阳，既可以标示相互对立的事物或现象，又可以标示同一事物或现象内部对立着的两个方面。前者如天与地，日与月，水与火等；后者如寒与热，升与降，明与暗等。一般来说，凡是运动的、外向的、上升的、温热的、无形的、明亮的、兴奋的都属于阳；凡是相对静止的、内守的、下降的、寒冷的、有形的、晦暗的、抑制的都属于阴。如以天地而言，则“天为阳，地为阴”，由于天气清轻向上故属阳，地气重浊凝滞故属阴；以水火而言，则“水为阴，火为阳”，由于水性寒而润下故属阴，火性热而炎上故属阳；以物质的运动变化而言，“阳化气，阴成形”，物质从有形化为无形的过程属于阳，由无形凝聚成有形的过程属于阴。阴和阳的相对属性被引入医学领域后，医学家将人体中具有中空、外向、弥散、推动、温煦、兴奋、升举等特性的事物及现象统属于阳，而将具有实体、内守、凝聚、宁静、凉润、抑制、沉降等特性的事物和现象统属于阴。如脏为阴而腑为阳，精为阴而气为阳，营气为阴而卫气为阳，等等。

事物现象划分为阴阳之后，阴阳二者之间可能存在的关系，基本包括四个方面：

1. 阴阳的对立制约

对立，指事物和现象的阴阳属性特征。制约，说明了阴阳之间的关系。对立斗争，促进了事物的发生、发展，相互制约，使事物在发展过程中又不至于太过。阴阳双方对立制约，共处于一个统一体中，维持着一种平衡状态。

2. 阴阳的互根互用

互根，指阴或阳互以对方为自己存在的前提，其中的任一方不能离开另一方单独存在。互用，指阴阳双方不断地相互资生、促进和助长。

3. 阴阳的消长平衡

阴阳之间的对立制约、互根互用，不是静态的，而是动态的，是始终处于运动变化中的。所谓消长平衡，是指阴阳之间的平衡不是静止的、绝对的平衡，而是在一定限度、一定时间内，在“阴消阳长，阳消阴长”中维持着相对的平衡。消长，反映了阴阳双方在量上的不断变化；平衡，反映了阴阳双方的变化状态，即通过阴阳的消长变化维持着系统的一种动态平衡状态。

4. 阴阳的相互转化

阴阳的相互转化指事物的总体属性在一定条件下，可以相互转化，即阴可以转化为阳，阳也可以转化为阴。阴阳对立双方之所以能够相互转化，有两个条件：一是阴阳互根互用，这是阴阳转化的内在基础；二是阴阳转化必须具备一定的条件。阴阳消长是一个量变的过程，而阴阳转化则是在量变基础上的质变。

二、形神论

从两分法的观点出发，中医学认为，人体由“神”与“形”组成。所谓形，指人的整个形体，包括五脏六腑、经络、四肢百骸等组织结构和气血津液等基本营养物质；而神，有广义和狭义之分，广义是指整体生命活动现象，狭义是指中医学中心所主的神志，包括人的精神、意识、思维、性格、情感等活动。

形神关系反映的是生命形体与精神心理、社会环境等一种平衡协调的关系，形神的任何一方都以对方的存在而作为自己存在的前提，形健则神旺，形病则神衰，同时神又主宰形体活动，影响气血流行。形神关系不仅是生理学的重大问题，也是哲学中的基本问题。中医对形神关系的论述，反映了中国古代哲学的主流观点，并广泛地体现于中医理论之中。

（一）形为神之基

形为神之基，即是说生命形态的物质基础是神产生与依存的载体，形生则神生，形存则神存，形亡则神亡。荀子认为神是形的变化功能。“形则神，神则能化矣。”（《荀子·不苟》）提出了“形具而神生”的观点，强调了精神对形体的依赖关系。

中医学生命观认为，生命由来于“气”，乃天地合气而成，而构成宇宙万物最基本的元素也是气，故《灵枢·决气》说：“精、气、津、液、血、脉，余意以为一气耳。”但气本无形，气聚成精，方始有形可见，形生而后神生，故张景岳《类经附翼·大宝论》说：“形以精成，而精生于气。”形立而后神生，《灵枢·本神》也说：“故生之来谓之精，两精相搏谓之神。”这是从生命形成角度对形生而后神生的阐释。

神以形为物质基础，除表现于精气的化生作用之外，还表现在神对形的依附性方面，神不能离开形体而独立存在，而且它的功能也必须要在形体健康的情况下才能正常行使。故《素问·上古天真论》中有“形体不敝，精神不散”之说。中医将“神、魂、魄、意、志”称为五脏神，各居舍于相应内脏，因此五脏又可称为“神之宅”。又将“怒、喜、思、悲、恐”称为五志，加上忧与惊则称为七情，五志七情同样地对应相关于五脏并与“精、气、血、津、液”密切相关。神源自形精，而居藏于五脏，依存于气血，

从神发生的所在看，除五脏及“精、气、血、津、液”以外也与脑髓有关，故《灵枢·经脉》说：“人始生，先成精，精成而脑髓生。”由此产生出无形则神无以生，无形则神无所依的中医哲学内涵，也正因为此，形衰则神也衰，形亡则神亦亡，神不能离形独存，两者相即相合，乃成为人。这是形神理论的重要基础。

（二）神为形之主

形神理论在强调形的存在决定了神的存在的同时，也十分重视神对形的反作用，并将神对形的作用提高到主宰性、决定性的高度。由此在关系到健康和疾病的认识上，突出地强调了神的重要性。刘河间说“神能御其形”，张景岳《类经·针刺类》说：“无神则形

不可活”“神去离形谓之死”等即是强调神的主宰作用而言。

人体是由脏腑经络等组织构成，有气血津液循行其间的生命整体，各脏腑之间的活动虽各司其职，错综复杂，但都是在心神的统合下协调有序地进行的。所以《素问·灵兰秘典论》说：“心者，君主之官也，神明出焉。……主明则下安，……主不明则十二官危，使道闭塞而不通，形乃大伤。”因此神对形的主宰作用，对于生命形体脏腑经络组织活动，精气血津液运行等均至关重要。如果神的这一主宰作用不能正常开展，发生神的太过或不及导致病变，则非但影响神明本身，而且影响脏腑气血，造成形体衰敝的情况。如七情致病中的“怒伤肝”“喜伤心”“悲伤肺”“思伤脾”“恐伤肾”等皆是直接伤及五脏。五脏受伤进一步又可影响心，使君主之官动摇不定，出现《灵枢·口问》所说的“悲哀愁忧则心动，心动则五脏六腑皆摇”的改变。如继续发展，则可影响整个生命形体，导致“形敝血尽，而功不立”的“神不使”（《素问·汤液醪醴论》）结局，终致治疗无功，形体衰亡。

（三）形与神俱、形神合一

形与神俱，语出《素问·上古天真论》：“故能形与神俱，而尽终其天年。”是指生命形体与精神心理状态的高度和谐平衡状态，它是生命活动的基本特征，也是保身长全的重要前提，这种形与神的高度整体统一，也称作“形神合一”，是中医学的重要理论观点，也是中医哲学重要的生命观内涵。

中医理论认为，形为神所依，神为形所主，若形神相合，则生机蓬勃，反之如形神相离，形体如同行尸走肉而已。同时还认为只有“形体不敝，精神不散”，生命机体才能泰然安和，健康长寿，强调正常的生命应当是“形与神俱”和“形神合一”的。所以形与神的统一，是生命特征有机统一整体性的体现，也是中医形神关系的最高境界。

形与神是构成生命的两个基本方面，它们相互依存相互为用，形与神俱。所以当形与神的任何一方发生损伤，都有可能影响到另一方，从而出现形神失守的病理改变，严重者可导致神机化灭，阴阳离决。例如心藏神，不论是外感病邪或是病理产物的痰饮瘀血，倘若邪犯于心，就必然出现心神失常的病理表现，热邪扰心可致神昏谵语、骂詈妄言；痰蒙心窍可使神识昏蒙、癫狂无识等等。神失内守，可因外感内伤等诸多因素所致，如“喜乐者，神惮散而不藏”“恐惧者，神荡惮而不收”（《灵枢·本神》）。临床上可出现神有余或不足导致的太过或不及的病变，轻则烦躁，失眠多梦，怔忡惊惕；重则忧郁寡欢，闷闷不乐，悲伤欲哭或者癫狂失志，妄言骂詈，登高弃衣，不避亲疏以及心神不敛、元神外脱的神志昏迷等。

形神理论在中医诊断学上的体现突出地表现在诊断辨证过程中对于神气有无的把握

上，“得神者昌，失神者亡”即是从诊断学的角度对形神重要性所进行的概括。此外，在临床诊断时中医学还强调医者之神，《灵枢·九针十二原》说：“粗守形，上守神”，指出作为一个高明的医生，要在善守患者之神的同时，做好自身医者之神的养护。即重视医德医风的培养、四诊技巧的训练以及临证精神状态的调整等，包括医者通过学习与实践培养而得的医者的临床思维方法与认识能力。病人所表现之形神，只有通过医者之神才能进行正确的把握与诊断。

疾病治疗可分为治形与治神两种手段，相比较而言，治神重于治形，因为所有针对治形的手段都仅仅是方法而已，其是否发挥作用、产生疗效则取决于神的内应与否，故《黄帝内经》特别重视治神，有“神不使”则“病不可愈也”的论述。

中医养生学也非常重视对于形神的调养，因此“神明形安、形与神俱”就是养生保健最重要的原则与目的。其中特别强调养神的重要性。“神”的机能状态，决定了养生的成败，只有“神明形安”才能达到“形与神俱，而尽终其天年”的养生目的。为此在具体方法上又重视调神养性，推崇恬淡虚无的精神境界，追求平和安详的情绪状态，同时注意规律生活以及适度锻炼等，从而达到气血畅通、脏腑坚固的“尽终天年”。

三、两分法的衍生

形神两分法是中医对人体的基本认识，但它在很多情况下是远远不够用的。在两分法的基础上，中国传统文化又衍生出了人体结构模型的三分法，即形、气、神三分或者精、气、神三分，在中医理论实践中的应用都非常广泛。

形气神理论认为：人体生命是由形、气、神三个要素构成的，并且这三个要素是相互关联、相互影响的一体。

《淮南子·原道训》中说：“夫形者，生之舍也。气者，生之充也。神者，生之制也。”这里所说的“形”是人体生命活动的基础，是生命活动的房舍。它包括内在的脏腑组织和外在的四肢百骸、皮肉筋脉骨等，凡有形实体均属“形”的范畴。“气”是人体生命活动的特殊物质，它充斥于人体周身，《灵枢·刺节真邪》曰：“真气者，所受于天与谷气，并而充身也。”《庄子·知北游》曰：“人之生，气之聚也；聚则为生，散则为死。”人体气机的运动变化是生命活动的重要形式和内容。“神”这里指人的意识，是生命活动的先导。

人的形、气、神不是孤立的，它们是相互关联的三位一体。《淮南子·原道训》指出，形气神“一失位则三者伤矣。是故圣人使人各处其位、守其职而不得相干也。故夫形者非其所安也而处之则废，气不当其所充而用之则泄，神非其所宜而行之则昧。此三者，不可不慎守也”。《道枢·胎息篇》亦指出：“神者，生形者也；形者，成神者也。……形神合同，更相生，更相成。”亦如《道家养生要言辑要》所说：“气者形之根，形者气之宅，神者形之具。”可见，形、气、神三者是相互依存、相互联系的整体。

形气神之间的关系对于中医实践具有较强的指导意义。可以把握中医疾病观特点，明确中医优势病种，即在于以气为病变主体的疾病，以及由气病导致的形神方面尚未成为痼疾的疾病。可以选择合适的诊治手段，诊察疾病时应当细查三者关系，在调理气机不畅方面针灸比汤剂更合气之性，由神志不遂导致的形气疾病，采用较针灸更为轻灵的气功导引疗法、言语疗法、以情胜情法往往能获“不药而愈”的效果。可以在养生保健方面，注意形气神并调，三者不可只养其一二，且当以调神为主。

与形气神类似的，中医还把人体精微物质结构分为精、气、神三方面。气与神的内涵与上述基本没有区别，而中医学的精有多种含义。广义之精，泛指人体之内的血、津液、髓以及水谷精微等一切精微物质。狭义之精，是指肾中所藏的具有生殖功能的精微物质。精的生成禀受于父母，充实于水谷。从来源而言，以出生为时间界限，精有先天与后天两个方面，所以可分为先天之精和后天之精。肾中所藏之精，即肾精，其构成是以先天之精为基础，加以后天之精的充养。先天之精来源于父母的生殖之精，与生俱来，藏于肾中，是生命的本源。《灵枢·本神》说：“生之来，谓之精。”《灵枢·决气》说：“两神相搏，合而成形，常先身生，是谓精。”先天之精，也是出生后人体生长、发育、生殖的物质基础。而后天之精来源于脾胃化生的水谷精微，输送到肾中，充养先天之精，即《素问·上古天真论》所说：“肾者主水，受五脏六腑之精而藏之。”

中医的精气神概念，在道教内丹学中被称为人的“三宝”，且被剖析得更加细致，明确了先天精气神与后天精气神的显著差异，这些内涵也不同程度地渗入到中医学的理论与实践中，特别是在对保健实践的引导中。

先天精气神，又分别被道家称为“元精”“元气”“元神”，是“人体本来之物”，是人体生命的本源，是调控人体的根本力量，是道家内丹修炼以提升生命功能的核心。清代王建章在《仙术秘库·抱混元仙术》中谈到：“知之可以延年益寿，长生不老。学道者果能识此三物，则成道有望矣！”

后天精气神，又被道家分别称为“交感之精”“呼吸之气”“思虑之神”，是“生身以后之物”，与先天精气神有根本区别，不是调控人体的根本力量，也不是道家内丹修炼以提升生命功能的核心。清代刘一明在《修真后辨》中谈到：“以生身以后之物，欲保全性命、延年益寿、超出阴阳之外，能乎否耶？学者当三思之。”

第二节　五分法模型

五分法，是中国传统文化中对世界的一种认识，逐渐发展成熟为五行学说，并深刻地影响了中医对人体和世界的认知。

一、五行源流

五行，即木、火、土、金、水五种物质及其运动变化。五行中的“五”，指由宇宙本原之气分化的构成宇宙万物的木、火、土、金、水五种基本物质；“行”，指这五种物质的运动变化。如《尚书正义》说：“言五者，各有材干也。谓之行者，若在天，则为五气流注；在地，世所行用也。”但若从其方法论的角度来看，五行已超越了物质性的概念，衍化为归纳宇宙万物并阐释其相互关系的五种基本属性。

五行最初的含义与“五材”有关，是指木、火、土、金、水五种基本物质或基本元素。《左传·襄公二十七年》说：“天生五材，民并用之，废一不可。”木、火、土、金、水这五种物质是人类日常生产和生活中最为常见和不可缺少的基本物质，如《尚书正义》说：“水火者，百姓之所饮食也；金木者，百姓之所兴作也；土者，万物之所资生，是为人用。”人类在生产和生活中，经常接触这五种物质，而且认识到这五种物质相互作用，还可以产生出新的事物，如《国语·郑语》说：“以土与金、木、水、火杂，以成百物。”

五行一词，最早见于《尚书》。《尚书·周书·洪范》说：“鲧堙洪水，汩陈其五行。”并对五行的特性从哲学高度作了抽象概括，指出：“五行，一曰水，二曰火，三曰木，四曰金，五曰土。水曰润下，火曰炎上，木曰曲直，金曰从革，土爰稼穑。”此时的五行，已从木、火、土、金、水五种具体物质中抽象出来，上升为哲学的理性概念。

五行的特性，是古人在长期的生活和生产实践中对木、火、土、金、水五种物质的直观观察和朴素认识的基础上，进行抽象而逐渐形成的理性概念，是用以识别各种事物的五行属性的基本依据。

“木曰曲直”：“曲”，屈也；“直”，伸也。曲直，是指树木的枝条具有生长、柔和，能屈又能伸的特性。引申为凡具有生长、升发、条达、舒畅等性质或作用的事物和现象，归属于木。

“火曰炎上”：“炎”，是焚烧、炎热、光明之义；“上”，是上升。炎上，是指火具有炎热、上升、光明的特性。引申为凡具有温热、上升、光明等性质或作用的事物和现象，归属于火。

“土爰稼穑”：“爰”，通“曰”；“稼”，即种植谷物；“穑”，即收获谷物。稼穑，泛指人类种植和收获谷物的农事活动。引申为凡具有生化、承载、受纳性质或作用的事物和现象，归属于土。故有“土载四行”“万物土中生”“万物土中灭”和“土为万物之母”说。

“金曰从革”：“从”，顺也；“革”，即变革。是指金有刚柔相济之性：金之质地虽刚硬，可作兵器以杀戮，但有随人意而更改的柔和之性。引申为凡具有沉降、肃杀、收敛等性质或作用的事物和现象，归属于金。

“水曰润下”：“润”，即滋润、濡润；“下”即向下、下行。润下，是指水具有滋润、下行的特性。引申为凡具有滋润、下行、寒凉、闭藏等性质或作用的事物和现象，归属于水。

从上述五行的特性可以看出，五行学说中的木、火、土、金、水，已经不是这五种具体物质本身，而是对这五种物质不同属性的概括。

古人运用抽象出来的五行特性，采用取象比类和归纳演绎的方法，将自然界中的各种事物和现象分归为五类，并以五行相生、相克的关系来解释各种事物和现象发生、发展、变化的规律。因此，五行学说是以木、火、土、金、水五种物质的特性及其相生、相克规律来认识世界、解释世界和探求宇宙变化规律的一种世界观和方法论。

二、五脏系统论

五行学说依据五行各自的特性，对自然界的各种事物和现象进行归类，从而构建了五行系统。对事物和现象进行五行归类的方法，主要有取象比类法和推演络绎法两种。

取象比类法：“取象”，即是从事物的形象（形态、作用、性质）中找出能反映本质的特有征象；“比类”，即是以五行各自的抽象属性为基准，与某种事物所特有的征象相比较，以确定其五行归属。事物或现象的某一特征与木的特性相类似，则将其归属于木；与水的特性相类似，则将其归属于水；其他以此类推。例如：以方位配五行：日出东方，与木升发特性相似，故东方归属于木；南方炎热，与火特性相类似，故南方归属于火；日落于西方，与金之沉降相类似，故西方归属于金；北方寒冷，与水之特性相类似，故北方归属于水；中原地带土地肥沃，万物繁茂，与土之特性相类似，故中央归属于土。

推演络绎法：即根据已知的某些事物的五行归属，推演归纳其他相关的事物，从而确定这些事物的五行归属。例如：已知肝属木（大前提），由于肝合胆、主筋、其华在爪、开窍于目（小前提），因此可推演络绎胆、筋、爪、目皆属于木；同理，心属火，而小肠、脉、面、舌与心相关，故亦属于火；脾属土，而胃、肌肉、唇、口与脾相关，故亦属于土；肺属金，而大肠、皮肤、毛发、鼻与肺相关，故亦属于金；肾属水，而膀胱、骨、发、耳、二阴与肾相关，故亦属于水。

五行学说以五行特性为依据，运用取象比类和推演络绎的方法，将自然界千姿百态、千变万化的各种事物和现象分别归属于木、火、土、金、水五大类，而每一类事物和现象之间都有着相同的或相似的特定属性，彼此构成了一定的联系。

中医学在天人相应思想指导下，以五行为中心，以空间结构的五方，时间结构的五季，人体结构的五脏为基本框架，将自然界的各种事物和现象以及人体的生理病理现象，按其属性进行归纳，从而将人体的生命活动与自然界的事物或现象联系起来，形成了联系人体内外环境的五行结构系统，用以说明人体以及人与自然环境的统一。

五行之间的相互作用，包括两大类：正常状态时的五行相生、相克及制化；异常状态时的五行相乘、相侮和母子相及。

五行相生：指木、火、土、金、水之间递相资生、助长、促进。在五行相生关系中，任何一行都有“生我”和“我生”这两方面的关系，“生我”者为母，“我生”者为子。五行相生的次序为：木生火，火生土，土生金，金生水，水生木。以火为例：木生火，故“生我”者为木，木为火之“母”。火生土，故“我生”者为土，土为火之“子”。

五行相克：指木、火、土、金、水之间递相克制、制约。在五行相克关系中，任何一行都具有“克我”和“我克”这两方面的关系，“克我”者为“所不胜”，“我克”者为“所胜”。五行相克的次序为：木克土、土克水、水克火、火克金、金克木。以木为例：木克土，故“我克”者为土，土为木之“所胜”。金克木，故“克我”者为金，金为木之“所不胜”。

五行之间相生相克，以维持事物的平衡协调，推动事物稳定有序的变化发展，这就是五行制化。人体五脏系统之间的协调平衡，人体与环境之间的协调平衡，就是五行制化的结果。

五行相乘：指五行中一行对其“所胜”的过度制约或克制。五行相乘的次序与相克相同，即木乘土，土乘水，水乘火，火乘金，金乘木。

导致五行相乘的原因，有太过和不及两种情况：

太过导致的相乘，指五行中的某一行过于亢盛，对其“所胜”之行的克制超过正常限度，致使其“所胜”之行虚弱，从而导致五行的协调关系被破坏。以木克土为例：正常情况下，木克土，土为木之“所胜”。若木气过于亢盛，对土克制太过，可致土的不足。这种由木的亢盛而引起的相乘，称为“木旺乘土”。对应到人体，就是“肝旺乘脾”。

不及导致的相乘，指五行中某一行过于虚弱，难以承负其“所不胜”之行施于它的正常限度的克制，使其更虚弱。仍以木克土为例：正常情况下，木能制约土，若土气不足，虽然木处于正常水平，但土仍然难以承负木的克制，造成木乘虚侵袭，使土更为虚弱。这种由土的不足而引起的相乘，称为“土虚木乘”。对应到人体，就是“脾虚肝乘”。

五行相侮：指五行中一行对其“所不胜”的反向制约和克制。五行相侮的次序是：木侮金，金侮火，火侮水，水侮土，土侮木。导致五行相侮的原因，也有太过和不及两种情况：

太过所致的相侮，指五行中的某一行过于强盛，使原来克制它的一行不仅不能克制它，反而受到它的反向克制。例如，木气过于亢盛，其“所不胜”一行为金，即金不仅不能克木，反而受到木的欺侮，造成“木反侮金”的逆向克制现象，这种现象称为“木亢侮金”。对应到人体，就是“肝亢侮肺”，一般约定俗成地叫作“木火刑金”或者“肝火犯肺”，这儿的“火”不是五行中“火”的意思，而是一个病理词汇。

不及所致的相侮，指五行中某一行过于虚弱，不仅不能制约其所胜的一行，反而受到其所胜行的“反克”。例如，正常情况下，金克木，木克土，但木过度虚弱时，不但金乘木，而且土也会因木的衰弱而“反克”木。这种现象被称为“木虚土侮”。对应到人体，就是“肝虚肺侮”。

总之，五行的相乘和相侮，都是反常的相克现象，两者有区别，也有关联。区别在于，前者是按五行相克次序发生的过度克制，后者是按五行相克次序的反方向发生的克制。关联则在于，发生相乘时，也可同时发生相侮；发生相侮时，也可同时发生相乘。例如：木过强时，木既可乘土，也可侮金；金虚时，既可受到木侮，也可受到火乘。《素问·五运行大论》说：“气有余，则制己所胜而侮所不胜；其不及，则己所不胜侮而乘之，己所胜轻而侮之。”这是对五行相乘相侮的成因及其相互关系很好的说明。

五行的母子相及包括母病及子和子病及母两种情况，皆属于五行之间相生关系异常的变化。

母病及子是指五行中的某一行异常，累及其子行，导致母子两行皆异常。以人体为例，例如肾属水，肝属木，水能生木，故肾为母脏，肝为子脏；肾病及肝，即母病及子。

子病及母是指五行中的某一行异常，影响到其母行，终致子母两行皆异常。以人体为例，例如肝属木，心属火，木能生火，故肝为母脏，心为子脏，若心病及肝，即子病及母。

总之，五行学说在中医学的应用，主要是以五行的特性来分析归纳人体脏腑、经络、形体、官窍等组织器官和精神情志等各种功能活动，构建以五脏为中心的生理病理系统，进而与自然环境相联系，建立天人一体的五脏系统，并以五行的生克制化规律来分析五脏之间的生理联系，以五行的乘侮和母子相及规律来阐释五脏病变的相互影响，指导疾病的诊断和防治。因此，五行学说作为中医学主要的思维方法，在中医学理论体系的建立中起着重要作用，而且还对中医临床实践具有重要指导意义。

第三节　八分法模型

来源于《易经》的八卦分类法，是中国传统文化中对世界的又一种看法，对中医的影响至为深远。

一、八卦分类学

《易经》是中国文化最古老的典著。易学思想起源很早，有“人更三圣，世历三古”之说。自古相传伏羲时代的易学是《连山易》，首从艮卦开始，象征“山之壮观，连绵不绝”；黄帝时代的易学是《归藏易》，首从坤卦开始，意指“万物莫不归于其中”；从周文化的开始，则以现在流传的《周易》为经典，首乾次坤，表示天地之间以及“天人之际”的学问。《连山易》《归藏易》《周易》统称为易学，前两者已遗失。现在的《易经》指的就是《周易》。虽然易学家对易学产生的具体年代认识尚不一致，但对《周易》的成书年代，大多根据商王囚西伯的历史事实推断，认为《周易》成书于西周前期。

《周易》分《经》与《传》两部分。《经》为占卜之书，以八卦为核心内容，是一部信息预测学著作；《传》是用阴阳哲理解释《经》的，为古代哲学著作。易学是中国古代许多学科的“发源地”，融哲学、文学、史学、天文、地理、气象、物候、历数于一体，内容广泛，对多学科具有普遍指导意义。数千年来，对我国传统文化的产生和发展，起着巨大的影响。

八卦是易学的核心，言八卦而易在其中。八卦为乾、坤、震、巽、坎、离、艮、兑。以“八”顾其义，是指宇宙间八类不同的物质；又表示八个不同方位，即“四正”（东、西、南、北），“四隅”（东南、西南、东北、西北）；还表示节气的“二分”（春分、秋分），“二至”（夏至、冬至），“四立”（立春、立夏、立秋、立冬）共八个重要节气。卦，从圭从卜，原是古人用土堆筑成的“圭表”，在四正、四隅八个不同方位上观测天体运动和日月阴阳变化的规律，是古天文、历法学中的演绎工具。

《周易·说卦》为了使有限的卦囊括尽可能多的事物，列举了许多八卦所象征的物象。

乾，健也。坤，顺也。震，动也。巽，入也。坎，陷也。离，丽也。艮，止也。兑，说也。

乾为马，坤为牛，震为龙，巽为鸡，坎为豕，离为雉，艮为狗，兑为羊。

乾为首，坤为腹，震为足，巽为股，坎为耳，离为目，艮为手，兑为口。

乾，天也，故称乎父。坤，地也，故称乎母。震一索而得男，故谓之长男。巽一索而得女，故谓之长女。坎再索而得男，故谓之中男。离再索而得女，故谓之中女。艮三索而得男，故谓之少男。兑三索而得女，故谓之少女。

乾为天，为圜，为君，为父，为玉，为金，为寒，为冰，为大赤，为良马，为老马，为瘠马，为驳马，为木果。

坤为地，为母，为布，为釜，为吝啬，为均，为子母牛，为大舆，为文，为众，为柄，其于地也为黑。

震为雷，为龙，为玄黄，为旉，为大途，为长子，为决躁，为苍筤竹，为萑苇。其于马也，为善鸣，为馵足，为作足，为的颡。其于稼也，为反生。其究为健，为蕃鲜。

巽为木，为风，为长女，为绳直，为工，为白，为长，为高，为进退，为不果，为臭。其于人也，为寡发，为广颡，为多白眼，为近利市三倍，其究为躁卦。

坎为水，为沟渎，为隐伏，为矫鞣，为弓轮。其于人也，为加忧，为心病，为耳痛，为血卦，为赤。其于马也，为美脊，为亟心，为下首，为薄蹄，为曳。其于舆也，为多眚，为通，为月，为盗。其于木也，为坚多心。

离为火，为日，为电，为中女，为甲胄，为戈兵。其于人也，为大腹。为乾卦，为鳖，为蟹，为蠃，为蚌，为龟。其于木也，为科上槁。

艮为山，为径路，为小石，为门阙，为果蓏，为阍寺，为指，为狗，为鼠，为黔喙之属。其于木也，为坚多节。

兑为泽，为少女，为巫，为口舌，为毁折，为附决。其于地也，为刚卤。为妾，为羊。

这是反映八卦归类思想的最经典的文献记载。《九家易》在《周易·说卦》的基础之上，根据《周易·系辞上》“引而伸之，触类而长之”的原则，又增加了一些物象，故称“九家逸象”。虞翻诠释《周易》时经常运用八卦取象，其中既有《周易·说卦》中所记载的八卦取象，又有大量《周易·说卦》中未见记载的八卦取象。《周易·说卦》中未见记载的八卦取象便被称为“虞氏逸象”。据文渊阁四库全书本《易汉学》统计，乾卦逸象61种，坤卦逸象77种，震卦逸象50种，坎卦逸象45种，艮卦逸象39种，巽卦逸象16种，离卦逸象19种，兑卦逸象10种，共计317种。实际随着后世诸家的演绎，八卦物象的数量远远不止于此。

在八卦归类的基础上，便可进行各种推理。

二、关于人体与药物的八卦学说

八卦在中医学理论、实践中的应用都非常广泛，现撮要介绍如下。

（一）面部形色八卦诊法

面部形色八卦诊法是通过观察面部的形态和色泽的改变，再结合八卦方位诊察脏腑病变的方法。根据《黄帝内经》，面部分属脏腑分部，结合对应的八卦方位，可以通过观察其形态、色泽的变化来诊断疾病。《灵枢·五色篇》把面部分为5个区域：额部称为庭（或叫颜），对应于乾卦；鼻部称为明堂，对应于坤卦；眉间称为阙，对应于离卦；颊侧称为藩，对应于兑、艮两卦；耳门称为蔽，对应于坎卦。

面部区域对应的脏腑是：庭——首面，阙上——咽喉，阙中（印堂）——肺，阙下（下极、山根）——心，下极之下（年寿）——肝，肝部左右——胆，肝下（准头）——脾，方上（脾两旁）——胃，中央（颧下）——大肠，挟大肠——肾，明堂（鼻端）以上——小肠，明堂以下——膀胱、子处。

《素问·刺热论》的分部为："左颊部肝，右颊部肺，额心颏肾，中央鼻为脾。"举例说明："肝热病者，左颊先赤，心热病者，颜先赤，脾热病者，鼻先赤，肺热病者，右颊先赤，肾热病者，颐先赤。"面部区域对应的八卦方位依照的是先天卦的顺序：离卦属心位于额，坎卦属肾位于颏，中央脾土在卦为艮、坤，居于东北、西南，位于右额角及左腮，震卦属肝位于左颊，兑卦属肺位于右颊。

望诊需结合八卦的生克关系，《脉鉴》说："颧上赤青唇带白，中风之疾恐难释。"颧属面部，八卦的震、兑之位，震为雷，青赤主风火。震是动的意思，兑为泽是悦的意思。震兑相合为归妹卦，《爻辞》说："归妹，征凶，无攸利。"兑震相叠为随卦，卦德为人悦而我动。风火之气入于震兑之地，是邪随情志迅速变化，发疾如雷，所以主中风之疾来势迅速。

（二）身形八卦修法

身形八卦是人的体质和形神合一的征象，以形体而言：乾为首，坤为腹，震为足，巽为股，坎为耳，离为目，艮为手，兑为口；以身形部位而言，人体身形符合"太乙九宫图"。头部、首面、喉头、胸膺位九居于上天宫，在卦为离。腰、尻、下窍位一居于叶蛰宫，在卦为坎。左胁位三居于仓门宫，在卦为震。右胁位七属于仓果宫，在卦为兑。右手位二居于玄委宫，在卦为坤。左手位四居于阴洛宫，在卦为巽。左足位八居于天留宫，在卦为艮。右足位六居于新洛宫，在卦为乾。就精神而言，北方天一生水，人之精，故曰肾藏精，南方地二生火，人之神，故曰心藏神，东方天三生木，人之魂，故曰肝藏魂，西方地四生金，人之魄，故曰肺藏魄，中央天五生土，人之意，故曰脾藏意。

人体的素质各有不同，也可用八卦分类。

乾卦之人：体质壮实，个子中等偏高，头颅宽大，脸方而宽，自尊心强，具有领导者气质，有组织才干，聪慧、刚健、自强多思。此种体质的人阳气较盛，常易患燥热性疾病、头部及肺部疾患。如：脑血管扩张、慢性支气管炎、肺气肿、神经衰弱等疾病。由于阳盛阴衰，易患消渴和便秘，脉多见大有力或紧。

坤卦之人：个子中等偏小，体态敦实，面黄头大，温顺、厚道，宽容恭谦，性格内向，不善言表，反应较慢。此种体质的人阴气较盛，常易患寒湿证、脾胃系统疾病，如腹痛、泄泻、痰饮、积聚、水肿和消化功能减弱等疾病，脉多见缓或沉伏。

艮卦之人：个子中等或矮壮，面宽鼻大，口大，背宽，腿长或虽短而壮实，性格沉静多疑，进退不决，内刚中软，犹豫不决。多患下肢疾病和脾胃病、手指疾病、腿病，如风湿病、关节病，痰饮、积聚、腹痛等，脉多见沉迟或濡缓。

震卦之人：体征多面青体瘦，个子偏高，性情急躁好动，思维活跃，善于外交，处事果断。多患肝经及足部病变，如肝风内动、中风、高血压、肝郁、癔症、神经官能症、惊怖不安、气积寒冷伤胃、四肢倦怠，脉浮洪或弦。

巽卦之人：体征多面青体瘦，个子小巧，思维敏捷，性情柔和，节俭朴素，易于激动，情绪不安，善于心计，鼓动性强，进退不果断。易患肝胆疾、股肱疾，如胆结石、胁痛、饮食伤胃、宿食痞积、风湿病、气郁伤寒，脉濡弱或弦。

坎卦之人：体瘦面黑，目深耳大，中等体型，性格深沉内向，多谋善虑，外柔内刚，长于心计，低沉消极，机智圆滑，善于委曲求全。易患心肾疾病、耳病、血病、水肿。如腰痛、厥证、五更泻、胃冷水泻、瘀血、气血不通、经络不通、精神抑郁、宫寒不孕等。脉沉滑或芤或沉。

兑卦之人：体瘦面白或黑，体型优美，长于心计，善于辞令，喜欢说话，多议论别人。性格表面活泼内心深沉。易患肺肾疾患、水湿病、口舌咽喉疾患。如气逆喘咳、浮肿、困倦、口舌咽喉疼痛、饮食不下、舌痛齿痛、喜食辛辣，脉沉弱或沉细。

离卦之人：体质壮实，面赤目亮，生性聪明，外刚内柔，有才智，性格外向，热情激动，浮夸自大，骄傲好斗，感觉敏锐，多疑虑，喜读书，具有发明家的气质。易患心血管疾病和眼睛、小肠的病变，如冠心病、动脉硬化、目赤肿痛、青光眼、白内障、中风、脑出血等疾病，以及精神分裂、失眠、神经衰弱、阴虚火旺、精神亢奋、小便短黄等疾病，脉数洪大。

身形八卦诊法，在临床上有一定的参考价值。由于不少的人具备两种卦型以上的综合气质和体质，在临床应用时，应将人的体质的八卦型与身体局部卦象属性结合起来，综合分析。

（三）舌象八卦诊法

舌为心之苗，又为脾之外候，舌通过经络与许多脏腑有着或直接或间接的联系，脏腑的精气皆可上营于舌，脏腑的病变亦可从舌象的变化中反映出来，舌诊在临床上是一个重要的诊断环节。舌的一定部位与一定脏腑相联系，在望诊时可做参考。

关于舌的分部，说法较多，概括起来有3种：一是按胃经划分，即舌尖属上脘，舌中属中脘，舌根属下脘；二是按三焦划分，舌尖属上焦，舌中属中焦，舌根属下焦；三是按脏腑划分，舌尖属心肺，舌边属肝胆（亦有按左为肝右为胆）。中心属胃，四畔（即中心的周围）属脾，舌根属肾。还有一种是按五脏来分的：舌尖属心，舌中属脾胃，舌根属肾，舌左边属肝，舌右边属肺，这种分法是结合后天八卦来划分的。《厘正按摩要术》载的全舌图就是按离南坎北、震东兑西分布的。离主心故舌尖属心；坎主肾故舌根属肾；震主肝故左边为肝；兑主肺故右边为肺。一般地说，肠胃病在观察舌苔时，按胃脘分法较为确切。若是观察气分病和全身的病变，察舌苔可按三焦分布，察舌质可按脏腑分布。如果结合动态观察，可按八卦方位分较为准确。舌象的方位分布，可有两种分法：一种是离为心，居南属火，见于舌尖；坎为肾，居北方属水；震为肝，居左（东方）属木；兑为肺，居右（西方）属金；乾为大肠，居舌根右侧（西北）属金；艮坤为脾胃，居于舌中，四畔及中心（脾主四畔）胃居中心，以象太乙之位，卦象排列于舌尖右侧或舌根左侧。另一种是按卦爻相配，上焦为艮卦，在爻位为上爻；中焦为巽卦，在爻位为中爻；下焦为兑卦，在爻位为初爻。这几种分类方法不可机械照搬，在临床应用时须综合分析。

（四）目形八廓诊法

目形八廓诊法是把瞳神周围分为8个区域，观察这8个区域中脉络的变化来测病的一种诊法。《审视瑶函》谓："八廓之经络，乃验病之要领……轮以通部形色为证，而廓唯以轮上血脉经络为凭，或粗细连断，或乱或直，赤紫起于何位，侵犯何部，以辨何脏何腑之受病，浅深轻重，血气虚实，衰旺邪正之不同，察其自病传病，经络之生克顺逆而调治之耳。"八廓配八卦，是通过眼睛变化了解全身气血变化。

八卦方位配八廓分别是：乾主肺与大肠传导廓，坎主肾与膀胱津液廓，艮主命门上焦会阴廓，兑主肾络下焦关泉廓，震主肝胆清净廓，巽主肝络中焦养化廓，离主心与小肠胞阳廓，坤主脾胃水谷廓，两眼左右相对应。

（五）手掌八卦诊法

手掌八卦诊法，是根据手掌的形态、色泽、掌纹的变化来观察疾病的一种方法。按照后天八卦方位，将手掌分为乾、坎、艮、震、巽、离、坤、兑8个区域，排列在掌心周围，手心为中宫。八卦配以脏腑经络、组织器官，排列在周围八宫。坎居正北，位于掌根近腕处大小鱼际联合部位（即掌腱膜与腕横韧带结合处），主肾与泌尿生殖系统。离居正南，位于中指和无名指下方，主心与目。震居正东，位于手掌虎口处食指下方至鱼际上方，主肝与胆。兑居正西，位于掌后侧掌横纹下（感情线）至小鱼际上方，主肺、三焦与口舌。乾居西北，位于掌小指侧小鱼际近腕处（小指外掌肌上），主肺、三焦、大肠、膀胱、首面。艮居东北，位于鱼际处（拇指短展肌及短曲肌），主胃与膀胱。巽居东南，位于食指下方，主肝胆。坤居西南，位于小指下方，主脾、腰、心胸。中宫属土，亦艮坤之所主，为脾胃、食管等脏器所居处。

手掌带有人体各部分的信息，人体脏腑的信息反馈，按照八卦方位，错综复杂地排列着，像一幅小地图，隐藏了人体的全部生物密码。依据手掌卦象，可了解人体脏腑的变化情况，人体脏腑有病会在掌中表现出来。

（六）药物的八卦分类

中药的升降浮沉、四气五味和归经的理论，可按照《周易》取象比类的方法来确定。凡属升浮的药物属阳，沉降的药物属阴。按照药物升浮、沉降的不同层次确定其八卦的归属，凡属升发肝胆气机和疏利肝胆的药物属震巽两卦；凡属升阳通窍直达巅顶的药物属乾卦，凡属苦味降心火的药物属离卦；凡属肃降肺气、下通大肠的药物属兑卦；凡属温阳健脾及苦温厚肠的药物属坤卦；凡属补肾滋阴、温补命门的药物属坎卦；凡能通经络、温补督脉及太阳经的药物属艮卦。

从药物的形态而言，凡果实类，如胡桃、益智仁、香橼、瓜蒌等圆形物和植物花叶类、动物头部、飞禽及赤色、辛辣的药物皆属乾卦。凡用植物根部、谷物、动物内脏、兽类药、色黄味甘、土炒的药物皆属坤卦。凡属木本药物的茎秆、豆类、龙蛇、蜂蝶、动物蹄肉，色青、绿、味酸、酒炒、醋炒的药物皆属震卦。凡属春夏采集的草本植物，山林中药物色青或颜色洁白，动物鸡、鹅、鸭、鱼、味酸及发酵之品入药的皆属巽卦。凡属水中生长的药物、咸酸色黑及枣、杏、桃、梅等外柔内坚有核之品、动物骨质类药皆属坎卦。凡属焦苦类药物、中空的植物、介壳类外坚内柔的药物，如石决明、紫贝齿等，及色赤、紫红、味苦，以及夏季采集、火煅、炮炙的药皆属离卦。凡是矿物类药像磁石、赭石、龙骨、龙齿等，动物头角、骨及色黄、味甘、皮质坚实之药及冬春采集的药物皆属艮卦。凡属泽中池边、水边生长的植物如荷叶、藕节、莲子、莲蓬、芦根之属，辛辣、色白动物膏脂，及秋季采集的药物皆属兑卦。

第四节　经络与腧穴

中医学还有关于人体结构的特殊论述，就是经络与腧穴。虽然迄今的现代研究尚未发现经络与腧穴的解剖结构，但它们却贯穿于人体生理、病理及疾病的诊断和防治各个方面，与藏象、精气血津液等理论相互辅翼，深刻地阐释人体的生理活动和病理变化，对临床各科，尤其是针灸、推拿、按摩、气功等，都起到了极其有效的指导作用。

一、经络

经络，是经脉和络脉的总称，是运行全身气血、联络脏腑肢节、沟通上下内外、调节身体各部的通路，是人体结构的重要组成部分。

从中医学理论来看，经络的生理功能主要包括四个方面。

第一，经络具有沟通表里上下，联系脏腑器官的作用。人体的五脏六腑、四肢百骸、五官九窍、皮肉筋骨等组织器官的相互联系、有机配合，主要依靠的是经络的沟通、联系作用。

第二，运行气血，营养全身。气血通过经络，循环贯注，通达全身，从而发挥营养作用和抗御外邪保卫机体的作用。

第三，感应传导作用。是指经络系统对某些刺激比如针灸等具有感应和传导的作用。例如，我们对某些穴位进行刺激后会引起局部酸、麻、胀的感觉，这种感觉往往会沿着经脉的循行走向传导，这就是经络感应传导的体现。

第四，调节机能平衡。我们生病的时候，机体会出现气血不和、阴阳失调等问题，这个时候可以运用针灸等疗法，激发经络的调节作用，促进人体机能活动恢复平衡协调。例如，针刺足阳明胃经的穴位足三里穴，可以调节胃的蠕动和分泌功能。当胃的蠕动减弱时，给予轻度刺激，可以使胃的收缩加强，胃液分泌增加。当胃处于亢奋状态时给予重度刺激，则可引起抑制性效应。这是一种良性的双向调节作用。

经络系统比较复杂，由经脉、络脉及十二经筋、十二皮部组成。其中，经脉包括十二经脉、奇经八脉以及十二经别。络脉包括十五别络、孙络和浮络等。

十二经脉是经络系统的主体，也叫十二正经。

十二经脉的命名首先根据经脉循行部位的上下肢区别，即“上为手，下为足”。分布于上肢的经脉，被称为手经；分布于下肢的经脉，被称为足经。然后，根据阴阳学说进一步划分，即“内为阴，外为阳”。分布于肢体内侧面的经脉，为阴经；分布于肢体外侧面的经脉，为阳经。将四肢侧面分为前缘、中间、后缘，那么四肢内侧面的前、中、后，分别称为太阴、厥阴、少阴，四肢外侧面的前、中、后，分别称为阳明、少阳、太阳。最后，经络与五脏系统相联系，即“脏为阴，腑为阳”，所以将手足三阴经与脏相应，手足三阳经与腑相应。因为五脏数目仅有五个，故在五脏肝、心、脾、肺、肾之外又加心包，成为六脏。六脏六腑共十二个，因此才能和手足十二经脉相对应。具体来说，手三阴经分别是手太阴肺经、手厥阴心包经、手少阴心经，手三阳经分别是手阳明大肠经、手少阳三焦经、手太阳小肠经，足三阴经分别是足太阴脾经、足厥阴肝经、足少阴肾经，足三阳经分别是足阳明胃经、足少阳胆经、足太阳膀胱经。

十二经脉内系六脏六腑，构成六对表里相合关系。手太阴肺经和手阳明大肠经相表里，手厥阴心包经和手少阳三焦经相表里，手少阴心经和手太阳小肠经相表里；足太阴脾经和足阳明胃经相表里，足厥阴肝经和足少阳胆经相表里，足少阴肾经和足太阳膀胱经相表里。十二经脉的分布也有一定规律可循。前面我们说过，四肢侧面分为前缘、中间、后缘（此时人的站立姿势是手拇指向前，小指向后的立正姿势），上肢外侧由前到后分别为：手阳明大肠经、手少阳三焦经、手太阳小肠经；上肢内侧由前到后分别为：手太阴肺经、手厥阴心包经、手少阴心经。下肢外侧由前到后分别为：足阳明胃径，足少阳胆经，足太阳膀胱经。下肢内侧的足三阴经分布稍有特别的地方，在内踝尖上八寸以下由前往后分别是：足厥阴肝经、足太阴脾经、足少阴肾经。内踝尖上八寸交叉后，足太阴脾经在前缘，足厥阴肝经在中线，足少阴肾经在后缘。在头面部，主要是阳经循行的部位。其中，手足阳明经行于面部、额部，手足少阳经主要行于侧头部，足太阳经行于头顶、后头部，手太阳经主要行于面颊部。在躯干部，手三阴经均从腋下走出，手三阳经行于肩胛部，足三阴经均行于腹面，足三阳经则阳明经行于前（胸腹面），太阳经行于后（背面），少阳经行于侧面。循行于腹面的经脉，自内向外的顺序为足少阴、足阳明、足太阴、足厥阴。

十二经脉的大致走向，简单来说，手三阴经从胸走手交手三阳经；手三阳经从手走头交足三阳经；足三阳经从头走足交足三阴经；足三阴经从足走腹交手三阴经。由此可见，十二经脉的循行，构成了一个“阴阳相贯，如环无端”的循环流注路径。

中医学里面讲的奇经八脉是督脉、任脉、冲脉、带脉、阴维脉、阳维脉、阴跷脉、阳跷脉共八条脉的总称。奇者，异也。因其异于十二经脉，故称“奇经”。它们既不直属脏腑，又无表里配合。其生理功能，主要是对十二经脉的气血运行起着满蓄、调节作用。它们与十二经脉不同，分布不像十二经脉那样遍及全身，人体的上肢无奇经八脉的分布。其走向也与十二经脉不同，除带脉外，余者皆由下而上循行。

二、腧穴

腧穴是指脏腑经络之气输注于体表的部位。腧，本写作“输”，或从简作“俞”，有转输、输注的含义，是为经气转输之所；穴，即孔隙的意思，是为经气所居之处。腧穴在《黄帝内经》中又称作“节”“会”“气穴”“气府”“骨空”等；后世医家还将其称之为“孔穴”“穴道”“穴位”；宋代的《铜人腧穴针灸图经》则通称“腧穴”。腧穴与经络、脏腑、气血密切相关。

（一）腧穴的分类

人体的腧穴大体上可归纳为十四经穴、奇穴、阿是穴三类。

1. 十四经穴

是指具有固定的名称和位置，且归属于十二正经和任脉、督脉的腧穴。这类腧穴具有主治本经和所属脏腑病证的共同作用，因此，归纳于十四经脉系统中，简称“经穴”。十四经穴共有361个，是腧穴的主要部分。例如：常见的经穴足三里，归属于足阳明胃经，具有调理脾胃、补中益气、通经活络、疏风化湿、扶正祛邪之功能。

2. 奇穴

是指既有一定的名称，又有明确的位置，但尚未归入或不便归入十四经脉系统的腧穴。这类腧穴的主治范围比较单纯，多数对某些病证有特殊疗效，因而未归入十四经脉系统，故又称“经外奇穴”。历代对奇穴记载不一。目前，国家技术监督局批准发布的《经穴部位》，确定了48个奇穴统一的定位标准。例如：常见的奇穴太阳穴，是人头部的重要穴位，可主治头痛、偏头痛、眼睛疲劳、牙痛等疾病，疗效显著。

3. 阿是穴

是指既无固定名称，亦无固定位置，而是以压痛点或其他反应点作为针灸施术部位的一类腧穴。又称“天应穴”“不定穴”“压痛点”等。唐代孙思邈《千金要方》载：“有阿是之法，言人有病痛，即令捏其上，若里（果）当其处，不问孔穴，即得便快成痛处，即云阿是，灸刺皆验，故曰阿是穴也。”阿是穴没有一定的数目。

（二）腧穴的作用

由于腧穴与经络、脏腑、气血密切相关，因此既可以作为疾病的反应点发挥诊断作用，又可以作为针灸的施术部位发挥对疾病的防治作用。

1. 腧穴的诊断作用

由于腧穴有沟通表里的作用，内在脏腑气血的病理变化可以反映于体表腧穴，人体有病时就会在相应的腧穴出现压痛、酸楚、麻木、结节、肿胀、变色、丘疹、凹陷等反应。因此，利用腧穴的这些病理反应可以帮助诊断疾病。如胃肠疾患的人常在足三里、地机等穴出现过敏压痛，有时还会在第五至第八胸椎附近触到软性异物；患有肺脏疾患的人，常在肺俞、中府等穴有压痛、过敏及皮下结节。所以，临床上常用指压相应穴位的方法，观察其腧穴的压痛、过敏、肿胀、硬结、凉、热，以及局部肌肉的隆起，凹陷坚实虚软程度，皮肤的色泽、瘀点、丘疹、脱屑等来协助诊断。

2. 腧穴对疾病的防治作用

（1）近治作用。近治作用是一切腧穴主治作用所具有的共同特点，所有腧穴均能治疗该穴所在部位及邻近组织、器官的局部病症。

（2）远治作用。远治作用是十四经腧穴主治作用的基本规律。在十四经穴中，尤其是十二经脉在四肢肘膝关节以下的腧穴，不仅能治疗局部病症，还可治疗本经循行所及的远隔部位的组织器官脏腑的病症，有的甚至可影响全身的功能。如“合谷穴”不仅可治上肢病，还可治颈部及头面部疾患，同时还可治疗外感发热病；“足三里”不但治疗下肢病，而且对调整消化系统功能，甚至人体防御反应等方面都具有一定的作用。

总之，十四经穴的主治作用，归纳起来大体是：本经腧穴可治本经病，表里经腧穴能互相治疗表里两经病，邻近经穴能配合治疗局部病。各经主治既有其特殊性，又有其共同性。

（3）特殊作用。指某些腧穴所具有的双重性良性调整作用和相对特异性而言。如“天枢”可治泻泄，又可治便秘。“内关”在心动过速时可减慢心率；心动过缓时，又可提高心率。特异性如大椎退热、至阴矫正胎位等。

（三）腧穴的定位与取穴方法

要想很好地发挥腧穴的作用，就要做到正确取穴。现代临床常用的腧穴定位与取穴方法有：

1. 骨度分寸法

骨度分寸法始见于《灵枢·骨度》篇。它对人体的各个部位分别规定出一个折算长度，作为量取腧穴的标准。如前后发际间为 12 寸；两乳间为 8 寸；胸骨体下缘至脐中为 8 寸；脐孔至耻骨联合上缘为 5 寸；肩胛骨内缘至背正中线为 3 寸；腋前（后）横纹至肘横纹为 9 寸；肘横纹至腕横纹为 12 寸；股骨大粗隆（大转子）至膝中为 19 寸；膝中至外踝尖为 16 寸；胫骨内侧髁下缘至内踝尖为 13 寸；外踝尖至足底为 3 寸。

2. 解剖标志法

（1）固定标志：指不受人体活动影响，固定不移的标志。如五官、毛发、指（趾）

甲、乳头、肚脐及各种骨节突起和凹陷部。这些自然标志固定不移，有利于腧穴的定位，如两眉之间取“印堂”；两乳之间取“膻中”等。

（2）动作标志：指必须采取相应的动作才能出现的标志。如张口于耳屏前方凹陷处取“听宫”；握拳于手掌横纹头取“后溪”；等等。

3. 手指同身寸

手指同身寸是以患者的手指为标准，进行测量定穴的方法。临床常用以下三种；

（1）中指同身寸：是以患者的中指中节屈曲时内侧两端横纹头之间作为1寸，可用于四肢部取穴的直寸和背部取穴的横寸。

（2）拇指同身寸：是以患者拇指指关节的横度作为1寸，也适用于四肢部的直寸取穴。

（3）横指同身寸：又名“一夫法”，是令患者将食指、中指、无名指和小指并拢，以中指中节横纹处为准，四指测量为3寸。

4. 简便取穴法

临床上常用一些简便易行的取穴方法，如两耳尖直上取“百会”，两手虎口交叉取“列缺”，垂手中指端取“风市”等。

第五章　中医的疾病诊疗模式

基于中医的基本观念和思维方式，结合中医的人体结构模型，中医发展出了独特的诊疗模式，其中许多诊疗方法至今仍然在临床实践中广泛应用。

第一节　诊断模式

中医的诊断模式，从理论原理、原则到技术方法，都具有中国传统文化的明显特点。

一、诊断原理

中医诊断的基本原理是建立在整体的、相互联系的观念和认识上的。《素问·阴阳应象大论》之“以我之彼，以表知里，以观过与不及之理，见微得过，用之不殆”为其纲领。具体有司外揣内、见微知著、以常衡变三点。

（一）司外揣内

司外揣内，就是第三章介绍过的中医常见的思维方式，即观察外表的病理现象（症状、体征等），以推测内在的病理变化，从而了解所发生的疾病，认识内在的病理本质。其理论即如《丹溪心法·能合色脉以万全》所说：“欲知其内者，当以观乎外；诊于外者，斯以知其内。盖有诸内者形诸外”，也即《灵枢·论疾诊尺》所谓“从外知内”之理。这一认识与近代“黑箱”理论非常相似。

（二）见微知著

见微知著（语出《医学心悟·医中百误歌》），是指通过微小、局部的变化，可以测知明显且整体的病理状况。因为机体的某些局部，常包含着整体的生理、病理信息，这一理论与近代所谓“生物全息”“缩影”等理论相通。

中医诊断中见微知著的典型例证，有面部色诊分候，即“此五脏六腑肢节之部也，各有部分”（《灵枢·五色》）；有独取寸口诊全身之疾，即“独取寸口，以决五脏六腑是死生吉凶之法”；而其他如耳诊、舌诊、目诊等局部分候脏腑的诊方都属于“见微知著”诊断原理的运用。

（三）以常衡变

以常衡变，即《素问·玉机真脏论》所谓“五色脉变，揆度奇恒”之义，是指通过观察比较，在认识正常的基础上，发现太过、不及的异常变化，从而认识事物的性质及变化的程度。

中医诊断应从对比中找出差别，从正常中发现异常，以认识病、证的本质，如疾病与健康，不同的面色或舌色，脉搏的虚、实、细、洪等，都是相对的，只有通过比较，才能发现是正常还是异常，进而认识疾病的本质，这就是“以常衡变”的诊断原理。

二、诊断原则

疾病诊断的过程，是一个认识的过程，对疾病有所认识，才能对疾病进行防治。要正确地认识疾病，必须遵循三大原则。

（一）审察内外，整体察病

世界是普遍联系的。人是一个有机的整体，内在脏腑与外在体表、四肢、五官是统一的；而整个机体与外界环境也是统一的。局部可以影响全身，全身病变也可反映于某一局部；外部有病可以内传入里，内脏有病也可以反映于外；精神刺激可以影响脏腑功能活动，脏腑有病也可以造成精神活动的异常。同时，疾病的发展也与气候等外在环境密切相关。因此，在诊察疾病时，首先要把患者的局部病变看成是患者整体的病变，既要审察其外，又要审察其内，还要把患者与自然环境结合起来加以审察，才能做出正确的诊断。

（二）辨证求因，审因论治

辨证求因，就是在审察内外、整体察病的基础上，根据患者一系列的具体表现，加以分析综合，求得疾病的本质和症结所在，从而审因论治。所谓辨证求因的“因”，除了六淫、七情、饮食劳倦等通常的致病原因外，还包括疾病过程中产生的某些症结，即问题的关键，作为辨证论治的主要依据。这就要求根据病人临床表现出的具体证候，从而确定病因是什么？病位在何处？其病程发展及病变机理如何？

如病人自诉发热，我们还不能得出辨证结果，只有进一步询问有无恶寒头痛、是否疾病初起，检查是否脉浮、舌苔薄白等，才可以初步确定是外感表证发热还是内伤里证发热。若是外感表证发热，还要进一步辨证到底是外感风热，还是外感风寒。假如有舌红、口渴、脉浮数、发热重、恶寒轻，就可知其发热为外感风热证，从而为治疗指出方向。由此可知，仔细地辨证，就可对疾病有确切认识，诊断就更为正确，在治疗上就能达到审因论治的较高境界。

（三）四诊合参，从病辨证

诊断疾病要审察内外，整体察病。那么就要对患者做全面详细的检查和了解，必须四诊合参，即四诊并用或四诊并重。四诊并用，并不等于面面俱到。由于接触患者的时间有限，只有抓住主要矛盾，有目的、系统地收集重点临床资料，才不致浪费时间。四诊并重，是因为四诊是从不同角度来检查病情和收集临床资料的，各有其独特的意义，不能相互取代。只强调某一诊法而忽视其他诊法都不能全面了解病情，故《医门法律》说：“望闻问切，医之不可缺一。”此外，疾病是复杂多变的，证候的表现有真象，也有假象，脉症不一，故有“舍脉从症”和“舍症从脉”的诊法理论。如果四诊不全，就得不到全面详细的病情资料，辨证就欠准确，甚至会发生错误。

从病辨证，是通过四诊合参，在确诊疾病的基础上进行辨证，包括病名诊断和证候辨别两个方面。例如感冒是一病名诊断，它又有风寒、风热、暑湿等证候的不同，只有辨清病名和证候，才能进行恰当的治疗。这里，要弄清病（病名）、证（证候）、症（症状）三者的概念与关系。病是对病症的表现特点与病情变化规律的概括。而证，即证候，则是对病变发展某一阶段病人所表现出的一系列症状进行分析、归纳、综合，所得出的有关病因、病性、病位等各方面情况的综合概括。一个病可以有几种不同的证候；而一种证候亦可见于多种病。症，即症状和体征，是病人在疾病过程中出现的背离正常生理范围的异常现象。证候是由一系列有密切联系的症状组成的，因而可以更好地反映病变的本质。中医学强调辨证论治，但这不等于不要辨病，应该把辨病和辨证结合起来，才可做出更确切的判定。

三、诊断技术

中医诊断技术，既包括收集病情资料的技术，也包括分析病情资料并进行合理整理的手段。

（一）诊法

人体疾病的诊断过程是一个认识过程，认识的目的在于进一步指导实践。而望、闻、问、切四诊，是认证识病的主要方法。

1. 望诊

医者运用视觉，对人体全身和局部的一切可见征象以及排出物等进行有目的的观察，以了解健康或疾病状态，称为望诊。望诊的内容主要包括：观察人的神、色、形、态、舌象、皮肤、五官九窍等情况，以及排泄物、分泌物的形、色、质量等。舌诊和面部色诊反映内脏病变较为准确，实用价值较高。因而形成了面色诊、舌诊两项独特的中医传统诊法。

2. 闻诊

闻诊包括听声音和嗅气味两个方面的内容，是医者通过听觉和嗅觉了解由病体发出的各种异常声音和气味，以诊察病情。

3. 问诊

问诊，是医者通过询问患者或陪诊者，了解疾病的发生、发展、治疗经过、现在症状和其他与疾病有关的情况，以诊察疾病的方法。问诊的目的在于充分收集其他三诊无法取得的与辨证关系密切的资料。如疾病发生的时间、地点、原因或诱因以及治疗的经过、自觉症状，既往健康情况等。这些常是辨证中不可缺少的重要证据之一，掌握了这些情况有利于对疾病的病因、病位、病性做出正确的判断。在辨证中，问诊获得的资料所占比重较大，其资料最全面，最广泛。

4. 切诊

切诊包括脉诊和按诊两部分内容：

脉诊，是医者以指腹按一定部位的脉搏诊察脉象。通过诊脉，体察患者不同的脉象，以了解病情，诊断疾病。它是中医学的一种诊断疾病的独特方法。脉诊的部位，现在基本是独取寸口，即腕后桡动脉搏动处。寸口分寸、关、尺三部，以高骨（桡骨茎突）为标志，其稍内方的部位为关，关前（腕端）为寸，关后（肘端）为尺。两手各分寸、关、尺三部，共六部脉。寸关尺分候脏腑，历代医家说法不一，目前多以下列为准：

左寸：心与膻中；右寸：肺与胸中。

左关：肝胆与膈；右关：脾与胃。

左尺：肾与小腹；右尺：肾与小腹。

按诊是在患者身躯上一定的部位进行触、摸、按压，以了解疾病的内在变化或体表反应，从而获得辨证资料的一种诊断方法。

通过四诊所收集的病情资料，主要包括症状、体征和病史，症状是指患者自觉的痛苦和不适，如头痛、眼花、胸闷、腹胀等，体征是指经客观检查而发现的病情征象，如面色白，舌苔黄，脉浮数等。中医统称症状和体征为“症”，古代还将其称为病状、病形、病候等。“症”是反映疾病的现象，是判断病种、辨别证候的主要依据。

（二）诊病辨证

诊病辨证是在完整收集病情资料的基础上，运用中医理论与思维方式，判断为某种（些）病、某种（些）证的思维过程。

诊病，又称辨病，就是在中医学理论的指导下，综合分析四诊资料，判断疾病的病种，作出病名诊断的思维过程。感冒、中风、疟疾、消渴、麻疹、白喉等属于病名概念。疾病的病名，是通过该具体疾病全过程的特点与规律所作的概括与抽象，即该疾病的代名词。诊病为中医临床各科应讨论的主要内容，在中医诊断中主要是介绍疾病病名与分类等共性知识。任何一种疾病的发生，都有一定的病因、病位、病机，并以一定的病状表现于外，具有一定的演变规律。因此，对疾病进行判断是诊断所不可或缺的内容。

证为中医学所特有的概念（不同于“病”“症”）。证是对疾病所处一定阶段的病因、病位、病性以及病势等所作的概括。证是对致病因素与机体反应性两方面情况的综合，是对疾病当前本质所作的结论。

辨证，就是在中医学理论的指导下，对患者的症状、体征等进行分析、综合，对疾病当前阶段的病因病性与病位等本质作出判断，并概括为完整证名的诊断思维过程。

（三）病案

病案是临床有关诊疗等情况的书面记录，古称诊籍。

病案包括医案和病历两种形式，其中病历要求将患者的详细病情、病史、诊疗等情况如实记录，以作为医疗、教学、科研、管理及司法的重要资料。

病历书写是临床工作者必须掌握的基本技能，因而也属于中医诊断技术的重要内容之一。

第二节　药食防治

运用药物和食物，是中医防治疾病的重要手段。在生活和医疗过程中，通过实际的品尝，人们发现有些食物有一定的药用价值，而有一些药物在一定的条件下也可以作为食物使用，而且指导它们的应用的理论是基本一致的，所以我们笼统地称之为药食防治。

一、中药药性理论与遣方用药

中药药性理论即是研究中药的性质、性能及其运用规律的理论。中药药性理论是中药理论的核心，主要包括性味归经、升降沉浮、有毒无毒等。中药的药性理论也常适用于食物。

（一）四气

四气，即寒热温凉四种不同的药性，又称四性。它反映了药物对人体阴阳盛衰、寒热变化的作用倾向。寒凉与温热是相对立的两种药性，而寒与凉、温与热之间仅有程度上的不同，即“凉次于寒，温次于热”。药性的温热寒凉是由药物作用于人体所产生的不同反应和所获得的不同疗效而总结出来的，它与所治疗的疾病的寒热性质是相对而言的。故药性的确定是以用药反应为依据，以病证寒热为基础的。能减轻或消除热证的药，一般就属于寒凉药；反之，能减轻或消除寒证的药，一般属于温热药。

（二）五味

五味，是指药物有辛、甘、酸、苦、咸等不同的味道，因而具有不同的治疗作用。有些药物还具有淡味或者涩味，因而实际上不止五种。但是，五味是最基本的五种滋味，所以传统上使用五味作为通称。

辛：“能散，能行”，即具有发散、行气行血的作用。多用于治疗表证及气血阻滞证。

甘：“能补，能和，能缓”，即具有补益、和中、调和药性和缓急止痛的作用。多用于治疗正气虚弱、食积不化、脘腹挛急痛和调和药性、中毒解救等几个方面。

酸：“能收，能涩”，即具有收敛、固涩的作用。多用于治疗自汗盗汗、久泻久痢、肺虚久咳、遗精滑精、遗尿尿频、崩带不止等滑脱不禁的病证。

苦：“能泄，能燥，能坚”，即具有清泄火热、泄降气逆、通泄大便、燥湿、坚阴（泻火存阴）的作用。多用于治疗火热证、喘咳、呕恶、便秘、湿证、阴虚火旺等证。

咸：“能下，能软”，即具有泻下通便、软坚散结的作用。多用于大便燥结、痰核、瘿瘤、症瘕痞块等证。

淡：“能渗，能利”，即具有渗湿利小便的作用。多用于治疗脚气浮肿、小便不利、水肿之证。

涩：与酸味药作用相似，多用于治疗虚汗、泄泻、尿频、遗精、滑精、出血等证。

（三）归经

归经，是指药物对于机体某部分的选择性作用，即某药对某些脏腑经络有特殊的亲和作用，因而对这些部位的病变起着主要或特殊的治疗作用，药物的归经不同，其治疗作用也不同。

中药归经理论是在中医基本理论指导下以脏腑经络学说为基础，以药物所治疗的具体病症为依据，经过长期临床实践总结出来的，其可概括为：酸入肝经，苦入心经，甘入脾经，咸入肾经，辛入肺经。

（四）升降浮沉

升降浮沉，指药物作用的趋向而言。升是上升，降是下降，浮是发散上行，沉是泻利下行。升浮药上行而向外，有升阳、发表、散寒等作用。凡气温热，味辛甘的药物大多有升浮的作用；凡气寒凉，味苦酸的药物，大多有沉降作用，花、叶及质轻的药物大多升浮，种子、果实及质重的药物，大多沉降。

（五）毒性

毒性，狭义指药物作用于人体后是否造成不良影响；广义还包括药物对人体治疗作用的强弱，把药物的毒性看作药物的偏性。按照对人体伤害性的强弱，基本上把毒性分为“无毒、有毒、小毒、大毒”等层级。

（六）配伍

配伍，即根据病情、治法和药物的性能，选择两种以上药物同用的方法，包含有七情配伍、君臣佐使配伍。配伍能够增强疗效、扩大治疗范围、适应复杂病情和减少不良反应。复方配伍是中药使用的主要形式。

七情配伍如下：

单行：指用单味药就能发挥预期治疗效果，不需要其他药辅助。如清金散用一味黄芩就能治轻度的肺热咳血。

相须：即性能功效相类似的药物配合使用，可以增强原有疗效。如大黄和芒硝合用，能明显增强攻下泻热的治疗效果。

相使：即在性能功效方面有某些共性的药物配伍合用，以一药为主，另一药为辅，辅药能增强主药疗效。如补气利水的黄芪与利水健脾的茯苓合用，茯苓能增强黄芪补气利水的治疗效果。

相畏：即一种药物的毒性反应或副作用，能被另一种药物减轻或消除。如生半夏和生南星的毒性能被生姜减轻或消除，所以说生半夏和生南星畏生姜。

相杀：即一种药物能减轻或消除另一种药物的毒性或副作用。如生半夏和生南星的毒性能被生姜减轻或消除，所以说生姜杀生半夏和生南星。

相恶：即两药合用，一种药物能使另一种药物原有功效降低，甚至丧失。如人参恶莱菔子，因为莱菔子能削弱人参的补气作用，相恶只是两药的某方面或某几方面的功效减弱或丧失，而不是二药的各种功能全部丧失。

相反：即两药合用，能产生或增强毒性反应或副作用。如“十八反”“十九畏”中的若干药物。“十八反”的具体内容是：甘草反甘遂、大戟、海藻、芫花；乌头反贝母、瓜蒌、天花粉、半夏、白蔹、白及；藜芦反人参、西洋参、沙参、丹参、玄参、苦参、细辛、芍药。“十九畏”的具体内容是：硫黄畏朴硝，水银畏砒霜，狼毒畏密陀僧，巴豆畏牵牛，丁香畏郁金，川乌、草乌畏犀角，牙硝畏三棱，官桂畏赤石脂，人参畏五灵脂。

应用原则：其中相须、相使表示增效，临床用药要充分利用；相畏、相杀表示减毒，应用毒烈药时须考虑选用；相恶表示减效，用药时应加以注意；相反表示增毒，原则上应绝对禁止。

君臣佐使配伍，指的是对各药在方中的地位及配伍后的性效规律的一种总结。君药：指的是在处方中对处方的主证或主病起主要治疗作用的药物。它体现了处方的主攻方向，其药力居方中之首，是组方中不可缺少的药物。臣药：是辅助君药加强治疗主病和主证的药物。佐药：一是指的佐助药，用于治疗次要兼证的药物，二是指的佐制药，用以消除或减缓君药、臣药的毒性或烈性的药物，三是指的反佐药，即根据病情需要，使用与君药药性相反而又能在治疗中起相成作用的药物。使药：一是指的引经药，引方中诸药直达病所的药物；二是指的调和药，即调和诸药的作用，使其合力祛邪，如牛膝、甘草就经常作为使药入方。

二、药膳

药膳，是将饮食和药物有机结合的一类特殊食品，由中药、食物和调料3部分组成。它可以取药物之性，借饮食之味，达到借食取药，药助食功的效果。在我国，食疗药膳源远流长，内容丰富，从两千多年前的《神农本草经》《黄帝内经》，至唐代《千金要方》《外台秘要》，宋代《太平圣惠方》，元代《饮膳正要》，到明代的《古今医统大全》《本草纲目》，清代《随息居饮食谱》等上百部著作中均对其有翔实的记载。

（一）药膳的特点

1. 注重整体，辨证施食

在运用药膳时，首先要全面分析患者的体质、健康状况、疾病性质、季节时令、地理环境等多方面情况，判断患者的基本证型；其次确定相应的食疗原则，再给予适当的药膳治疗。

2. 防治兼宜，效果显著

药膳既可以治病，又可以强身防病，这是它有别于一般药物的特点之一。药膳虽然多是平和之品，但其防治疾病和强身保健的效果却是比较显著的，服用之后，有益于健康。

3. 良药可口，服食方便

药膳使用的多为药、食两用之品，具有食物的色、香、味的特性，即使加入部分药材，因为注意了药物性味的选择，再通过与食物的调配及精细的烹饪，仍可制成美味可口的膳食。

（二）药膳的作用

药膳的首要作用是治疗疾病，其次是养生保健，再者是丰富饮食。

1. 治疗疾病

（1）以药膳为主治疗疾病：有些疾病可以主要使用药膳或食物来进行治疗。如外感风寒就可以用桂枝汤或生姜红糖汤来治疗；妇人脏躁时出现精神忧郁、烦躁不宁、无故悲泣、哭笑无常、呵欠频作时，可以选用《金匮要略》中的甘麦大枣汤来治疗。这些都是以食疗方为主治病的实例。

（2）以药膳为辅治疗疾病：可以用药膳或食物来辅助治疗疾病，《素问·五常政大论》曾提道："药以祛之，食以随之。"食物疗法是综合疗法中不可缺少的重要内容。中医学主张在病邪炽盛阶段依靠药物治疗为主，一旦病邪已衰，则在用药治疗的同时，辅助饮食调养，以恢复正气，增强抗病能力。

2. 养生保健

药膳还有养生保健的作用，可用于保健养生的药膳数量众多、范围极广，常见的是滋补膳食和保健药膳。

（1）滋补膳食：在中药药材中可供做滋补品和食疗药膳的药材有500种之多，占全部中药材的1/10。这些丰富多彩的滋补食品和药膳是中国特有的饮食文化。

（2）保健药膳：药食结合制成的具有多种保健作用的药膳很多，比如很多具有食疗保健作用的药膳菜肴、点心、精果、蜜饯等。药膳保健饮料还有汤、饮、酒、乳、茶、露、汁等，都是加工方法独到、具有多种保健作用的药膳食品。

3. 丰富饮食

药膳还可以丰富人们的饮食生活。日常饮食中的保健养生的食品一直深受群众欢迎。由于药膳食品具有中国特色，富有饮食文化内涵，可在居家、休息、饮宴、旅游、疗养活动中，丰富饮食内容，美化人们生活。

（三）药膳的分类

结合古代医籍文献对药膳的记载及其制备特点。可将药膳进行如下分类。

按药膳的功用分类，可以分为养生保健延寿类、美容类、治疗与辅助治疗类、康复类。

按药膳的食品形态分类，可以分为流体类、半流体类和固体类。

按药膳的工艺特点分类，可分为菜肴类、饮料类、粥食类、糕点类、罐头类等。

药膳的功用和形态种类繁多，制作工艺也多种多样，常见的有梨膏糖果、桂花核桃冻等。

1. 按功用分类的药膳

（1）常见的养生保健延寿类药膳。

①补益气血药膳：适用于平素体质虚弱或病后气血亏虚之人，如十全大补汤、八珍糕等。

②调补阴阳药膳：适用于机体阴阳失衡之人，如具有补阴作用的桑葚膏，补阳作用的冬虫夏草鸭等。

③调理五脏药膳：适用于心、肝、脾、肺、肾五脏虚弱、功能低下之人，如根据中医“以脏补脏”理论而采用动物的五脏来补养人体五脏而制作的各种药膳，以及根据中医“五味各归其所喜”理论而采用酸、苦、甘、辛、咸来补养肝、心、脾、肺、肾五脏并使五脏功能平衡的各种药膳等。

④益智药膳：适用于年老智力衰退，以及各种原因所导致的记忆力减退之人，如酸枣仁粥、柏子仁炖猪心等。

⑤明目药膳：适用于视力低下、视物昏花之人，如黄连羊肝丸、决明子鸡肝汤等。

⑥聪耳药膳：适用于年老耳聋、耳鸣，以及各种原因所导致的听力减退之人，如磁石粥、清肝聪耳李实脯等。

⑦延年益寿药膳：适用于老年人平素调养、强身健体、养生防病，如清宫寿桃丸、茯苓夹饼等。

（2）常见的美容类药膳。

①增白祛斑药膳：适用于皮肤上有黑点、黑斑、色素沉着之人，用以美容增白如白芷茯苓粥、珍珠拌平菇等。

②润肤美颜药膳：适用于中老年皮肤老化、松弛，面色无华之人，具有美容抗衰功效，如沙苑甲鱼汤、笋烧海参等。

③减肥瘦身药膳：适用于肥胖之人，如荷叶减肥茶、参芪鸡丝冬瓜汤等。

④乌发生发药膳：适用于脱发、白发以及头发稀少之人，如黑芝麻山药米糕、《积善堂经验方》中的乌发蜜膏等。

⑤固齿药膳：适用于年老体虚、牙齿松动、掉牙之人，如滋肾固齿八宝鸭、金髓煎等。

（3）常见的治疗与辅助治疗类药膳。

治疗与辅助治疗类药膳，需要在专业药膳师或临床医师指导下，针对患者的机体状况和疾病特征，遵循辨证施膳的原则遣药配膳，以达到治病或辅助治疗的目的。尤其对慢性病最为适宜，可以在日常饮食之中取得祛病的效果。常见的药膳有：

①解表药膳：具有发汗、解肌透邪的功效。适用于感冒以及外感病初期患者，如葱豉汤、香薷饮等。

②清热药膳：具有清热解毒、生津止渴的功效，适用于机体热毒内蕴，或余热未清之

人，如白虎汤、清暑益气汤等。

③祛寒药膳：具有温阳散寒的功效，适用于机体外寒入侵或虚寒内生之人，如当归生姜羊肉汤、五加皮酒等。

④消导药膳：具有健脾开胃、消食化积的功效，适用于消化不良、食积内停，腹胀之人，如山楂糕、五香槟榔等。

⑤通便药膳：具有润肠通便的功效，适用于大便干燥之人，如麻仁润肠丸、蜂蜜香油汤等。

⑥利水药膳：具有利水祛湿、通利小便的功效，适用于尿少浮肿、小便不利之人，如赤小豆鲤鱼汤、茯苓包子等。

⑦活血药膳：具有活血化瘀、消肿止痛的功效，适用于瘀血内停、跌打损伤之人，如益母草膏、当归鸡等。

⑧理气药膳：具有行气、理气、止痛的功效，适用于肝气郁结、胀痛不舒以及气滞血瘀之人，如陈皮饮、佛手酒等。

⑨祛痰药膳：具有祛痰止咳的功效，适用于咳嗽痰多、喉中痰鸣之人，如梨膏糖、瓜蒌饼等。

⑩止咳药膳：具有宣肺止咳的功效，适用于咳嗽之人，如川贝蒸白梨、糖橘饼等。

⑪平喘药膳：具有止咳平喘的功效，适用于哮喘之人，如丝瓜花蜜饮、柿霜糖等。

⑫熄风药膳：具有平肝、熄风定惊的功效，适用于肝经风热，或虚风内动之人，如菊花茶、天麻鱼头汤等。

⑬安神药膳：具有养血补心、镇静安神的功效，适用于失眠多梦、心悸怔忡之人，如柏仁粥、酸枣仁汤等。

⑭排毒药膳：具有调节机体状况，改善机体功能，排出体内毒素的功效，适用于机体不适、痤疮等平素火毒易盛之人，如黄芪苏麻粥、鲜笋拌芹菜等。

（4）常见的康复类药膳。

康复类药膳，主要适用于疾病的后期、恢复期，此时机体由于疾病的作用处在脏腑功能失调、气血阴阳不足或兼有余邪未清的病理状态，故药膳治疗应以调养为主，可参考养生保健延寿类药膳来辨证施膳。

2. 按食品形态分类的药膳

（1）常见的流体类药膳。

①汁类：由新鲜并含有丰富汁液的植物果实、茎、叶和块根，经捣烂、压榨后所得到的汁液。制作时常用鲜品。如治疗热病后烦渴的西瓜汁、雪梨汁；治疗噎膈而致气阴两虚

的五汁饮；治疗血热出血的鲜荷叶汁等。

②饮类：将作为药膳原料的药物或食物经粉碎加工制成粗末，以沸水冲泡或温浸即可。制作特点是不用煎煮，省时方便，有时可加入茶叶一起冲泡而制成茶饮。如《圣济总录》中用以治疗急性肠胃病的姜茶饮，《本草汇言》中用以治疗风寒感冒的姜糖饮等均属此类。

③汤类：将要做药膳的药物或食物经过一定的炮制加工，放入锅内，加清水用文火煎煮，取汁而成。这是药膳中应用最广泛的一种剂型。食用汤液多是一煎而成，所煮的食料亦可食用。如《千金要方》中治疗神经衰弱、病后体虚的葱枣汤，《饮膳正要》中可治疗肾虚腰背疼痛、骨软的地黄田鸡汤和《太平圣惠方》中治疗消化道出血的双荷汤等。

④酒类：将药物加入一定量的白酒，经过一定时间的浸泡而成。如《饮食辨录》中治疗风湿病的虎骨酒，《本草纲目》中具有补肾助阳功用的鹿茸酒等。

⑤羹类：以肉、蛋、奶或海味产品等为主要原料加入药材而制成的较为稠厚的汤液。如《饮膳正要》中具有补肾益气、散寒止痛之功的羊肉羹和具有壮元阳、强筋骨功用的什锦鹿茸羹等。

（2）常见的半流体类药膳。

①膏类：亦称“膏滋”。将药材和食物加水一同煎煮，去渣，浓缩后加糖或炼蜜制成的半流体状的稠膏。具有滋补、润燥之功，适合久病体虚、病后调养、养生保健者长期调制服用。如《饮膳正要》中具有补髓添精之功的羊肉膏，《积善堂经验方》中用于治疗须发早白或脱发的乌发蜜膏等。

②粥类：是以大米、小米、秫米、大麦、小麦等富于淀粉性的粮食，加入一些具有保健和医疗作用的食物或药材，再加入水一同煮熬而成的半液体食品。中医历来就有“糜粥自养”之说，故尤其适用于年老体弱、病后、产后等脾胃虚弱之人。如《本草纲目》中具有清肝热、降血压之功的芹菜粥，《老老恒言》中具有健脾、开胃、止泻之功的鲜藕粥等。

③糊类：由富含淀粉的食料细粉，或配以可药食两用的药材，经炒、炙、蒸、煮等处理水解加工后制成的干燥品。内含糊精和糖类成分较多，开水冲调成糊状即可食用。如具有补肾乌发之功的黑芝麻糊，具有润肺止咳之功的杏仁粉等。

（3）常见的固体类药膳。

①饭食类：是以稻米、糯米、小麦面粉等为基本材料，加入具有补益功效且性味平和的药物制成的米饭或面食类食品。分为米饭、糕、卷、饼等种类，如具有益脾胃、涩精气之功的山药茯苓包子，健脾利湿之功的芸豆卷，益气养血之功的参枣米饭等。

②糖果类：以糖为原料，加入药粉或药汁，兑水熬制成固态或半固态的食品。如《本

草纲目》中具有健脾和胃、祛痰止咳之功的姜汁糖，《随息居饮食谱》中具有清热、润肺、化痰之功的柿霜糖等。

③粉散类：是将作为药膳的中药细粉加入米粉或面粉之中，用温水冲开即可食用的食品。如《饮膳正要》中具有补中益气之功的糯米粉和具有醒脾和胃、理气止呕之功的砂仁藕粉等。

3. 按工艺特点分类的药膳

（1）常见的菜肴类药膳。

是将生熟蔬菜、肉禽、蛋、水产品、乳等，加入中药或药汁，经烹调加工，制成色香味美的菜肴。此类药膳种类繁多，如《泉州本草》中具有清热利湿之功的泥鳅炖豆腐，《饮膳正要》中具有暖脾和胃、理气宽中之功的六味牛肉脯等。

（2）常见的饮料类药膳。

是将药物经过一定的炮制加工，加清水用文火煮沸，取汁，然后倒入一定比例的溶液中，冷却即成。制作时多选用酸甜的药物或加入酸甜的饮品，如具有生津止渴、祛暑功效的乌梅汤，具有清热解毒生津作用的双花饮等。

（3）常见的粥食类药膳。

以稻类、糯类等谷类食品为基本原料，加入药物和水，煮沸后用文火煮熬而成，如百合粥、薏米粥等。

（4）常见的糕点类药膳。

以米面、蛋类、牛奶等为基本原料，加入某些药物或药汁蒸制或烤制而成，如莲子茯苓糕、八珍糕等。

（5）常见的罐头类药膳。

以禽肉类、水产品、果实类等为原料，配以某些药物，制熟后装入玻璃或金属包装中而成，如山楂罐头、八宝粥等。

（四）药膳防治的宜忌

1. 病中禁忌

指在患有某种疾病时，某些食物不宜食用，如患热性病时，宜寒凉性药膳，忌食辛热、油腻、煎炸之品；在患寒性病时，宜温热性药膳，忌食咸寒食物；胸痹胸痛、血脂偏高的患者应少食肥肉、动物内脏及烟、酒等；肝阳上亢、血压偏高而有头晕目眩、烦躁易怒患者，应少食胡椒、辣椒、大蒜、白酒等辛热助阳之品；黄疸胁痛患者，应忌食动物脂肪及辛辣烟酒刺激之品；脾胃虚寒者，有腹泻、畏寒、食欲不振者应少食油炸黏腻、寒冷固硬、不易消化的食品；肾病水肿者应少食盐、碱和酸辣太过的刺激性食物及植物性蛋白质；患有过敏性皮肤病者忌食“发物”，如鱼、虾、蟹等及辛辣刺激性食物。

2. 配食禁忌

食物是可以单独使用的，但常常也有将几种食物搭配起来食用的时候，其中有些食物不宜一起食用。如猪肝忌与荞麦、豆浆同食，否则容易令人发痼疾，也不宜与鱼、肉同食，易生痈疽；鳖肉不宜与苋菜、猪肉、鸭肉、兔肉、鸡蛋同食；蜂蜜不宜与生葱、莴苣同食，易引起腹泻；鸭肉不宜与木耳、核桃、豆豉同食等。虽然这些都只是古人的经验，尚缺乏充足的科学依据，但适当注意也是有必要的。

3. 药食禁忌

食物与药物、调料常一起搭配做成药膳，其不同于一般的药物，与普通的饮食也有别。有些食物如果与药物一同使用，反而会降低其原有的疗效，严重时会产生毒副作用，即“药食相反”。据文献记载，人参恶黑豆，忌萝卜、茶叶；黄连、桔梗、乌梅忌猪肉；鸡蛋、螃蟹忌柿、荆芥；鲫鱼反厚朴，忌麦冬；党参、茯苓、茯神忌醋；常山忌葱；土茯苓、使君子忌茶；地黄、何首乌忌葱、蒜、萝卜；薄荷忌鳖肉等。这些记载是古人对某些食物禁忌的经验积累，仅供参考。

4. 胎产禁忌

对妇女胎前产后的饮食应有所注意。在妊娠期间，由于胎儿生长发育的营养需求，孕妇需要足够的营养，还应注意避免食用对胎儿具有毒性的食品。如生鱼片、螃蟹、甲鱼、生冷易滑胎；咖啡、浓茶、可乐、酒精有兴奋作用；油条、方便面、罐头类等垃圾食品不宜多吃；油、盐、热性调料（大料、辣椒、茴香）可以助热，宜少放；皮蛋含铅；铝锅烹饪的食物含铝。孕妇可进食甘平、甘凉补益之品。若有妊娠呕吐者，应避免进食油腻之品，选食和胃健脾、理气之类食物。而产后因胎儿的娩出，气血受到不同程度损伤，产妇多呈虚寒或兼见瘀血内滞的状态，同时产妇还要以乳汁喂养胎儿，此时的饮食，以平补阴阳气血、滋阴养血为主，可多食鸡肉、猪肉、蛋、乳类食品，慎食或忌食辛燥伤阴、寒性生冷的食品。

5. 时令禁忌

四季气候交替，人须顺应自然规律。春夏阳气旺盛，万物生机盎然，宜少食温燥发物，如少食狗肉、羊肉；秋季气候干燥，人们常出现口干舌燥、鼻出血，宜少食辛热食物，多食含水分较多的水果；冬季寒冷，宜少食甘寒伤胃的食物，可多食用温热性食物。

第三节　中医外治疗法

《素问·至真要大论》中说“内者内治，外者外治”，目前对于中医外治的一般定义认为外治是与内治相对而言的治疗方法。外治一般来说有：针刺、灸法、推拿、刮痧、熏洗、小针刀、敷贴、膏药、脐疗、足疗、耳穴疗法、物理疗法等。

中医外治特点有疗效迅速、适应证广、安全而副作用少、操作简便、取材容易、重视辨证论治、强调三因制宜等，具有简、便、廉、验之特点。治疗范围遍及内、外、妇、儿、骨伤、皮肤、五官、肛肠等科。

一、针刺

（一）针刺的功效

针刺具有许多功效，主要包括疏通经络、调和阴阳和扶正祛邪等。中医的哲学理论认为，万物都是可以分为阴阳的，疾病发生的原因虽然多种多样，但归根到底是阴阳的失衡。而针刺能够调和经络阴阳失衡，使其恢复正常。

针刺作为扶助正气的手段，帮助患者恢复正气，驱除邪气。

（二）针刺的方法

主要包括消毒、体位、进针手法、针刺的角度、针刺的深度和针刺基本手法等内容。

1. 消毒

针刺前重要的一步是消毒，包括针具器械、医者手指、针刺部位消毒，均可用浓度75%的酒精消毒。

2. 体位

合适的体位一要有利于腧穴的正确定位；二要有利于针灸的施术操作；三要有利于较长时间的留针而不使患者感觉疲劳。体位一般有：仰卧位、侧卧位、俯卧位、仰靠坐位、俯伏坐位和侧伏坐位。

3. 进针手法

常用的毫针有三种，分别为1寸、1.5寸和3寸。毫针规格不同，腧穴部位不同，进针手法也有所区别。

（1）单手进针法：单手进针法多用于较短的毫针。

（2）双手进针法：①指切进针法又称爪切进针法，用左手拇指或食指指端按在腧穴位置的旁边，右手持针，紧靠左手指甲将针刺入腧穴，适用于短针的进针；②夹持进针法又称骈指进针法，用左手拇指和食指拿着消毒棉球，夹住针身下端，将针尖固定在所在腧穴的皮肤表面位置，右手捻转针柄，将针刺入腧穴，适用于长针的进针；③舒张进针法，用左手拇指和食指将所刺腧穴部位的皮肤向两侧撑开，使皮肤绷紧，右手持针，使针从左手拇指和食指间刺入，适用于皮肤松弛部位的腧穴；④提捏进针法，用左手拇指和食指将所刺腧穴部位的皮肤捏起，右手持针，适用于皮肉浅薄的腧穴，如印堂穴等。

4. 针刺的角度

（1）直刺：将针身垂直，与皮肤呈90°角刺入。适用于人体大部分腧穴。

（2）斜刺；针身与皮肤呈45°角刺入。适用于肌肉较浅薄的地方或有重要脏器处。

（3）平刺：针身与皮肤呈15°角沿皮刺入。适用于皮薄肉少部分的腧穴，如印堂穴。

5. 针刺的深度

针刺的深度是指针身刺入人体内的深浅程度。临床应根据患者体质、年龄、病情、部位等因素来决定。

6. 针刺基本手法

针刺基本手法包括提插法和捻转法。

（1）提插法：将针身刺入后，在穴位内上提下插。

（2）捻转法：将针身刺入一定深度后，在腧穴内反复前后来回旋转。

（三）针刺的注意事项

（1）过于饥饿、疲劳、精神高度紧张者，不行针刺。体质虚弱者，刺激不宜过强，并尽可能采取卧位。

（2）怀孕三个月以下者，下腹部禁针。三个月以上者，上下腹部、腰骶部及一些能引起子宫收缩的腧穴如合谷、三阴交、昆仑、至阴等均不宜针刺。月经期间，如月经周期正常者，最好不予针刺。月经周期不正常者，为了调经可以针刺。

（3）小儿囟门未闭时，头顶部腧穴不宜针刺。此外因小儿不能配合，故不宜留针。

（4）避开血管针刺，防止出血；常有自发性出血或损伤后出血不止的患者不宜针刺。

（5）皮肤有感染、溃疡、瘢痕或肿瘤的部位不宜针刺。

（6）避免刺伤重要脏器。

二、灸法

灸法主要是借助火的热力和药物的作用，对腧穴或病变部位进行烧灼、温熨，达到防治疾病目的的一种方法。

（一）灸法的作用

灸法能健身、防病、治病，在中国已有数千年历史。早在春秋战国时期，人们已经开始广泛使用艾灸法，如《庄子》中有“越人熏之以艾”，《孟子》中也有“七年之病求三年之艾”的记载。历代医学著作中的记载更比比皆是。灸法的主要作用有三：一是温经散寒，临床上用灸法治疗寒凝血滞、经络闭阻所引起的寒湿痹痛、经痛、经闭、胃脘痛、寒疝腹痛、泄泻、痢疾等疾病；二是扶阳固脱，如临床上用灸法治疗脱证和中气不足、阳气下陷而引起的遗尿、脱肛、阴挺、崩漏、带下、久泻、痰饮等病症；三是消瘀散结，如临床上用灸法治疗气血凝滞之疾，如乳痈初起、瘿瘤等病证；四是预防保健作用。

（二）灸法的种类及操作方法

常见的种类有艾灸、灯火灸和天灸等，其中最常用的是艾灸。

1. 艾灸

艾灸，有艾炷灸、艾条灸、温针灸和温灸器灸的区别。

（1）艾炷灸，是将艾炷放在腧穴上施灸的方法，可分为直接灸和间接灸。

①直接灸，是将大小适宜的艾炷，直接放在皮肤上施灸。若施灸时需将皮肤烧伤化脓，愈后留有瘢痕者，称为瘢痕灸。若不使皮肤烧伤化脓，不留瘢痕者，称为无瘢痕灸。

②间接灸，又称间隔灸、隔物灸。是用某种物品将艾炷与施灸腧穴部位的皮肤隔开，进行施灸的方法。所隔的物品常用生姜、大蒜、盐、附子饼等。

a. 隔姜灸：是将鲜姜切成直径2～3厘米、厚0.2～0.3厘米的薄片，中间以针刺数孔，然后将姜片置于应灸的腧穴部位或患处，再将艾炷放在姜片上点燃施灸。当艾炷燃尽，再易炷施灸。灸完所规定的壮数，以使皮肤红润而不起泡为度。常用于因寒而导致的呕吐、腹痛、腹泻及风寒痹痛等。

b. 隔蒜灸：将鲜大蒜头切成厚0.2～0.3厘米的薄片，中间以针刺数孔，然后置于应灸腧穴或患处，再将艾炷放在蒜片上，点燃施灸。待艾炷燃尽，易炷再灸，直至灸完规定的壮数。此法多用于治疗瘰疬、肺结核及初起的肿疡等症。

c. 隔盐灸：将纯净的食盐填敷于脐部，或于盐上再置一薄姜片，上置大艾炷施灸。多用于治疗急性寒性腹痛或吐泻并作，中风脱证等。

d. 隔附子饼灸：将附子研成粉末，用酒调和做成直径约3厘米、厚约0.8厘米的附子饼，中间以针刺数孔，放在应灸腧穴或患处，上面再放艾炷施灸，直到灸完所规定壮数为止。多用于治疗命门火衰而致的阳痿、早泄、宫寒不孕或疮疡久溃不敛等症。

（2）艾条灸，包括悬起灸和实按灸。

①悬起灸：包括温和灸、雀啄灸、回旋灸三种。三法均可用于一般应灸的病证。但温和灸多用于灸治慢性病，雀啄灸、回旋灸多用于灸治急性病。

②实按灸：将点燃的艾条隔布或隔棉纸数层实按在穴位上，使热气透入皮肉深部，火灭热减后重新点火按灸。实按灸有太乙针灸和雷火针灸两种。

（3）温针灸，是针刺与艾灸结合应用的一种方法，适用于既需要留针而又适宜用艾灸的病症。操作时，将针刺入腧穴得气后，并给予适当补泻手法而留针，继将纯净细软的艾绒捏在针尾上，或用一段长约 2 厘米的艾条插在针柄上，点燃施灸。待艾绒或艾条烧完后，除去灰烬，出针。

（4）温灸器灸，是用金属特制的一种圆筒灸具，故又称温灸筒灸，有调和气血，温中散寒的作用。施灸时，将艾绒或加掺药物，装入温灸器的小筒，点燃后，将温灸器的盖子扣好，即可置于腧穴或应灸部位，进行熨灸，直到所灸部位的皮肤红润为度。

2. 灯火灸

灯火灸，又名“灯草灸”“油捻灸”“十三元宵火”，也称“神灯照”。具有疏风解表、行气化痰、清神止搐等作用，多用于小儿痄腮、小儿脐风和胃痛、腹痛、腹胀等病证。

3. 天灸

天灸，又称药物灸、发泡灸。用于对皮肤有刺激性的药物，涂敷于穴位或者患处，使局部充血、起泡，犹如灸疮，故名天灸。有芥子灸、蒜泥灸、斑蝥灸等。

（三）艾灸的禁忌

施灸时，应注意安全，防止艾绒脱落，烧损皮肤或衣物；凡实证、热证及阴虚发热者，一般不宜用灸法；颜面五官和大血管的部位不宜施瘢痕灸；孕妇的腹部和腰骶部不宜施灸。

三、推拿

推拿，指用手在人体上按经络、穴位，用推、拿、提、捏、揉等手法进行治疗。推拿又有“按跷”“跷引”“案杌”诸称号。运用推、拿、按、摩、揉、捏、颤、打等形式多样的手法，达到疏通经络、推行气血、扶伤止痛、祛邪扶正、调和阴阳的疗效。

推拿的治疗范围很广。在骨伤科、内、妇、儿、五官科以及保健美容等方面都有广泛的适应证，尤其对慢性病、功能性疾病疗效较好。

1. 常用手法

（1）推法：在前用力推动叫推法。临床常用有单手或双手两种推摩方法。因为推与摩不能分开，推中已包括有摩，因此推摩常配合一起使用。像两臂两腿肌肉丰厚处，多用推摩。

（2）拿法：用手把适当部位的皮肤，稍微用力拿起来，叫作拿法。临床常用的有在腿部或肌肉丰厚处的单手拿法。例如，如果患者因情绪紧张、恼怒，突然发生气闷，胸中堵塞，出现类似昏厥的情况，可在锁骨上方肩背相连的地方，用单手拿法，把肌肉抓起来放下，放下再抓起，以每秒钟拿两下的速度，连拿二十次，稍为休息，再连拿二十次，则胸中通畅，气息自渐调和。

（3）按法：利用指尖或指掌，在患者身体适当部位，有节奏地一起一落按下，叫作按法。通常使用的，有单手按法、双手按法。

（4）摩法：摩，就是抚摩的意思。用手指或手掌在患者身体的适当部位，给以柔软的抚摩，叫作摩法。摩法多配合按法和推法，有常用于上肢和肩端的单手摩法和常用于胸部的双手摩法。

（5）揉法：医生用手贴着患者皮肤，做轻微的旋转活动的揉拿，叫作揉法。揉法分单手揉和双手揉。对于太阳穴等面积小的地方，可用手指揉法，对于背部等面积大的部位，可用手掌揉法。还有单手加压揉法，比如揉小腿处，左手按在患者腿肚处，右手则加压在左手背上，进行单手加压揉法。肌肉丰厚的小腿肚上，则可使用双手揉法。揉法具有消瘀去积，调和血行的作用，对于局部痛点，使用揉法十分合适。

（6）捏法：在适当部位，利用手指把皮肤和肌肉从骨面上捏起来，叫作捏法。捏法和拿法有某些类似之处，但是拿法要用手的全力，捏法用力则着重在手指上。拿法用力要重些，捏法用力要轻些。捏法是按摩中常用的基本手法，它常常与揉法配合进行。捏法，实际包括了指尖的挤压作用，由于捏法轻微挤压肌肉的结果，能使皮肤、肌腱活动能力加强，能改善血液和淋巴循环。

（7）颤法：是一种震颤而抖动的按摩手法。动作要迅速而短促、均匀为合适。颤法与动分不开，所以又叫颤动手法。将大拇指垂直地点在患者痛点，全腕用力颤动，带动拇指产生震颤性的抖动，叫单指颤动法。用拇指与食指，或食指与中指，放在患者疼处或眉头等处，利用腕力进行颤动叫双指颤动法。

（8）打法：打法又叫叩击法。临床上多在按摩手法后配合其进行。但打法手劲要轻重有序，柔软而灵活。手法合适，能给患者以轻松感，否则就是不得法。打法主要用的是双手，常用手法有侧掌切击法、平掌拍击法、横拳叩击法和竖拳叩击法等。

2. 推拿常见禁忌

（1）凡皮肤病的病变部位及水火烫伤等所致的皮肤损伤部位，严禁推拿。

（2）凡患有血液病及有出血倾向者，严禁推拿，以防引起出血。

（3）凡久病及严重的心、肺、脑病患者，胃、肠穿孔患者，癌症患者，高龄、体质极度虚弱者不能推拿，以防发生危险。

（4）凡在极度疲劳或醉酒的情况下及精神病患者不能配合者，也不能推拿。

（5）患感染性疾病，如骨髓炎、骨关节结核、严重的骨质疏松症及急、慢性传染病患者的传染期，不能推拿，以防感染扩散，破坏骨质或感染传染病。

（6）患由结核菌、化脓菌所引起的运动器官病症不宜进行推拿。

（7）妇女在妊娠期和月经期，腹部和腰骶部不宜使用推拿手法。

（8）患者饥饿时及剧烈运动后，推拿时需防止晕倒。

四、其他常用外治法

1. 刮痧法

刮痧是以中医经络腧穴理论为指导，通过特制的刮痧器具和相应的手法，蘸取一定的介质，在体表进行反复刮动、摩擦，使皮肤局部出现红色粟粒状，或暗红色出血点等“出痧”变化，从而达到活血透痧的作用。刮痧临床应用广泛，适合医疗及家庭保健，具有调整体内阴阳平衡、行气活血、增强免疫、活血化瘀、驱邪排毒的功效。

2. 拔罐法

拔罐法也称吸筒疗法，古称角法，是一种以罐为工具，利用燃烧、抽吸、蒸汽等方法，造成罐内负压，使罐吸附于腧穴或体表的一定部位，使局部皮肤充血甚至瘀血，以调整机体功能，达到预防疾病目的的方法。风寒湿痹、四肢关节痛、瘀血脓肿等症，最适宜用火罐疗法，只需在相应部位拔罐即有奇佳疗效。

3. 三棱针法

用三棱针刺破人体的一定部位，放出少量血液，达到治疗疾病目的的方法，叫三棱针法。三棱针古称“锋针”。三棱针放血疗法具有通经活络、开窍泄热、消肿止痛等作用。各种实证、热证、瘀血、疼痛等均可应用。较常用于某些急症和慢性病，如昏厥、高热、中暑、中风闭证、丹毒等。

4. 皮肤针法

为运用皮肤针叩刺人体一个部位或穴位，激发经络功能，调整脏腑气血，以达到防治疾病目的的方法。此法源于古代的“半刺”“毛刺”“扬刺”等刺法。皮肤针的适应范围很广，临床各种病证均可应用，如近视、视神经萎缩、急性扁桃体炎、感冒、便秘、头痛、失眠、痛经等。

5. *磁疗法*

是利用人造磁场（外加磁场）施加于人体的经络、穴位和病变部位治疗某些疾病的方法，它是一种简单有效的科学方法，也包括口服和外用的磁性药物，具有疗效好、省时方便、多病兼治、适应证广等特点。凡是中医活血化瘀疗法能够治疗的疾病，磁疗大都能治疗，而且有很好的效果，如高血压、血肿、水肿、冠心病、糖尿病，尤其是对关节疼痛有十分显著的治疗效果。

第四节　情志调理

情志调理是建立在中医情志理论基础上的一类调理方法。

一、中医情志理论

（一）脏腑与情志的联系

中医学将人的精神活动分为两大类：一类是神志活动，即神、魂、魄、意、志等，主要指人的意识、思维活动过程；一类是情志活动，即喜、怒、忧、思、悲、恐、惊，主要是指人的一般心理活动中的情绪反应。

人的情志活动，以五脏的精气作为物质基础。《素问·天元纪大论》说：“人有五脏化五气，以生喜、怒、思、忧、恐。”《素问·阴阳应象大论》又说：心“在志为喜”；肝“在志为怒”；脾“在志为思”；肺“在志为忧”；肾“在志为恐”。从而把情志活动归属于五脏，并认为情志活动是五脏生理活动的重要组成部分。人有七情六欲，免不了有喜、怒、忧、思、悲、恐、惊的情志活动。正常情况下的情志活动是人体对外界客观事物的正常反应，不会使人生病；但当人受到突然、强烈或持久的精神刺激，便可因精神因素致病，影响人体脏腑的生理，使脏腑的功能失调，导致疾病的发生。

（二）脏腑功能与情志疾病

所谓情志致病，即指“怒伤肝，思伤脾，忧伤肺，恐伤肾，喜伤心”等。《灵枢·平人绝谷》说：“五脏安定，血脉和利，精神乃居。”若五脏发生病变，往往会出现相应的异常情志反应，如肝气亢奋，可见心烦易怒；痰迷心窍，或见哭笑无常等等。

心者，在志为喜，藏神。过喜则气缓。《素问·举痛论》："喜则气和志达，荣卫通利。"但是，喜乐过度，又可使心神受伤神志涣散而不能集中或内守。故《灵枢·本神》又说："喜乐者，神惮散而不藏。"另外由于心藏神，心为神明之主，喜能伤心，所以五志过极均能伤心神，如《灵枢·邪气脏腑病形》说"愁忧恐惧则伤心"。

肺，在志为忧，藏魄。悲则气郁、气消。《素问·举痛论》说："悲则气消……悲则心系急，肺布叶举，而上焦不通，荣卫不散，热气在中，故气消矣。"因为肺主气，所以悲伤容易伤于肺。《灵枢·百病始生》又说"忧思伤心"。

脾，在志为思，藏意。思则气结。过度思虑伤心脾，导致心脾气机结滞，运化失职。《素问·五脏生成》说："思虑而心虚，故邪从之。"《素问·痹论》说："阴气者，静则神藏，躁则消亡……淫气忧思，痹聚在心。"忧虑苦思，正气易伤，邪气浸淫，则气血凝滞，经络不通，痹病在心。《素问·举痛论》说："思则气结……思则心有所存，神有所归，正气留而不行，故气结矣。"过度忧思，会使人一病不起。

肝，在志为怒，藏魂。怒则气上。暴怒会导致肝气疏泄太过，气机上逆，甚则产生血随气升，并走于上的病机变化。《素问·生气通天论》说："大怒则形气绝，而血菀于上，使人薄厥。"《素问·举痛论》说："怒则气逆，甚则呕血及飧泄。"《素问·调经论》说："血之与气并走于上，则为大厥，厥则暴死，气复反则生，不反则死。"肝之气血过盛则怒，虚则恐。

肾，在志为恐，藏志。恐则气下，惊则气乱。过度恐惧会伤肾，导致肾气失固，气陷于下。《灵枢·本神》说："恐惧不解则伤精，精伤则骨疫痿厥，精时自下。"若猝然受惊伤心肾，导致心神不定，气机逆乱，肾气不固。《素问·举痛论》说："惊则心无所依，神无所归，虑无所定，故气乱矣。"

《素问·方盛衰论》指出："肺气虚，则使人梦见白物，见人斩血藉藉，得其时，则梦见兵战。肾气虚，则使人梦见舟船溺人，得其时，则梦伏水中，若有畏恐。肝气虚，则梦见菌香生草，得其时，则梦伏树下不敢起。心气虚，则梦救火阳物，得其时，则梦燔灼。脾气虚，则梦饮食不足，得其时，则梦筑垣盖屋。此皆五脏气虚，阳气有余，阴气不足。"可见脏腑功能失调会导致情志方面的活动不正常。

二、常见的中医情志调理手段

（一）早期心理疗法

早在远古时期，就存在巫医祝由术这种原始的心理治疗方法。"祝由"法由《黄帝内经》提出，指古代以祝说病由的方法来治疗疾病。《说范》《山海经》等典籍中也记载了一些心理治疗的例子，这是中国传统心理治疗的萌芽之作。《吕氏春秋·至忠》记载的文挚为齐王治病即是一例："文挚至，不解屦，登床履王衣，问王之疾，王怒而不与言。文挚因出，固辞以重怒王，王叱而起，疾乃遂已。"其法即是采用"怒胜思"，从而治愈齐王的病。这是中国古代情志相胜心理疗法的最早记录。孙思邈的《千金翼方》第二十九和第三十卷中专门收载禁经，即咒禁时口诵之经文……各种方法，不外乎心理治疗的范畴。

（二）情志相胜疗法

《素问·阴阳应象大论》首次系统地阐述了利用情志相胜心理疗法以达到治愈疾病目的的基本原理："怒伤肝，悲胜怒；……喜伤心，恐胜喜；……思伤脾，怒胜思；……忧伤肺，喜胜忧；……恐伤肾，思胜恐。"情志疗法主要根据"五行相胜"之法，运用心理作用，激发患者的某种情绪来纠正另一种情绪，有效地调节过激情志所产生的疾病，从而达到"以情胜情"的治疗目的，故又称"情志相胜法"。

情志相胜疗法，就是情志制约法，即根据情志及五脏之间的阴阳五行生克原理，用互相制约、互相克制的情志来进行治疗的方法。运用情志相胜疗法治疗情志因素所导致的疾病时，须注意：一方面要注意刺激的强度，即治疗所采用的情志刺激要超过致病的情志因素，否则就达不到治疗的目的；另一方面要注意刺激的针对性，要根据疾病发展过程中五脏的不同功能失常表现，注重特异性，合理选择治疗所要采用的有针对性的情志刺激。情志相胜简要介绍如下。

1. 恐胜喜

喜为心志，喜甚则伤心气，会导致嬉笑不止或疯癫之症。采取使之产生恐惧心理的方法，以抑其过喜，可使病愈。心在情志上表现为喜，五行理论中心和喜属于五行之"火"。肾在情志上表现为恐，肾与恐都属于五行之"水"。五行理论中具有"水"性的同类事物可以制约具有"火"性的同类事物。《儒门事亲》记载："昔庄先生治一人，以喜乐之极而病者，庄切其脉，为之失声，佯曰：'吾取药去。'数日更不来。病者悲泣，辞其亲友曰：'吾不久矣。'庄知其将愈，慰之，诘其故，庄引《素问》曰：'惧胜喜。'"可见使病人产生怀疑不安，以致产生恐惧心理，进而转为悲哀，可以抑制过喜带来的疾病。

2. 悲胜怒

肝在情志上表现为怒，五行理论中肝和怒属于五行之"木"。肺在情志上表现为悲，肺与悲都属于五行之"金"。五行理论中具有"金"性的同类事物可以制约具有"木"性的同类事物。《素问·举痛论》"悲则气消"的理论，认为促使病人发生悲哀，可抑制肝阳上亢和兴奋情绪，消散内郁的结气，从而达到康复身心的目的。《景岳全书》记载，燕姬因怒而厥，张景岳诊后便声言其危，假称用针灸才能治好。燕姬知道针灸不仅会引起疼痛，而且会损毁容貌或身体其他部位的皮肤。于是转而为悲，悲则气消，终将胸中的郁怒之气排解。

3. 怒胜思

脾在情志上表现为思，五行理论中脾和思属于五行之“土”。肝在情志上表现为怒，肝与怒都属于五行之“木”。五行理论中具有“木”性的同类事物可以制约具有“土”性的同类事物。怒则气上，怒则气逆，情志引起气机向上、向外变化，使得“思”所导致的郁结之气得以消散。《续名医类案》记载：“一富家妇人，伤思虑过甚，二年不寐，无药可疗。其夫求戴人治之，戴人曰：‘两手脉俱缓，此脾受之也，脾主思故也。’乃与其夫以怒激之，多取其财，饮酒数日，不处一法而去。其妇大怒汗出，是夜困眠。如此八九日不寤，自是食进，脉得其平。”

4. 喜胜忧

肺在情志上表现为忧，五行理论中肺和忧属于五行之“金”。心在情志上表现为喜，心与喜都属于五行之“火”。五行理论中具有“火”性的同类事物可以制约具有“金”性的同类事物。“悲则心系急，肺布叶举，而上焦不通，荣卫不散，热气在中，故气消矣。”而“喜则气和志达，荣卫通利”，正是因为使不散之营卫通利，故喜可以用以治悲。《儒门事亲》记载：一病人因闻父死于贼，过度悲伤忧郁，心中结块痛不可忍。张子和便学巫婆的样子又唱又跳又开玩笑，使病人畅怀大笑，一二日后心下块皆散，不药而愈。

5. 思胜恐

肾在情志上表现为恐，五行理论中肾和恐属于五行之“水”。脾在情志上表现为思，脾与思都属于五行之“土”。五行理论中具有“土”性的同类事物可以制约具有“水”性的同类事物。惊恐为肾志，过度恐惧或突然恐惧或突然的惊吓，会使人产生肾气不固，气陷于下，神气涣散，二便失禁等病理变化。“思则气结”，故采用各种方法引导患者对有关事物进行深思，既可收敛涣散的神气，并能解除其恐惧紧张的心理状态，从而制约患者的过度惊恐，及其所引起的躯体障碍。《儒门事亲》记载：山东杨先生治疗患者洞泄不止，不施方药，而是与病人大谈日月星辰之行及风云雷雨之变，自辰时至未时连续七八小时未辍，病人听得连上厕所都忘掉了。杨先生还告诉张子和：“治洞泄不止之人，先问其所好之事，好棋者，与之棋；好乐者，与之笙笛。”

（三）暗示疗法

所谓暗示，是指人们通过言语、手势、表情、动作和暗号等方式，使人不加考虑地接受某种意见或者做某事。暗示分为消极暗示和积极暗示。早在《素问·调经论》中就有如下论述："按摩勿释，出针视之曰：我将深之，适人必革，精气自伏，邪气散乱。"意思是，医生要先在病人即将针刺的地方不停地按摩，并拿出针来给病人看，嘴上说我将把针扎得很深，这样，病人必然会集中注意力，使精气深伏于内，邪气散乱而外泄，从而提高针刺的疗效。这就是《黄帝内经》中所记载的运用心理暗示疗法的早期范例。南朝刘义庆《世说新语·假谲》记载："魏武行役，失汲道，军皆渴，乃令曰：'前有大梅林，饶子，甘酸可解渴。'士卒闻之，口皆出水，乘此得及前源。"这是暗示疗渴之法。说明暗示作用不仅影响人的心理与行为，而且能影响人体的生理机能。

暗示能影响人的观念、情感、意志等心理活动，能挖掘人的心理潜能，能协调或改善心理功能，以取得更佳的医疗效果。

《伤寒论》记载："师曰：病家人来请云'病人发烧，烦极'。明日师到，病人向壁卧，此热已去也。设令脉自和，处言已愈。设令向壁卧，闻师到，不惊起而盼视，若三言三止，脉之，咽唾者，此诈病也。设令脉自和，处言汝病大重，当须服下吐药，针灸数十百处，乃愈。"张仲景所言诈病，实是情志所致之病，故言"须服下吐药，针灸数十百处"，病人惧怕吐药针灸，会自我暗示病必愈。这里也是利用了暗示疗法。

第六章　中医特色养生方法

养生可以说是一个亘古不变的话题，我国上古先民基于抗御严酷的自然环境，调整体力，抵抗、防治疾病的需要，设计出一套以颐养身心、增强体质、预防疾病、延年益寿为目的，以自我调摄为主要手段的一系列综合性保健措施，所有这些措施在长期的生产、生活实践中不断积淀、丰富和完善而发展成一门学说——养生学，它是中华民族的瑰宝，是中华民族传统文化的一个有机组成部分。尤其是近年来，随着生活质量的提高，人们越来越关注自身健康，养生保健越来越受到重视，养生已成为当今时代的一大主题，尤以中医养生最受瞩目。具有中医特色的养生方法，归纳起来主要有饮食养生、起居养生、气功养生、体质养生、季节养生、艺术养生等几方面的内容。

第一节　饮食养生

饮食养生，就是按照中医理论，调整饮食，注意饮食宜忌，合理地摄取食物，以增进健康、益寿延年的养生方法。

饮食是给机体提供营养物质的源泉，是维持人体生长、发育，完成各种生理功能，保证生命存续的不可缺少的条件。古人早就认识到了饮食与生命的重要关系，如《汉书·郦食其传》所说：“民以食为天。”我国人民在长期实践中积累了丰富的知识和宝贵经验，逐渐形成了一套具有中华民族特色的饮食养生理论，在保障人民健康方面发挥了巨大作用。

一、中医饮食养生特色

（一）药食同源

食物是人类生存最基本的前提，人类对于药物的最初认识也始于对食物的认识，医、药与食物在特定方面同源，某种程度上可以认为具有保健和治疗作用的食物是药物的鼻祖。正因为如此，中国的传统饮食文化和理论是与医药一脉相承的。古有“药食同源”之说，是指药物和食物皆属天然之品，二者在性能上有相通之处。食物和中药一样也具有“四气”“五味”“升降浮沉”“归经”等属性。其理论与中药学同源异流，故在性能的表达和内涵上与中药无本质区别。

（1）四气，又称四性，即寒、热、温、凉四种属性。寒凉食物大多具有清热、解毒、泻火、除烦、凉血、滋阴等作用，适用于炎热的气候环境以及阳盛体质的调养；温热食物大多具有助阳、散寒、温经、通络的功效，适合于寒冷的气候环境以及阳虚体质的调养。此外，还有一些平性食物，是指寒热之性不甚明显的食物。它们的性质虽是平性，但仍有偏温或偏凉之分。平性食物四季皆宜，可供各种体质的人常年食用。

（2）五味，即酸、苦、甘、辛、咸五种不同的食物滋味。酸味食物大多具有坚阴固精、濡筋柔肝的作用；苦味食物有泻热坚阴、燥湿降逆的作用；辛味食物具有发散、调理气血的作用；咸味食物具有补肾填髓、软坚泻下的作用；甘味食物大多具有补益、和中、缓急的作用。《素问·脏气法时论》对五味的作用进行了归纳，即“辛散、酸收、甘缓、苦坚、咸软”。

（3）升降沉浮，升表示上升，降表示沉降，浮表示发散，沉表示泄利。食物升降浮沉的性能与食物本身的性味有不可分割的关系。具有温、热性和辛、甘味的食物，大多具有升、浮的性能；具有寒、凉和酸、苦、咸的食物，大多具有沉降的性能。

（4）归经，是指食物对脏腑经络的选择作用。食物的性味归经揭示了食物的不同功能和作用。

（二）特色食疗

从历代文献记载来看，中医饮食养生注重食养，兼顾食疗。从广义上说，药膳属于食疗的范围，与单纯药物类相比，具有相对平和的特点。用于制作药膳的药物，多是药食同用之品，其“寓健康于饮食”，深受广大群众的喜爱。

二、饮食养生的作用

（一）滋养调整作用

饮食为的是补充营养，这是人所共知的常识。但具体说来还有许多讲究。首先，人体最重要的物质基础是精、气、神，统称“三宝”。机体营养充盛，则精、气充足，神自健旺。《寿亲养老新书》说：“主身者神，养气者精，益精者气，资气者食。食者，生民之大，活人之本也”，明确指出了饮食是“精、气、神”的营养基础。其次，由于食物的味道各有不同，对脏腑的营养作用也有所侧重。《素问·至真要大论》中说：“五味入胃，各归所喜，故酸先入肝，苦先入心，甘先入脾，辛先入肺，咸先入肾，久而增气，物化之常也。”此外，食物对人体的营养作用，还表现在其对人体脏腑、经络、部位的选择性上，即通常所说的“归经”问题。如：茶入肝经，梨入肺经，粳米入脾、胃经，黑豆入肾经等，有针对性地选择适宜的饮食，对人的营养作用更为明显。再者，饮食也可以调整人体的阴阳平衡，即《素问·阴阳应象大论》所说：“形不足者，温之以气，精不足者，补之以味。”根据食物的气、味特点，及人体阴阳盛衰的情况，予以适宜的饮食调整阴阳平衡。例如，阳虚者，可用羊肉、狗肉、牛肉、核桃仁、韭菜、干姜等辛热的食物温补阳气；阴虚者，可用甲鱼、银耳、木耳、枸杞子等甘凉的食物滋阴生津。

（二）强身防病作用

食物对人体的滋养作用是身体健康的重要保证。合理地安排饮食，保证机体有充足的营养供给，可以使气血充足，五脏六腑功能旺盛。因而，新陈代谢功能活跃，生命力旺盛，适应自然界变化的应变能力好，抵御致病因素的力量就强。

在日常生活中，某些食物的特殊功效可以直接用于疾病的预防。例如：食用动物肝脏，既可养肝，又能预防夜盲症；食用海带，既可补充碘及维生素，又可预防甲状腺肿；食用水果和新鲜蔬菜，既可补充营养又可预防维生素 C 缺乏病；食用甜菜汁、樱桃汁可预防麻疹；食用大蒜可预防外感和腹泻；食用绿豆汤可预防中暑；食用葱白、生姜可预防伤风感冒，等等，这些都是利用饮食来达到预防疾病的目的。

（三）益寿抗衰作用

饮食调摄是长寿之道的重要环节，如何利用饮食营养达到抗衰防老、益寿延年的目的，是历代医家十分重视的问题。中医认为：精生于先天，而养于后天，精藏于肾而养于五脏，精气足则胃气盛，肾气充则体健神旺，此乃益寿、抗衰的关键。因此，在进食时要选用具有补精益气、滋肾强身作用的食品。同时，注意饮食的调配及保养，对防老抗衰是十分有意义的。特别是对于老年人，充分发挥饮食的防老抗衰作用尤其重要。《养老奉亲书》说：“高年之人，真气耗竭，五脏衰弱，全仰饮食以资气血。”

很多食物都具有防老抗衰作用，例如：芝麻、桑葚、枸杞子、龙眼肉、胡桃、蜂王浆、山药、牛奶、甲鱼等，都含有抗衰老物质成分，有一定的抗衰延寿作用。经常选择适当食品服用，有利于健康、长寿。

在传统的中医饮食养生法中，有丰富的调养经验和方法，在食品选择上，有谷类、肉类、蔬菜、果品等几大类；在饮食调配上，则又有软食、硬食、饮料、菜肴、点心等，只要调配有方，用之得当，不仅有养生健身功效，而且可以收到延年益寿效果。

三、饮食调养的原则

饮食养生，并非无限度地补充营养，而是必须遵循一定的原则和法度。概括地说，主要有四个方面：一要“和五味”，即食不可偏，要合理配膳，全面营养；二要“有节制”，即不可过饱，亦不可过饥，食量适中，方能收到养生的效果；三要注意饮食卫生，防止病从口入；四要因时因人而异，根据不同情况、不同体质，采取不同的配膳营养。这些原则对于指导饮食营养是十分重要的。

（一）合理调配

饮品、食品的种类繁多，所含营养成分各不相同，只有做到合理搭配，才能使人得到各种不同的营养，以满足生命活动的需要。因此，全面的饮食，适量的营养，乃是保证生长发育和健康长寿的必要条件。早在两千多年前，《素问·脏气法时论》中就指出“五谷为养，五果为助，五畜为益，五菜为充，气味合而服之，以补精益气”，《素问·五常政大论》也说“谷、肉、果、菜，食养尽之”，全面概述了饮食的主要组成内容。其中，谷类为主食品，肉类为副食品，水果作为辅助，蔬菜用作充实。人们必须根据需要，兼而取之。这样调配饮食，才能供给人体需求的大部分营养，有益于人体健康。

从现代科学研究来看，谷类食品含有糖类和一定数量的蛋白质；肉类食品中含有蛋白质和脂肪；蔬菜、水果中含有丰富的维生素和矿物质。这些食物相互配合起来，才能满足人体对各种营养的需求。如果不注意食品的合理调配，就会影响人体对所需营养物质的摄取，于健康无益。

在实际生活中，要根据合理调配这一原则，结合具体情况，有针对性地安排饮食，这对身体健康是十分有益的。中医将食物的味道归纳为酸、苦、甘、辛，咸五种，统称“五味”。五味不同，对人体的作用也各有不同。五味调和，有利于健康。《素问·生气通天论》指出：“阴之所生，本在五味，阴之五宫，伤在五味”，“是以谨和五味，骨正筋柔，气血以流，腠理以密，如是则骨气以精，谨道如法，长有天命”。说明饮食调配得当，五味和谐，则有助于机体消化吸收，滋养脏腑、筋骨、气血，因而有利于健康长寿。《素问·五脏生成》指出：“多食咸，则脉凝泣而变色；多食苦，则皮槁而毛拔；多食辛，则筋急而爪枯；多食酸，则肉胝皱而唇揭；多食甘，则骨痛而发落，此五味之所伤也。”从食味太偏有损健康的角度，强调了五味调和的重要性。

（二）饮食有节

饮食有节，就是饮食要有节制。这里所说的节制，包含两层意思，一是指进食的量，一是指进食的时间。所谓饮食有节，即进食要定量、定时。《吕氏春秋·季春纪》说，

“食能以时，身必无灾，凡食之道，无饥无饱，是之谓五脏之葆”，说的就是这个意思。

定量，是指进食宜饥饱适中。人体对饮食的消化、吸收、输布，主要靠脾胃来完成。进食定量，饥饱适中，恰到好处，则脾胃足以承受。消化、吸收功能运转正常，人便可及时得到营养供应，以保证各种生理功能活动。反之，过饥或过饱，都对人体健康不利。

过分饥饿，则机体营养来源不足，无法保证营养供给。消耗大于补充，就会使机体逐渐衰弱，势必影响健康。反之，饮食过量，在短时间内突然进食大量食物，势必加重胃肠负担，食物停滞于肠胃，不能及时消化，就影响营养的吸收和输布；脾胃功能因承受过重，亦会受到损伤。无论过饥还是过饱，都会使身体难以供给人体生命所需要的足够营养。气血化生之源不足，必然导致疾病的发生，无益于健康。《管子》说：“饮食节……则身利而寿命益，……饮食不节……则形累而寿命损。”

定时，是指进食宜有较为固定的时间，早在《尚书》中就有“食哉惟时”之论。有规律地定时进食，可以保证消化、吸收机能有节奏地进行活动，脾胃则可协调配合，有张有弛。食物则可在机体内有条不紊地被消化、吸收，并输布全身。如果食无定时，或零食不离口，或忍饥不食，打乱胃肠消化的正常规律，都会使脾胃失调，消化能力减弱，食欲逐渐减退，有损健康。

定量、定时是保护消化功能的调养方法，也是饮食养生的一个重要原则，历代养生家都十分重视这个问题，例如：孙思邈在《千金要方》中指出：“食欲数而少，不欲顿而多”，即进食要适度。一日之内，人体的阴阳气血随昼夜变化而盛衰各有不同。白天阳气盛，故新陈代谢旺盛，需要的营养供给也必然多，故饮食量可略大；夜晚阳衰而阴盛，多为静息入寝，故需要的营养供给也相对少些，因而饮食量可略少，这也有利于胃肠的消化功能。所以，自古以来，就有“早饭宜好，午饭宜饱，晚饭宜少”之说。

（三）饮食宜忌

注意饮食卫生，也是我国人民的好传统。自古以来，饮食卫生一直为人们所重视，把注意饮食卫生看成是养生防病的重要内容之一。归纳起来，主要有三个方面：

1. 饮食宜新鲜

新鲜、清洁的食品，可以补充机体所需的营养，食品新鲜而不变质，其营养成分很容易被消化、吸收，对人体有益无害。食品清洁，可以防止病从口入，避免被细菌或毒素污染的食物进入机体而发病。因此，食物要保证新鲜、清洁。《论语·乡党》中就有“鱼馁而肉败不食。色恶，不食”，张仲景在《金匮要略》中进一步指出：“秽饭、馁肉、臭鱼，食之皆伤人”。告诫人们，腐败不洁的食物、变质的食物不宜食用，食之有害。新鲜、清洁的食品才是人体所需要的。

2. 宜以熟食为主

大部分食品不宜生吃，需要经过烹调加热后变成熟食，方可食用，其目的在于使食物更容易被机体消化吸收。同时，也使食物在加工变热的过程中，得到清洁、消毒，除掉一些致病因素。实际上，在人类取得火种以后，吃熟食便成为人类的饮食习惯，以致发展为烹调学。孔子的“脍不厌细”，也是着眼于熟食而言。故饮食以熟食为主是饮食卫生的重要内容之一，肉类尤须煮烂。《千金要方·养性序》说：“勿食生肉，伤胃，一切肉惟须煮烂”，这对老年人尤为重要。

3. 注意饮食禁忌

首先，在人类长期的实践过程中，人们逐渐认识到，有些动、植物于人体有害，食用后会引发食物中毒，如河豚、发芽的土豆等，对人体有毒，误食会影响健康，危及生命。因而，在饮食中，应多加小心，仔细辨认。其次，是疾病的饮食禁忌。总体而言，热证忌食辛辣之品；寒证忌食生冷之品；脾胃虚弱忌食生冷油腻之品。最后，是服药期间的饮食禁忌。《调疾饮食辩》中说：“病人饮食，借以滋养胃气，宣行药力，故饮食得宜，足为药饵之助，失宜，则反与药饵为仇。”古代文献中有服用某些中药时忌食生冷、辛辣等，其中不少得到现代药物学研究证实，但仍有不少内容需要继续深入研究。

（四）因人因时制宜

饮食调摄，要根据不同的年龄、体质、个性、习惯等方面的差异，分别予以安排，不可一概而论。例如：胃酸偏多的人，宜适当多食碱性食物；而胃酸缺乏的人宜适当选择偏酸性的食品，以保证食物的酸碱适度。体胖之人，多有痰湿，故饮食宜清淡，而肥甘油腻之品则不宜多食；体瘦之人，多阴虚内热，故在饮食上宜多吃甘润生津的食品，而辛辣燥烈之品则不宜多食。关于因人调摄饮食的内容，会在本章第四节“体质养生”中详述。

随四时气候的变化而调节饮食，也是饮食养生的原则之一，对于保证机体健康是有很好作用的。元代忽思慧所著的《饮膳正要》一书中说：“春气温，宜食麦以凉之；夏气热，宜食菽以寒之；秋气燥，宜食麻以润其燥；冬气寒，宜食黍以热性治其寒”，概括地指明了饮食四时宜忌的原则。关于因时调摄饮食的内容，会在本章第五节“季节养生”中详述。

四、食后养生

进食之后，为了帮助消化食物，亦应做一些必要的调理，例如：食后摩腹、散步、漱口等。

（一）食后摩腹

《千金翼方》说：“平日点心饭讫，即自以热手摩腹”，又说：“中食后，还以热手摩腹”。食后摩腹的具体方法是：进食以后，自左而右，可连续作二三十次不等。这种方法有利于腹腔血液循环，可促进胃肠消化功能，经常进行食后摩腹，不仅于消化有益，对全身健康也有好处，是一种简便易行，行之有效的养生法。

（二）食后散步

进食后，不宜立即卧床休息。饭后宜做一些从容缓和的活动，才于健康有益。俗话说："饭后百步走，能活九十九"，《摄养枕中方》中说："食止，行数百步，大益人。"进食后，活动身体，有利于胃肠蠕动，促进消化吸收，而以散步是最好的活动方式。

如果在饭后，边散步，边摩腹，则效果更佳。《千金翼方》将其归纳为："食后，还以热手摩腹，行一二百步，缓缓行，勿令气急，行讫，还床偃卧，四展手足，勿睡，顷之气定。"这是一套较为完整的食后养生方法，为后世多所沿用，实践证明行之有效。

（三）食后漱口

食后还要注意口腔卫生。进食后，口腔内容易残留一些食物残渣，若不及时清除，往往引起口臭，或发生龋齿、牙周病。早在汉代，《金匮要略》中即有"食毕当漱口数过，令牙齿不败口香"之说。经常漱口可使口腔保持清洁，牙齿坚固，并能防止口臭、龋齿等疾病。

第二节　起居养生

起居养生，是指人们在日常生活中遵循传统的养生原则而合理地安排起居，从而达到健康长寿的方法。起居养生包括居住环境、作息调摄、睡眠养生等方面。

一、居住环境

居住环境是指住所及其周围的自然环境，可分为居室周边环境和居室内环境。人们很早就认识到适宜的居住环境对保障人类健康和养生的意义。正如《孟子·尽心上》所说："居移气，养移体，大哉居乎！"

（一）居室周边环境

居住环境对健康有着重要影响，应合理选择居住地。古人多主张居住地最好选在依山傍水、气候宜人、土地肥沃、水质清净之处。这种理想的住宅选址，在一些山村较易做到，在城市只能尽量创造接近理想的环境。

1. 选空气清新之处

山区、高原、海滨由于空气清新，环境污染较少，是理想的居住地，有条件者应尽量把房屋建在依山傍水的地方。不过对于大多数人来说，自由选择居住地是一件很难的事，但也要尽可能选择空气清新、环境安宁的地方。

2. 避免环境污染

环境污染包括大气污染、土壤污染、水体污染。大气污染严重影响了人们的身体健康。首先受害的是呼吸道，由于呼吸道黏膜与污染物的接触面积大，所以吸收很快，从而引起呼吸系统疾病。其次是消化道，空气中的污染物沉降到水、土壤和食物上，从而对消化系统造成伤害。此外，污染物还可对皮肤、黏膜直接造成危害。随着工业的发展，空气中混入的致癌物质逐渐增多，如多环芳烃、砷、铅、镍、石棉等，能诱发多种癌症。因此，住宅选址应尽可能远离工矿企业，使居住环境的污染降到最低限度。

3. 居住环境安宁

居住环境的安宁也是健康长寿的重要因素。悦耳的声音会使人心情愉快，精神振奋；而各种噪声却会给人带来极大的损伤。噪声主要来源于交通运输、工业生产、建筑施工、公共活动等。噪声污染对人体健康的危害是多方面的，会干扰人的睡眠，降低工作效率。在吵闹的环境中工作易致烦躁、疲劳、记忆力减退等。

（二）居室内环境

一般人每天除了工作之外，大部分时间是在家中度过的，室内的小环境更直接地影响人们的生活与健康。因此，良好的居室内环境就显得十分重要。

1. 居室结构合理

居室容积合理，平均每人拥有 30 平方米的居室容积，其温热感觉及心脏活动是最良好的。居室的高度一般在 2.7 米至 2.8 米，以满足居室的采光和通风要求，改善室内的微小气候，降低夏季居室温度，保持室内呼吸的空气清洁，使居住在室内的人有宽敞舒适的感觉，从而有利于体温调节和高级神经活动。

2. 微小气候适宜

室内微小气候，指室内由于维护结构的作用，形成的与室外不同的室内气候，主要由气温、气湿、气流和热辐射四种气象因素组成。这四种气象因素综合作用于人体，直接作用是影响人体的体温调节。一般而言，夏季室内适宜温度为 23℃ ~28℃，相对湿度30% ~80%。冬季室内适宜温度为 16℃ ~20℃，相对湿度 30% ~45%。

3. 室内采光通风良好

室内采光好，可以起到杀菌消毒作用，并能提高人体免疫力。居室的自然通风可保证房间的空气清洁，排除室内的湿热秽浊之气，加强散热，改善人的工作、休息环境。尤其是厨房和厕所更应保持良好的通风。

二、作息调摄

作息即指劳作和休息。汉代王充在《论衡·偶会》中指出："作与日相应，息与夜相得也。"强调作息应该顺应自然节律。作息养生就是指在中医理论指导下，顺应自然变化的规律，合理安排日常生活、作息时间，使之有益于身心的养生方法。

（一）起居有常

1. 建立科学的作息制度

人生活在自然界中，并与之息息相关。因此，人们的起卧作息只有与自然界阴阳消长的变化规律相适应，才能有益于健康。例如，平旦之时阳气从阴始生，到日中之时，则阳气最盛，黄昏时分则阳气渐虚而阴气渐长，深夜之时则阴气最为隆盛。人们应在白昼阳气隆盛之时从事日常活动，而到夜晚阳气衰微的时候，就要安卧休息，也就是古人所说的"日出而作，日入而息"，这样可以起到保持阴阳运动平衡协调的作用。又如，一年之中，四时的阴阳消长，对人体的影响尤为明显。因此，孙思邈说："善摄生者，卧起有四时之早晚，兴居有至和之常制。"即根据季节变化和个人的具体情况制定出符合生理需要的作息制度，并养成按时作息的习惯，使人体的生理功能保持在稳定平衡的良好状态中，这就是起居有常的真谛所在。

2. 生活作息失常的危害

《黄帝内经》告诫人们，如果"起居无节"，便将"半百而衰也"。就是说，在日常生活中，若起居作息毫无规律，恣意妄行，逆于生乐，以酒为浆，以妄为常，就会引起早衰以致损伤寿命。现代研究认为，人体进入成熟以后，随着年龄的不断增长，身体的形态、结构及其功能开始出现一系列退行性变化。例如适应能力减退、抵抗能力下降、发病率增加等，这些变化统称为老化。老化是一个比较漫长的过程，衰老多发生在老化过程的后期，是老化的结果。生理性衰老是生命过程中的必然阶段。但仍可通过养生延缓衰老；病理性衰老则可结合保健防病加以控制。有些人生活作息很不规律，夜卧晨起没有定时，贪图一时舒适，四体不勤，放纵淫欲，这必将导致加速老化和衰老，进而导致死亡。

（二）劳逸适度

1. 工作中的养生法则

人体应该进行适当的活动，但应有节度不要过于疲倦。正如《素问·上古天真论》所说：“形劳而不倦。”孙思邈提出“养性之道，常欲小劳，但莫大疲及强所不能堪耳”的运动方法。古今中外的寿星，大多是勤于“小劳”的实践者。随着社会的发展，现代人的体力劳动日益减少，致使机体器官功能降低，免疫力下降，从而导致各种疾病的发生。因此，要勤于参加各种运动，以达到养生、健体的目的。同时，要注意量力而行，劳逸结合。

2. 工作中的养生方法

工作中的养生方法有很多，概括而言，主要有以下几个方面：

第一，根据参与工作的主要脏腑组织，进行有针对性的养护。例如，用眼人群，应注意做眼保健操、看绿色植物、极目远眺；用嗓人群，应注意学习正确发音，工作时饮用润喉利咽茶等；用电脑人群，应注意保护颈椎。

第二，根据工作性质的不同，运用不同的休息方式。例如，体力劳动者，休息时可参与阅读、书画等娱乐休闲活动；而脑力劳动者，休息时不妨多活动形体。

第三，根据工作特点，在工作的同时，可有意识地将一些养生保健行为融汇其中。例如，整天坐在办公桌前的人，下肢通常一动不动，而颈部一直处于紧张状态，可在工作时进行踮脚尖、舒展肩膀等活动。

三、睡眠养生

人的一生中，有 1/3 的时间是在睡眠中度过的，这既是生理的需要，也是健康的保证和恢复精神的必要途径。睡眠的质量对人的健康有着重要的影响。睡眠养生即是采用合理的睡眠方法和措施，保证充足而高质量的睡眠，从而达到防病健体、延年益寿的目的。

（一）睡前不可进食

睡前进食会增加胃肠的负担，既影响入睡又损害身体。如睡前感到饥饿，饮食后最好稍微休息一段时间再睡。古人有“胃不和则卧不安”之说，所以睡前不可进食。

（二）睡前不宜大量饮茶水

睡前饮水过多会使膀胱充盈，排尿次数增多，特别是老年人，肾气已虚，固摄功能减弱，过量饮水会导致夜尿增多而影响睡眠。睡前饮茶也是影响睡眠质量的原因之一，茶叶中含有的咖啡因能刺激中枢神经，导致饮茶后难以入睡。

（三）睡前需刷牙漱口

临睡前刷牙漱口能除去一日饮食残渣，否则这些存留在口腔内的残渣，经过一夜的时间，会对牙齿和口腔造成危害，引起口臭、龋齿、牙周炎等各种疾病。“齿为骨之余，肾之标”，故坚持睡前刷牙漱口也是防止早衰的措施之一。

（四）睡前宜泡脚与足底按摩

历代养生家都把睡前用热水泡脚作为防病健体、延年益寿的一项重要措施。泡脚可疏通经脉，促进血液循环，并有利于消除疲劳、提高睡眠质量。泡脚是用热水泡洗，水温以热而不烫、自觉舒适为度，水量要没过脚踝，时间为 15 分钟左右，泡完后用毛巾擦干。泡完脚后可进行足底按摩。最简单有效的足底按摩是用手按摩足底部的涌泉穴（位于足底前 1/3 凹陷处）。涌泉穴是足少阴肾经的要穴。按摩涌泉穴有助于消除疲劳、改善睡眠、防治心脑血管疾病。具体做法是，先用左手握住左脚趾，用右手拇指或中指指腹按摩左脚涌泉穴 36 次，然后再用左手手指指腹按摩右脚涌泉穴 36 次，如此反复 2 ~ 3 次。

（五）睡眠时间

中医养生学强调睡眠要适应自然界四时阴阳消长的变化。春天和夏天应晚睡早起，秋天应早睡早起，冬天应早睡晚起。通常每天睡眠时间为 8 小时左右，老人与小儿可适量增加。

第三节　气功养生

中医气功养生功法，是以意识为主导，通过形体的导引运动，配合呼吸吐纳，来畅通经络气血、调节脏腑功能，而达到强身健体、延年益寿的方法。我国历代医家坚持“流水不腐，户枢不蠹”的养生保健理念，形成了具有鲜明特色的，以形体运动、调节气息、宁静心神为主要形式的养生功法。

一、调形、调气与调神

人由形、气、神三个要素构成，而这三个要素相互关联、相互影响。养生功法采用各种手段对人体形、气、神进行锻炼和调控，并使之三位一体，从而达到生命的优化状态。

（一）调形

传统养生功法种类繁多，无论是动功还是静功，坐功或是站功，都必须调整身形，对身体姿势或动作进行主动的调整、锻炼，使之逐渐达到练功要求和目的。科学合理的肢体动作和身形姿势练习，可起到伸筋拔骨、柔筋健骨、疏通经络，调畅气血的作用，进而达到调整身心、强身健体的目的。

（二）调气

养生功法通过形体动作引动人体内气的流动。所引动之气，一方面牵动了经络之气，通过畅通经络气机，进而调整人体全身的生命活动；另一方面引导了机体组织与周围气的开合出入及脏腑气机的升降。此外，养生功法还可以主动地、自觉地调整和控制呼吸，能使人体更有效地吸入大自然清气，呼出体内浊气，促进先、后二天之气在体内充分交汇融合，达到吐故纳新、改善全身气血运行、调节人体呼吸系统及各组织器官的生理功能、增强活力的作用。

（三）调神

调神，就是对自我精神意识和思维活动主动自觉地进行调整和控制，并使之逐步达到练功的要求和目的。调神是“三调”中最重要的环节。因为在功法锻炼中，无论是调形还是调气，都是在意识的指挥和参与下进行并最终完成的。基本要求是精神放松，意识平静，达到形、气、神的和谐统一，并趋于相对松静舒缓的状态，从而达到强身健体、养生康复的作用。

二、常见养生功法

中医气功养生功法种类繁多，其流派纷呈、特色各异，是中医养生学的璀璨明珠。这里简单介绍几种传统流派的代表性功法。

（一）八段锦

八段锦并不是一种拳术，而是一种十分优秀的内功养生健身功法，因其动作古朴优雅，由八节动作组成，故得此名。八段锦大约形成于12世纪，分为站式八段锦和坐式八段锦。站式八段锦又称武八段，多为马步式或直立式，俗称北派八段锦，多适合青壮年与体力充沛者习练；坐式八段锦又称文八段，多用坐式，注重凝神行气，俗称南派八段锦，适合年老体弱者习练。

八段锦的习练特点：

1. 柔和缓慢，行云流水

柔和，即动作不僵硬，轻松自如，舒展大方。缓慢，即身体重心平稳，虚实分明。行云流水，即习练时忌直上直下，直来直去，应注意动作的虚实变化和姿势转换间的上下相随、节节贯穿。

2. 松紧相兼，动静相宜

松，即习练时肌肉、关节、神经系统等处于放松状态；紧，即习练时可适当用力，急缓相配，尤其是在动作的衔接转换处；动，即通过意念的引导，身体动作需轻灵自然，节节贯穿；静，即习练动作从外在看略有停顿，但实际上肌肉还在内部保持发力。

3. 形神合一，意气相和

习练八段锦时，意念活动不是守一的，而是在不同的习练阶段，意想不同的习练过程。练功初期，意念活动重点在于习练提示和动作规范上，要求动作正确，路线明确；练功提高阶段，意念活动主要在动作的风格特点和呼吸配合上，要提高练习质量；在功法熟练阶段，意念也会随呼吸、动作的协调而越来越自然，从而逐渐达到形神合一，意气相和。

（二）五禽戏

五禽戏是古代传统导引养生功法的代表之一，具有悠久的历史。它是通过模仿五种动物——虎、鹿、熊、猿、鸟的动作而编创成的导引功法。东汉时期的华佗将以前的功法进行了系统的总结，并组合成套路，通过口授身传进行传播。到了南北朝时期，陶弘景的《养性延命录》用文字记录了下来。五禽戏是流传时间最长的健身方法之一。虽然表意为嬉戏、游戏，但它不是一套简单的导引术或体操，而是一套高级的保健养身功法，是我国最早的、最完整的医疗保健操，对后世的气功、武术等具有重大影响。

1982 年，当时的卫生部、教育部和国家体委正式发出通知，将五禽戏等中国传统健身法作为在医学类大学中推广的“保健体育课”的内容之一。2003 年，中国国家体育总局把重新编排后的五禽戏等健身法作为“健身气功”的内容推广到了全国。五禽戏发展到现在，已形成了许多流派，每个流派都有各自不同的特色和风格，有些甚至被冠以华佗之名。但不论哪一派，外功型还是内功型、锻炼身体还是修炼意念，都是在模仿“五禽”动作的基础上，以强身健体、防病治病、健身延年等为目的的功法。

五禽戏的习练特点：

1. 简单安全，可调整练习

为了便于广大群众习练，五禽戏动作力求简单、左右对称、平衡发展。虽然动作相对简单，但不管是动势还是静势，都有其内在精华。此外，五禽戏属于低强度的有氧运动，运动量较为适中，习练者可根据自身情况选择全套习练或偏重于某一戏、某一式，循序渐进，逐步提高。

2. 以腰为轴，带动全身

总体而言，五禽戏以腰为主轴和枢纽带动全身进行运动，包括前俯、后仰、侧屈、拧转、折叠、提落、开合、缩放等各种不同的姿势。长期习练，会对颈椎、胸椎、腰椎等各部位起到拉伸按摩的功效，可防治关节性病症。另外，五禽戏中的许多动作还会使足趾、手指等关节得到锻炼，有助于加强远端血液微循环，锻炼肌肉群。

3. 外主形，内主神

五禽戏是一种模仿动物姿势的健身气功，讲究升降开合、以形引气。虽然形显于外，却时时被内在的“神”牵制。只有意气相随，内外合一，外形动作才会有“五禽”的神韵及特点。此外，初练者在练功过程中，首先要做到体式正确、标准；其次要做到身体自然放松，不僵硬、不拿劲、不软塌；最后再进入以意引气、气贯全身、以气养神的阶段。待习练者进入熟悉阶段后，还须注意呼吸法的配合，直至进入“心息相依”的境界。

4. “站桩”为过渡动作

“站桩”利于习练者以一种相对平稳的状态和心境进入下一动作，从而达到“外静内动”的功效。尤其是五禽戏以模仿“五禽”的动作和姿势为主，运动幅度及变化性较强，因此在功法的起势、收势及每一戏结束后进行短暂的“静”态，动静结合，起到练养相兼的互补作用，促进练功效果的进一步提高。

（三）太极拳

太极拳以太极为名，是取法于《易经》阴阳动静之理，盈虚消长之机。太极拳在整个运动过程中自始至终都贯穿着“阴阳”和“虚实”，其运动作势，圆活如环之无端，循环往复，每个拳式都蕴含阴阳变化之道。太极拳通过形体导引，将意、气、形结合成一体，使人体精神和悦、经络气血畅通、脏腑功能旺盛，以达到“阴平阳秘”的健康状态。

太极拳的习练特点：

1. 动静皆备，拳功并练

动以入门，入门先练拳，练拳术招法。习练时身体要端正、放松，呼吸要均匀、细长，内心要平静，精神要集中。整套动作尽量做到连贯协调，尤其是动作的转换之间。此外，由于功属柔而拳属刚，拳属动而功属静，刚柔互济，动静相宜，可以充分调动关节和调节脏腑。所以习练养生太极拳还要求动静皆备，拳功并练。

2. 意念引招式

有为以始，无为以成，练拳先练意。形体的正确、动作的舒缓、呼吸的匀畅、身体的松正、气息的运行、劲力的收发，全部是在意念的指导下开始并渐入佳境的。因此，首先需将功法熟记于心，在心意的指导下带动身体的一招一式。所以拳术、招法是否规范正确，很多时候与意念有密切的关系。因此一定要将练意的基本功做到位。

3. 体松心愉

练气、练劲、练意的基础是放松，但放松绝不是指让身体处于一种完全松散的状态。太极拳多用随息放松法，即根据每个人的体质及外在环境因素，锻炼强度顺应个人能力的一种功法。而随息放松练习法利于动作和生理规律的融合。通过达到松透的状态，身心进入愉悦舒心的状态，气血随之得以顺畅，于是便有气感，进而可以入道，进阶练气、更向上进。随息放松是锻炼逆腹式呼吸、拳式呼吸的过渡功法。

4. 逆腹式呼吸法

逆腹式呼吸是通过锻炼后养成符合生理规律和习惯的自然呼吸方式，也是与拳式呼吸方式、内气、劲气协调一致的呼吸方式。而养生太极拳即采用逆腹式呼吸法。用这种呼吸方式习练时，形体动作的虚实、开合、呼出、吸入，需各循阴阳，相互协调一致，逆腹式呼吸有助于丹田真气对习练招式的劲力的充分发挥。

第四节　体质养生

一、体质的分类

体质现象是人类生命活动中的一种重要表现形式，它与健康、疾病密切相关。体质是在先天禀赋和后天获得的基础上形成的形态结构、生理功能和心理状态方面综合的、相对稳定的固有特质，是人类生长、发育过程中所形成的与自然、社会环境相适应的人体个性特征，表现为结构、功能、代谢以及对外界刺激反应等方面的个体差异性、对某些病因和疾病的易感性、疾病传变转归过程中的某种倾向性。

（一）古代体质分类方法

《黄帝内经》中对体质类型的分类方法进行了阐述，主要包括阴阳五行分类法、阴阳太少分类法、形态与功能分类法等多种分类方法。

1. 阴阳五行分类法

《灵枢·阴阳二十五人》根据人的体形、肤色、认知能力、情感反应等方面的差异，将体质分为木、火、土、金、水五大类型。然后又根据五音的太少，左右手足三阳经，以及气血多少反映在头面四肢的生理特征，将每一类型再分为五类，共五五二十五型，统称“阴阳二十五人”。

2. 阴阳太少分类法

《灵枢·通天》把人分为太阴之人、少阴之人、太阳之人、少阳之人、阴阳平和之人五种类型，这是根据人体先天禀赋的阴阳之气的多少，来说明人的心理和行为特征。

3. 形态与功能分类法

《灵枢·逆顺肥瘦》将人分为肥人、瘦人、肥瘦适中人三类。《灵枢·卫气失常》又将肥人分为膏型、脂型、肉型三种，并对每一类型人生理上的差别、气血多少、体质强弱皆做了比较细致的描述。

（二）近代体质分类方法

1. 正常体质分类

“阴阳匀平，命曰平人”，“阴平阳秘，精神乃治”。因此，理想的体质应是阴阳平和之质，但是阴阳的平衡指的是阴阳消长动态平衡，所以总是存在偏阴或偏阳的状态，只要不超过机体的调节和适应能力，均属于正常生理状态。因此，人体正常体质大致可分为阴阳平和质、偏阳质和偏阴质三种类型。

（1）阴阳平和质，是功能较协调的体质。具有这种体质的人，其身体强壮，胖瘦适度，或虽胖而不臃滞，虽瘦而有精神；其面色与肤色虽有五色之偏，但都明润含蓄，目光有神，性格随和、开朗，食量适中，二便调畅，对自身调节和对外适应能力强。阴阳平和质者，不易感受外邪，少生疾病，即使患病，往往能自愈或易于治愈。

（2）偏阳质，是指具有偏于亢奋、偏热、多动等特性的体质。偏阳质者，多见形体偏瘦，但较结实。其面色多略偏红或微苍黑，或呈油性皮肤；性格外向，喜动，易急躁，自制力较差；其食量较大，消化吸收功能健旺。偏阳质者平时畏热、喜冷，或体温略偏高，动则易出汗，喜饮水；精力旺盛，动作敏捷，反应快，性欲旺盛。偏阳质的人对风、暑、热邪的易感性较强，受邪发病后多表现为热证、实证，并化燥、伤阴。

（3）偏阴质，是指具有偏阳不足、偏寒、多静等特性的体质。具有这种体质的人，多见形体偏胖，但较弱，容易疲劳；面色偏白而欠华；性格内向，喜静少动，或胆小易惊；食量较小，消化吸收功能一般；平时畏寒、喜热，或体温偏低。精力偏弱，动作迟缓，反应较慢。偏阴质者对寒、湿之邪的易感性较强，受邪后多从寒化，表证不发热或发热不高，并易传里或直中内脏，冬天易生冻疮。内伤杂病多见阴盛、阳虚之证，容易发生湿滞、水肿、痰饮、瘀血等病症。

2. 九种体质分类

近年来，王琦课题组通过大量文献调研，结合临床流行病学调查结果，应用了流行病学、分子生物学、遗传学、数理统计学等多学科交叉的方法，提出将中医体质分为九种基本类型，即平和质、气虚质、阳虚质、阴虚质、痰湿质、湿热质、血瘀质、气郁质、特禀质。2009 年国家中医药管理局根据此研究结果正式发布《中医体质分类与判定》标准，旨在为中医体质辨识及与体质相关疾病的防治、养生保健、健康管理提供依据，使体质分类科学化、规范化。

二、不同体质的养生要点

这里着重介绍平和质、气虚质、阳虚质、阴虚质、痰湿质、湿热质、血瘀质、气郁质、特禀质九种不同的体质的特点及相应的养生方法。

（一）平和质

1. 体质特点

面色、肤色润泽，头发稠密有光泽，目光有神，鼻色明润，嗅觉通利，唇色红润，不易疲劳，精力充沛，耐受寒热，睡眠良好，胃纳佳，二便正常，舌色淡红，苔薄白，脉和缓有力。性格随和开朗，对周围环境适应能力较强。

2. 养生要点

继续保持膳食平衡，坚持规律作息，保持充足的睡眠，并根据年龄及身体状况等适度运动即可。

（二）气虚质

1. 体质特点

平素语音低弱，气短懒言，容易疲乏，精神不振，易出汗，舌淡红，舌边有齿痕，脉弱。性格内向，不喜冒险。易患感冒、内脏下垂等病；病后康复缓慢。不耐受风、寒、暑、湿邪。

2. 养生要点

（1）饮食调理：要注意多吃益气健脾的食物，可常食粳米、糯米、小米、黄米、大麦、莜麦、山药、红薯、马铃薯、胡萝卜、黄豆、白扁豆、豆腐、香菇、大枣、牛肉、狗肉、鸡肉、鹅肉、兔肉、鹌鹑、青鱼、鲢鱼、黄鱼、比目鱼、刀鱼、蜂蜜等。少吃具有耗气作用的食物，如空心菜、生萝卜等。推荐药膳“黄芪童子鸡”：取童子鸡 1 只洗净，用纱布袋包好生黄芪 9 克，取一根细线，一端扎紧纱布袋口，置于锅内，另一端则绑在锅柄上。在锅中加姜、葱及适量水煮汤，待童子鸡煮熟后，拿出黄芪包。加入盐、黄酒调味，即可食用。可益气补虚。

（2）起居调摄：起居应规律，避免熬夜或过度劳累。尤其在夏天的中午应适当休息，保持充足睡眠。平时注意保暖，避免劳动或激烈运动时出汗受风。

（3）运动锻炼：避免剧烈运动，可做一些柔缓的运动，如散步、打太极拳、做操等，并持之以恒。

（三）阳虚质

1. 体质特点

平素畏冷，手足不温，喜热饮食，精神不振，舌淡胖嫩，脉沉迟。性格多沉静、内向。易患痰饮、肿胀、泄泻等病；感邪易从寒化。耐夏不耐冬；易感风、寒、湿邪。

2. 养生要点

（1）饮食调理：可多吃温补阳气（壮阳作用）的食物，如牛肉、羊肉、猪肉、鸡肉、狗肉、带鱼、虾、韭菜、生姜、核桃、栗子等。少吃生冷寒凉的食物，如梨、西瓜、荸荠等。推荐药膳“当归生姜羊肉汤”：当归 20 克，生姜 30 克，冲洗干净，用清水浸软，切片备用。羊肉 500 克剔去筋膜，放入开水锅中略烫，除去血水后捞出，切片备用。当归、生姜、羊肉放入砂锅中，加清水、料酒、食盐，旺火烧沸后撇去浮沫，再改用小火炖至羊肉熟烂即成。此为汉代张仲景名方，温中补血，祛寒止痛，特别适合冬季食用。

（2）起居调摄：秋冬季节要注意保暖，尤其是后背、上腹、下腹和足底部位。可遵照中医“春夏养阳”的养生原则，在春夏季节，借自然界阳气帮助培补自身的阳气，可适当洗桑拿、泡温泉，或多户外活动，拥抱阳光。夏季避免长时间待在空调房间。

（3）运动锻炼：依据“因动生阳”的理念，可选择散步、慢跑、太极拳、五禽戏、八段锦等运动方式，以助体内阳气的提升。

（四）阴虚质

1. 体质特点

手足心热，口燥咽干，鼻微干，喜冷饮，大便干燥，舌红少津，脉细数。性情急躁。易患虚劳、失精、不寐等病；感邪易从热化。耐冬不耐夏；不耐受暑、热、燥邪。

2. 养生要点

（1）饮食调理：宜清淡，远肥腻厚味、燥烈之品。可多吃些芝麻、糯米、绿豆、乌贼、龟、鳖、鲍鱼、螃蟹、牡蛎、蛤蜊、鸭肉、猪皮、豆腐、牛奶、甘蔗等性寒凉食物，或瘦猪肉、鸭肉、荸荠、银耳等甘凉滋润之品。对于葱、姜、蒜、韭、辣椒等辛味之品则应少吃。还有羊肉、葵花子等性温燥烈之品也不宜。推荐药膳“莲子百合煲瘦肉”：莲子 20 克、百合 20 克、猪瘦肉 100 克，放入锅中，加水适量，煲至肉熟烂后用盐调味食用，每日 1 次。有清心润肺、益气安神之功效。适用于阴虚质见干咳、失眠、心烦、心悸等症者食用。

（2）起居调摄：其居住环境宜安静，避免熬夜、剧烈运动和在高温酷暑下工作。

（3）运动锻炼：适合做有氧运动，可选择太极拳、太极剑等动静结合的传统健身项目。锻炼时要控制出汗量，及时补充水分。运动后不宜洗桑拿。

（五）痰湿质

1. 体质特点

面部皮肤油脂较多，多汗且黏，胸闷，痰多，口黏腻或甜，喜食肥甘甜黏，苔腻，脉滑。性格偏温和、稳重，多善于忍耐。易患消渴、中风、胸痹等病。对梅雨季节及湿重环境适应能力差。

2. 养生要点

（1）饮食调理：饮食要注意以清淡为主，控制肥肉及甜、黏、油腻食物的摄入。少食肥甘厚味，酒类也不宜多饮，而且勿过饱。多吃些蔬菜、水果，尤其是一些具有健脾利湿、化痰祛痰功能的食物。推荐药膳“山药冬瓜汤”：山药 50 克，冬瓜 150 克放入锅中慢火煲 30 分钟，调味后即可饮用。可健脾，益气，利湿。

（2）起居调摄：居住环境宜干燥不宜潮湿，在阴雨季节，要注意湿邪的侵袭。

（3）运动锻炼：平时要多进行户外活动。体育锻炼应根据自己的具体情况循序渐进，如慢跑、武术、八段锦、五禽戏，以及各种舞蹈等。但运动时，通常需要达到出汗水平，所以衣着应透气散湿。

（六）湿热质

1. 体质特点

面垢油光，易生痤疮，口苦口干，身重困倦，大便黏滞不畅或燥结，小便短黄，男性易阴囊潮湿，女性易带下增多，舌质偏红，苔黄腻，脉滑数。容易心烦急躁。易患疮疖、黄疸、热淋等病，对夏末秋初湿热气候，湿气重或气温偏高的环境较难适应。

2. 养生要点

（1）饮食调理：饮食应以清淡为主，减少饮酒。可选择甘寒、甘平的食物，食物有薏苡仁、茯苓、莲子、赤小豆、蚕豆、绿豆、鸭肉、鲫鱼、芹菜、黄瓜、莲藕、空心菜等，减少辛辣食物。少吃牛肉、羊肉、韭菜、生姜、辣椒、胡椒、花椒等甘温滋腻及火锅、烹炸、烧烤等辛温助热的食物。推荐药膳“泥鳅炖豆腐”：泥鳅 500 克去腮及内脏，冲洗干净，放入锅中，加清水，煮至半熟，再加豆腐 250 克，食盐适量，炖至熟烂即成。可清利湿热。

（2）起居调摄：避免居住在低洼潮湿的地方，居住环境宜干燥，通风。盛夏暑湿较重的季节，要减少户外活动的时间。不要熬夜或过于劳累，必须保持充足而有规律的睡眠。

（3）运动锻炼：适合做大运动量的锻炼，如中长跑、游泳、爬山、武术、八段锦、五禽戏等。夏天由于气温高、湿度大，最好选择凉爽时锻炼。

（七）血瘀质

1. 体质特点

肤色晦暗，色素沉着，容易出现瘀斑，口唇黯淡，舌黯或有瘀点，舌下络脉紫黯或增粗，脉涩。易烦，健忘。易患症瘕及痛证、血证等。不耐受寒邪。

2. 养生要点

（1）饮食调理：可常食山楂、桃仁、油菜、慈姑、黑大豆、黄豆、香菇、玫瑰花、金橘等具有活血、祛瘀、散结、行气、疏肝解郁作用的食物。推荐药膳“山楂红糖汤”：山楂10枚，冲洗干净，去核打碎，放入锅中，加清水煮约20分钟，调以红糖进食。可活血散瘀。

（2）起居调摄：作息时间宜有规律，保持充足睡眠，注意居家室内的通风，注意衣被保暖，在寒冷环境的时间不宜过久，夏季使用空调降温，室温也不宜过低，一般保持在25℃～26℃为佳，每天用热水泡浴，有利于改善全身气血运行。

（3）运动锻炼：血瘀质的人应多做些促进气血循环的运动，强度控制在中小强度，不宜过剧。建议选择的运动项目主要为有氧运动，如散步、登山、太极拳、舞蹈、瑜伽等。

（八）气郁质

1. 体质特点

神情抑郁，情感脆弱，烦闷不乐，舌淡红，苔薄白，脉弦。性格内向不稳定、敏感多虑。易患脏躁、梅核气、百合病及郁证等。对精神刺激适应能力较差，不适应阴雨天气。

2. 养生要点

（1）饮食调理：可少量饮酒，以活动血脉，提高情绪。多食一些能行气的食物，如高粱、蘑菇、柑橘、荞麦、萝卜、洋葱、大蒜、苦瓜、丝瓜、刀豆以及黄花菜、海带、山楂、玫瑰花等具有行气、解郁、消食、醒神作用的食物。推荐药膳“橘皮粥”：橘皮50克，研细末备用。粳米100克，淘洗干净，放入锅内，加清水，煮至粥将成时，加入橘皮，煮10分钟即成。

（2）起居调摄：尽量增加户外活动和群体性活动，更多地融入社会，不能总待在家里。由于这类人容易失眠，睡前一定避免饮茶、咖啡和可可等具有提神醒脑作用的饮料。

（3）运动锻炼：气郁质的人长期情绪不佳，应选择强度较大的运动项目或户外活动。如球类运动、爬山、露营、武术、剑道等。

（九）特禀质

1. 体质特点

多具有生理缺陷，过敏反应，许多为遗传疾病。心理特征随禀质不同情况各异。过敏体质者易患哮喘、荨麻疹、花粉症及药物过敏等；易患遗传性疾病如血友病等。对外界环境适应能力差，过敏体质者对易致过敏的季节适应能力差，易引发宿疾。

2. 养生要点

（1）饮食调理：饮食上宜清淡、均衡，粗细搭配适当，荤素配伍合理。多食益气固表的食物。禁忌辛辣油腻生冷食物。少吃荞麦（含致敏物质荞麦荧光素）、蚕豆、白扁豆、牛肉、鹅肉、鲤鱼、虾、蟹、茄子、酒、辣椒、浓茶、咖啡等食物，以及腥膻发物或含致敏物质的食物。推荐药膳“固表粥”：乌梅 15 克、黄芪 20 克、当归 12 克放砂锅中加水煎开，再用小火慢煎成浓汁，取出药汁后，再加水煎开后取汁，用汁煮粳米 100 克成粥，加冰糖趁热食用。

（2）起居调摄：注意保持室内清洁通风，被褥、床单要经常洗晒。室内装修后不宜立即搬进居住，应打开窗户，让油漆、甲醛等化学物质气味挥发干净后再搬入。春季室外花粉较多时，要减少室外活动时间。不宜养宠物，以免对动物皮毛过敏。保持充足的睡眠增强体质。

（3）运动锻炼：过敏体质者不宜做过度激烈的运动，可选择气功、太极拳、八段锦、步行、登山、慢跑、游泳等。

第五节　季节养生

自然界四时气候的变化对人的生理功能和病理变化有着重要的影响。一年四时的更替，六气的变化，通常是按照一定的次序向前发展和相互转变的，如春温、夏热、秋凉、冬寒都有一定的限度，既不能太过，亦不能不及，人体顺应这种变化，则健康无病。但当气候出现反常变化，或人体不能随季节更替做相应的调整时，则会产生不适，甚至导致疾病的发生。所以，要采取积极主动的态度，顺应四季规律，与天地协调一致，和谐共存，以达到防病养生的目的。

一、春夏养阳与秋冬养阴

“春夏养阳，秋冬养阴”的观点首见于《素问·四气调神大论》：“夫四时阴阳者，万物之根本也。所以圣人春夏养阳，秋冬养阴，以从其根，故与万物沉浮于生长之门。逆其根，则伐其本，坏其真矣。”这种观点揭示了人与天地四时相应，唯有顺应外界四时气机变动，采取适宜的养生方法，才能保持人体健康的道理。

（一）春夏养阳

春生夏长，秋收冬藏，为自然界变化的普遍规律。春夏之季，阳气活动旺盛，万物生机盎然，气候温热，机体腠理开泄，汗出多，阳气消耗亦多，加之乘凉饮冷，更易损伤阳气，这就是春夏养阳的简单道理所在。深言之，在自然界，夏季热甚于地表，而地面深处多凉爽，深井之水颇凉；在人体，内在阴阳之气受到天气引动发生相应变化，春夏季人之阳气亦趋于体表，渐致体表畏热多汗而体内肠胃多寒，水湿不运而见心下痞满、纳谷不馨甚则泄泻诸症，正如《伤寒论·辨脉法》云：“五月之时，阳气在表，胃中虚冷，以阳气内微，不能胜冷，故欲著复衣。”在养生方面《素问·四气调神大论》明确提出了四时适宜的起居作息模式，其中春为少阳，要适当增加觉醒和活动的时间，助神气外散以应春生之势；而夏为太阳，较春时应加大活动量以应夏长之势，饮食上则强调春夏之际应稍食温热之品如姜、葱、蒜等，既可敌胃中之虚冷，又可补外越之阳气，还可用温热之药烹调食物以温素体不足之阳。在临床处方用药时，春夏季节尽量勿伤人体阳气，尤其是胃之阳气，避免应用大量苦寒之品，或可稍加桂枝、薄荷等药物以养生长之气，可获良效。

（二）秋冬养阴

秋冬气候肃杀，阴气当令，肌表致密，阳气内敛而致偏盛，加之秋冬季节人们喜食辛辣温热之品，每易耗阴助阳，故秋冬应时时注意保全阴分，此谓秋冬养阴之理。以自然而论，冬季地表极寒，地下反温，井中之水反不若地表之寒。对人体而言，秋冬季节，阳气又逐渐潜藏于体内，熏灼阴液，造成体内阴液相对不足，若不注重阴血的培育，就会造成阴阳平衡失调，发生疾病，所以素体阴虚之人到秋冬季节易患秋燥。治疗此证，适当加用滋阴补血之品，可有事半功倍之效。《伤寒论·辨脉法》中也提出了相似观点：“十一月之时，阳气在里，胃中烦热，以阴气内弱，不能胜热，故欲裸其身。”

二、四季养生

（一）春季养生

春三月，包括立春、雨水、惊蛰、春分、清明、谷雨等六个节气。春为一年四季之首，乃万象更新之始。自然界生机勃发，一派欣欣向荣的景象。所以，春季养生在精神、饮食、起居诸方面，都必须顺应春天阳气升发，万物始生的特点，注意保护阳气，着眼于一个“生”字。

1. 饮食调养

肝旺于春，与春阳升发之气相应，肝木太过则易克伐脾土。酸味入肝，具有收敛之性，不利于阳气的升发和肝气的疏泄。而甘味补脾培中，故春季宜食偏于温热、辛甘发散、扶助阳气的食物，适当吃些葱、姜、蒜、韭菜、芥末等，为了提高人体的耐寒能力，还要补充优质蛋白质（鱼、蛋、奶和豆制品等）、维生素、矿物质。少吃生冷寒凉食物，如黄瓜、茭白、莲藕、冬瓜、冷饮……以免伤害脾胃，阻遏阳气生发。

2. 起居调养

《素问·四气调神大论》曰：“春三月，此谓发陈。天地俱生，万物以荣。夜卧早起，广步于庭。被发缓行，以使志生。生而勿杀，予而勿夺，赏而勿罚。此春气之应，养生之道也。逆之则伤肝，夏为寒变。奉长者少。”指出在起居方面春季宜夜卧早起，免冠披发，松缓衣带，舒展形体，在庭院或宽阔场地信步慢行，克服情志上倦懒思眠的状态，以助生阳气升发。

春季气候变化较大，尤其是早春，极易出现乍暖乍寒的情况，加之人体腠理开始变得疏松，对寒邪的抵抗能力有所减弱。所以，春天不宜顿去棉衣，特别是年老体弱者，否则极易受寒伤肺，引发呼吸系统疾患，一定要随气温的变化增减衣服，以适应春季气候多变的规律。

3. 运动锻炼

在寒冷的冬季里，人体的新陈代谢，藏精多于化气，各脏腑器官的阳气都有不同程度的下降，因而入春后，要“被发缓行，以使志生”，加强锻炼。到空气清新之处，如公园、广场、树林、山坡等地，打球、跑步、打拳、做操，形式不拘，取己所好，适量的运动有助于人体阳气的生发，改善新陈代谢，调和气血，增强血液循环。

（二）夏季养生

夏三月，包括立夏、小满、芒种、夏至、小暑、大暑六个节气。夏季烈日炎炎，雨水充沛，万物竞长，阳极阴生，万物成实。正如《素问·四气调神大论》所说：“夏三月，此谓蕃秀；天地气交，万物华实。”人在气交之中，故亦应之。所以，夏季养生要顺应夏季阳盛于外的特点，注意养护阳气，着眼于一个“长”字。

1. 饮食调养

阴阳学说认为，夏月伏阴在内，饮食不可过寒，食多定会寒伤脾胃，令人吐泻。西瓜、绿豆汤、乌梅小豆汤等为解渴消暑之佳品，但不宜冰镇。夏季气候炎热，人的消化功能较弱，饮食宜清淡不宜食用肥甘厚味。

夏季致病微生物极易繁殖，食物极易腐败、变质，肠道疾病多有发生，除了饮食要讲究卫生外，还需多吃“杀菌”蔬菜：大蒜、洋葱、韭菜、大葱等，因这类菜含有丰富的植物广谱杀菌素，对各种球菌、杆菌、真菌、病毒有杀灭和抑制作用。在做凉拌菜时，应加蒜泥和醋，既可调味，又能杀菌，而且有增进食欲的作用。

2. 起居调养

《素问·四气调神大论》曰：“夏三月……夜卧早起，无厌于日。”夏季人们应晚睡以适应阴气的不足，应早起以适应阳气的充盛。“暑易伤气”，劳动或体育锻炼要避开烈日炽热之时，并注意加强防护。午睡小憩，一则避炎热之势，二则可清除疲劳。炎热可使汗泄太过，令人头昏胸闷、心悸口渴、恶心，甚至昏迷。酷热盛夏人体多汗，每天洗温水澡，衣衫勤洗勤换，可使皮肤清爽，消暑防病，改善肌肤和组织的营养，增强抵抗力。

夏日腠理开泄，易受风寒湿邪侵身，纳凉时不要在房檐下、过道里，可在树荫下、凉台上，不要时间过长，以防贼风入体得阴暑症。有空调的房间，室内外温差不宜过大。卧室的通风要好。

3. 运动锻炼

夏季锻炼最好在清晨或傍晚较凉爽时进行，场地宜选择公园、河湖水边、庭院空气新鲜处，项目以散步、慢跑、太极拳、气功、体操为好，有条件最好能到高山森林、海滨地区去疗养。

夏天不宜做过分剧烈的运动，这样汗泄太多，不仅伤阴，也伤损阳气。此时可适当饮用盐开水或绿豆盐汤；不要立即用冷水冲头、淋浴。否则，会引起寒湿痹证等疾病。

（三）秋季养生

秋三月，包括立秋、处暑、白露、秋分、寒露、霜降六个节气。气候由热转寒，是阳气渐收，阴气渐长，由阳盛转变为阴盛的关键时期，是万物成熟收获的季节，人体阴阳的代谢也开始向阳消阴长过渡。因此，秋季养生，凡精神情志、饮食起居、运动锻炼，皆以养收为原则，着眼于一个“收”字。

1. 饮食调养

《素问·脏气法时论》说："肺主秋……肺欲收，急食酸以收之，用酸补之，辛泻之。"酸味收敛补肺，辛味发散泻肺，秋天宜收不宜散。所以，秋季饮食应贯彻"少辛多酸"的原则。要适当多食一些酸味甘润的果蔬，如梨子、柠檬、苹果、橄榄、葡萄、枇杷、石榴、山楂、甘蔗、梅子等。

秋季饮食当遵循滋阴润燥的原则，可以多喝粥和汤。秋天常食的粥，如百合红枣糯米粥滋阴养胃；百合莲子粥润肺益肾；鸭梨粳米粥清热养肺；百合杏仁粥祛痰止咳；鲜生地汁粥凉血润燥；扁豆粥健脾和中；生姜粥御寒止呕；胡桃粥润肌防燥；松仁粥润肺益肠；菊花粥明目养神；山楂粳米粥化痰消食；燕窝粥养肺美颜；山药粥健脾固肠；甘菊枸杞粥滋补肝肾。秋天常喝的汤：百合冬瓜汤、猪皮番茄汤、山楂排骨汤、鲤鱼山楂汤、鲢鱼头汤、鳝鱼汤、赤豆鲫鱼汤、鸭架豆腐汤、枸杞叶豆腐汤、平菇豆腐汤、平菇鸡蛋汤、冬菇紫菜汤等。

2. 起居调养

秋季，自然界的阳气由疏泄趋向收敛，起居作息要相应调整。《素问·四气调神大论》说："秋三月……早卧早起，与鸡俱兴。"早卧以顺应阳气之收，早起，使肺气得以舒展，让肺之收敛舒展与秋季的气候相适应。

秋季气温逐渐下降，早晚温差较大，在此季节，既要注意防寒保暖，又不能过早、过多地添加衣物。要尽量让肌体保持凉爽的状态，让身体得以锻炼，使其具有抗御风寒的能力。老年人要顺应气候变化，适当注意保暖，以防止感冒和呼吸道等各种疾病，根据天气情况，及时增减衣服，防寒保暖，防病保健。

3. 运动锻炼

秋季天高气爽，是户外活动的黄金季节。积极参加健身活动，可选择慢跑、快走、冷水浴等锻炼项目，太极拳、八段锦、五禽戏、气功等传统项目也是较好的选择。注意衣物的灵活增减，还要及时补充水分及水溶性维生素。运动前喝些温开水，平时饮用菜汤、牛奶、果汁，可保持黏膜正常分泌，呼吸道湿润，皮肤润泽。

（四）冬季养生

冬三月，包括立冬、小雪、大雪、冬至、小寒、大寒六个节气，是一年中气候最寒冷的季节。严寒凝野，朔风凛冽，阳气潜藏，阴气盛极，蛰虫伏藏，用冬眠状态养精蓄锐，为来春生机勃发做好准备，人体的阴阳消长代谢也处于相对缓慢的水平，成形胜于化气。因此，冬季养生之道，着眼于一个"藏"字。

1. 饮食调养

根据中医“虚则补之，寒则温之”，“秋冬养阴，无扰乎阳”的原则，在膳食中应多吃温性、热性，特别是温补肾阳的食物进行调理，以提高机体的耐寒能力。

养肾为先。寒冬内应肾。肾是人体生命的原动力，是人体的“先天之本”。冬季，人体阳气内敛，人体的生理活动也有所收敛。此时，肾要为维持冬季热量支出做准备，饮食上就要时刻关注肾的调养，要多吃些动物性食品和豆类，还要补充维生素和无机盐。

温食忌硬。黏硬、生冷的食物多属阴，冬季吃这类食物易损伤脾胃。而食物过热易损伤食道，进入肠胃后，又容易引起体内积热而致病；食物过寒，容易刺激脾胃血管，使血流不畅，而血量减少将严重地影响其他脏腑的血液循环，有损人体健康，因此，冬季饮食宜温热松软。

增苦少咸。《素问・脏气法时论》说：“肾主冬……肾欲坚，急食苦以坚之，用苦补之，咸泻之。”从一个角度讲，这是因为冬季阳气衰微，腠理闭塞，很少出汗。减少食盐摄入量，可以减轻肾脏的负担，增加苦味可以坚肾养心。从另一个角度讲，冬天肾的功能偏旺，如果再多吃一些咸味食品，肾气会更旺，从而极大地伤害肾脏，使肾脏力量减弱，影响人体健康。

2. 起居调养

《素问・四气调神大论》中说：“冬三月，此谓闭藏。水冰地坼，无扰乎阳；早卧晚起，必待日光……去寒就温，无泄皮肤，使气亟夺，此冬气之应，养藏之道也。”在寒冷的冬季里，不应当扰动阳气，破坏阴成形大于阳化气的生理比值。因此，要早睡晚起，日出而作，以保证充足的睡眠时间，以利阳气潜藏，阴精积蓄。至于防寒保暖，也必须根据“无扰乎阳”的养藏原则，做到恰如其分。衣着过少过薄，室温过低，则既耗阳气，又易感冒。反之，衣着过多过厚，室温过高，则腠理开泄，阳气不得潜藏，寒邪亦易于入侵。

3. 运动锻炼

俗话说“冬天动一动，少闹一场病；冬天懒一懒，多喝药一碗”。这句民谚说明了冬季锻炼的重要性。冬日虽寒，仍要持之以恒地进行锻炼，但要避免在大风、大寒、大雪、早晨雾露中锻炼。锻炼方式因人而异，可跑步、跳绳、跳舞等。锻炼前应做好准备活动，开始锻炼时衣服要多穿些，待身体暖和时再脱去厚衣服，运动后要及时更换衣服，不要穿湿衣。运动不宜过量，避免耗损阳气，以符合“闭藏”的养生要求。

第六节　艺术养生

艺术，一般的解释有三种：①用某种形象来反映现实但比现实更有典型性的社会意识形态，包括文学、绘画、雕塑、建筑、音乐、舞蹈、戏剧、电影、曲艺等；②指富有创造性的方式；③指形状独特而美观的事物。我们此处讨论的艺术是第一类含义及其相应的社会功用。

艺术是人们把握现实世界的一种方式，是人们以直觉的、整体的方式把握客观对象，并在此基础上以象征性符号形式创造某种艺术形象的精神性实践活动。它以艺术品的形式出现，包含了艺术家对客观世界的认识和反映，也有艺术家本人的情感、理想和价值观等主体性因素，它是一种精神产品。作为人类精神生活的主导，无论是在心理还是在生理上，艺术都对人类的生命进程有着巨大的影响。大量的历史资料表明，无论是专业的艺术家还是业余的艺术爱好者，不论是从事艺术创作还是偏好于艺术欣赏，他们中很多人的寿命与生命质量都远远高于常人。这应归结于艺术的养生功能，而这与中医又息息相通。本节将主要论述与中医最相关的音乐养生和书画养生。

一、艺术养生的原理

艺术是通过意境来完成其传达感情的使命的，这意味着不同的意境可以传达不同的感情，使人产生不同的心理情绪变化。不同的艺术门类所存在的差异仅仅是形式上的区别，它们所追求的目的是一样的。纯粹的音乐表达的是声情，歌曲戏剧主要表达的是辞情，文学作品表达的是词情，诗词歌赋表达的是诗情。所以，艺术是通过其传达的意境作用于人的心神系统的。关于意境对心神的作用，荀子在其《乐论》中即较全面地论述了音乐这门艺术与人的内心情感世界的关系："故乐行而志清，礼修而行成，耳目聪明，血气和平，移风易俗，天下皆宁，美善相乐。"同时也揭示了音乐具有直接、迅速、深刻影响人的内心世界之特性："夫声乐之入人也深，其化人也速。"优美动听的音乐，能使听者进入丰富的联想世界，从而气和神宁、血脉流畅、经络通达。阮籍《乐论》云："夫雅乐周通，则万物和，质静则听不淫，易简则节制令神，静重则服人心。"又云："乐者，使人精神平和，衰气不入，天地交泰，远物来集。故谓之乐也。"

任何一门艺术都必须有与之相关的技法做根基，音乐家需要乐器演奏技能，书画家需要有掌控笔墨纸砚的能力，文学家需要极高的语言使用和遣词造句能力。撇开艺术本身的养生功能不谈，单纯的技法训练与应用就具有相当强大的养生功能。

以乐器演奏为例，在中医理论中，人体中有四个“末梢”，分别处在毛发（血的末梢）、牙齿（骨的末梢）、指甲（经络的末梢）和舌头（肉的末梢）上。乐器演奏正好刺激了“四梢”。例如弹琴，使用的是指甲和指尖。指尖，按照中医理论上的说法，也是十二经络中一些主要经络的终点末梢；指甲，即所谓的“爪”，中医上称为“筋之余”，弹琴中经常不断地按摩和运动这些末梢，可以疏通血脉，使人体分泌循环顺畅。吹管类乐器如笛子、唢呐，其诸多演奏技法需要气、指、唇（脾之华）、舌（心之窍）的密切配合，对“四梢”的刺激更为强烈。吹管类乐器的演奏正是通过这一点起到了良好的养生作用。不仅是吹管类乐器需要呼吸的参与，即便是平常认为与呼吸无关的弦乐打击乐器，其呼吸的参与也相当重要。演奏中如能正确运用“随意呼吸”，便可提高肺的换气量，调节气息，充分发挥人体机能，增强人体支撑力。而从艺术表现上讲，得当的气息调节对于音乐旋律的节律韵味的表达、情绪气氛的渲染等都具有重要的实践意义。

至于歌唱，一般来说，高音让人激动兴奋，中音让人处于放松的常态，低音让人情绪低落，用养生学的观点看，低音补气，发自下丹田（腹腔），中音平补平泄，发自中丹田（胸腔），高音泄，发自上丹田（头腔）。歌唱的艺术，是人体利用自身能量，通过呼吸与发音器官的配合来完成的。首先会让人在头、胸、腹上下之间产生一个贯通的能量场，按养生学的说法是上中下丹田气通，促使任督两脉的气血循环，有利于全身经络的气通。艺术家在演唱时，无论在哪一个声区，上下都是贯通的状态，所以声音流畅、优美。器乐演奏时，大多是和声或混声才会悦耳，日常生活中，大多数人发声或多或少都存在一定问题，有经验的中医可以将所听到的病人的声音，作为疾病成因的一种诊断依据。日积月累的说话方法不正确，可带来身体的不平衡。

书法能使人从紧张中解脱出来，又能使人从闲散中紧张起来。书法铺纸、提笔、挥毫、临摹、创作，由杂念丛生，进入凝视恬静的状态，使人们从紧张的杂务中暂时隔离出来，有益心身健康。而且，书法还能使闲散者又重新紧张起来（当然，两种“紧张”的性质与程度是不同的），调整生活节奏和内在系统的动态平衡。

书画之所以有助于健身长寿，很重要的一个原因是它们符合气功中的静养方法，以意领气，将真气蓄于体内，由丹田随意发出，通过肩、肘、腕发于毫端，书写成优美的线条为“书”，皴、擦、点、染成“画”。著名书法家孙墨佛先生论及书法创作时，强调“心静笔正，挥臂运腕，立脚凝神，一管在握，万念俱消”，使书法练习真正成为一种高强度的体力与意志力锻炼。可见挥毫作书是心静体动，动静结合，既练习了书法艺术，又陶冶了情操，有益于健康长寿。

书法也讲究调息、呼吸、练气，周星莲《临池管见》曾云：“作书能养气，亦能助气。静坐作楷法数十字或数百字，便觉矜躁俱平。若行草，任意挥洒，至痛快淋漓之候，又觉灵心焕发。”因此书法使人心境恬淡，气怒则平之，气悲则消之，气耗则补之，气结则散之，从而扶正祛邪而摄生。而且练习书法能让气与力同练，全身之力抵于毫末，从而练了力量，练了指力、腕力、臂力、全身之力。书法线条中的起、行、留、住、顿，种种变化于一瞬间完成，而临摹也必须妙悟其各种细微变化之处，从而练了脑力、心的灵敏与手的灵敏。长期练习书法，能得到极好的灵敏反应训练。

书法另有净化心灵、升华道德的作用，面对名人法帖，如面对圣哲之人，临其字，忆其事，学其人，使心灵充实，气质潜移默化地改变。于是，书法这门艺术不仅以其独特的意境影响了心神的状态，达到养生的目的，同时也使人在形体上得以锻炼，促进了人的身体健康。

二、音乐养生举例

五音十二律是《黄帝内经》中涉及最多的艺术理论，最典型的莫过于以五行配五音、五音配五藏。王冰在《素问·金匮真言论》关于五音的注中说“角，木声也”“徵，火声也”“宫，土声也”“商，金声也”“羽，水声也”。《素问·五脏生成》说：“五脏相音，可以意识。”王冰在注解中说：“音，谓五音也。夫肝音角，心音徵，脾音宫，肺音商，肾音羽，此其常应也。然其互相胜负，声见否臧，则耳聪心敏者，犹可以意识而知之。”在《素问·五常政大论》中具体地介绍了五脏偏虚时的声音变化情况：肝虚——其声角商；心虚——其声徵羽；脾虚——其声宫角；肺虚——其声商徵；肾虚——其声羽宫。《灵枢·忧恚无言》还介绍了人发音器官的解剖部位和生理功能。如：“喉咙者，气之所以上下者也。会厌者，音声之户也。口唇者，音声之扇也。舌者，音声之机也。悬雍垂者，音声之关也。颃颡者，气分之所泄也。横骨者，神气所使，主发舌者也。”此文也同时讲述了人猝然无音的病理机制是：“寒气客于厌，则厌不能发，发不能下，至其开阖不致，故无音。”

中国民族音乐，就那些传统名曲来说，如《将军令》《雨打芭蕉》《二泉映月》《渔舟唱晚》《汉宫秋月》《平沙落雁》等，听后身心有一种宁静、舒坦、开阔、安谧的感觉；广东音乐《花好月圆》，能唤起遥远的回忆，好似回到了青年时上大学读书时的情景，使人似乎年轻起来；古筝名曲《高山流水》中似琴非琴的筝声，听着是柔和婉转的淙淙声，像是流水，使人想起远方的好友。一曲《春江花月夜》可以从十五六岁时听到耄耋之年，而且能在不同的生命位阶上听出不同的感受，可谓百听不厌。这首根据琵琶古曲《夕阳箫鼓》（又名《浔阳琵琶》《浔阳夜月》）改编的中国民族音乐精品，据说是唐代遗留下来的，以琵琶、箫、胡琴等乐器大合奏。它让人身心受益很大。当繁忙之时或心烦意乱之时，抽时间听一两遍《春江花月夜》，就会自然而然地轻松起来，感到头脑格外清新。

根据每个人自身的身体结构不同，五脏在脏气上的差异，配合不同的音乐，就可以防病、养身。

（1）喜欢舒畅的肝。

肝比较喜欢爽朗、豁达。人们如果长期被一些烦恼的事情困扰，肝就会使人们体内本该流动的气血处于停滞状态，时间一久，就会逐渐消耗肝的能量，产生种种不适。

最佳曲目：《胡笳十八拍》。

最佳欣赏时间：19：00—23：00。这是一天中阴气最重的时间，此时欣赏此曲一来可以克制旺盛的肝气，二来可以利用这个时间旺盛的阴气来滋养肝。

（2）害怕压力的心。

现实的生活和工作压力、不断在减少的睡眠、很少运动的身体……无一不在伤害人的心脏，所以很容易引起心脏的不适。

最佳曲目：《紫竹调》。

最佳欣赏时间：21：00—23：00。中医最讲究睡子午觉，所以一定要在子时之前让心气平和下来，过早过晚都不太合适。

（3）负担过重的脾。

脾是人的身体里的重要能量来源，食物通过脾的消化吸收才能转化成能量供应给各个脏器。暴饮暴食、五味过重、思虑过度等都会让人的脾胃承担过重的负担而停运。

最佳曲目：《十面埋伏》。这首曲子能够很好地刺激人的脾胃，有节奏地进行对食物的消化、吸收。

最佳欣赏时间：在进餐时，以及餐后一小时内欣赏，效果比较好。

（4）容易被感染的肺。

因为肺和外界接触频繁，所以污染的空气、各种灰尘、致病细菌，会在人的身体抵抗力稍低的一刹那，占领人的肺。

最佳曲目：《阳春白雪》。

最佳欣赏时间：15：00—19：00。体内的肺气在这个时间段是比较旺盛的，随着曲子的旋律，一呼一吸之间，里应外合，事半功倍。

（5）繁忙的肾。

人的身体里所有其他脏器，在满足日常消耗后，都会把多余的能量转存到肾中，将来身体里的其他器官缺少足够的能量时，会从肾中抽调。长此以往，肾中的能量总的来讲还是处于一种匮乏状态。

最佳曲目：《梅花三弄》。

最佳欣赏时间：7：00—11：00。在这个时间段欣赏，可以促使肾中精气更加旺盛。

不同的音乐表达不同的情感，但无论所传之情如何不同，都是为了怡情逸性。音乐能表达情感，音乐的旋律、节奏和音色通过大脑感应可唤起听者相应的情绪体验，使内心积极的情感得以释放、消极的情感得到宣泄；音乐还能吸引和转移人的注意力，改变或抑制现有的负面情绪，从而使人获得良好的心理状态。倾听音乐，借助音乐的旋律和节奏，调节和改善人的心理状态，使之趋于和谐、平衡，达到调适心理的作用。比如旋律优美、缓慢、悠扬的音乐可以安定情绪；旋律流畅，节奏明快的音乐可以振奋精神；轻松、欢快的音乐可以使大脑及整个神经功能得到改善，消除疲劳。

三、书画“五君子”与养生

以画界称之为“五君子”的梅、兰、竹、菊、松来讲，有深谙书画艺术的权威医学专家从中医学的角度，探究过其中养生之奥妙，认为：用传统国画之法画“五君子”，相当于中医学的五种处方，可收到养心、安神、明目、理气、宽中、调理脾胃、增进饮食，乐以忘忧、健康长寿的疗效。

画梅，有利于身体健康。特别是寒冬将尽，早春来临之际，雪融冰消，春华初现寒凝大地之时画梅花，更加有益于身心。医家讲梅之方位属东，五行属木，五脏属肝。肝喜条达而苦急，故古人讲，春天宜解带松巾。常画梅花可焕发生机，散去冬季心肝郁积之寒热，调理内脏机能，以解瘀化郁。

画兰，可调整人的心情。古医家讲，兰在五行中属火，五脏属心，情志为喜，故人谓“喜气画兰”。画兰可令人心旷神怡，文雅风流，如入芝兰之室，心平气和，精神振奋，至老弥坚。

画竹，可养肝护脏。竹于五行属木，方位属东，五脏中肝脏属木，情志为怒，故传统画界称“怒气画竹”，偶遇烦心之事，可运笔生风，纵横于宣纸之上，挥洒竹之精神，以发泄肝胆之火。肝为将军之官，性刚喜怒，怒则中气上逆。画竹之人可排除胸中怒气，养肝护脏。经常画竹之人，邪气不易侵肝，脏腑和顺，身心自然无恙。

画菊，可滋润肺腑，对年高之人效果尤佳。从中医五行来说，菊之方位属西，五行属金，秋风霜降，百卉留实，寸草结子，唯黄菊繁花密蕊，东篱傲霜，能助长人不畏艰难、昂扬健康向上之气度和不屈不挠之精神。

画松，可得心灵之正气。松子食之可延寿，松之余气生发，可润肺补脾调胃，增进饮食，强壮躯体。从中医之说，松方位属中，五行属土，脏属脾，腑属胃，“六经为川，肠胃为海”，经常画松之人，可得“海纳百川”之胸襟，为人处世豁达大度，多福多寿。

第七章　中医的医德

医德和医术是整个中医发展进程的核心。中国古代医家在中医医德方面积累了极为丰富的资源，同时也受到儒、佛、道等的深刻影响。医德，即医学道德的简称，是指医务人员在医疗卫生服务的职业活动中应具备的品德。医生作为一种特殊的职业，要求行医者既具备丰富的医学知识和医学经验，即精湛的医术，也拥有高尚的医德。从中医的发展历史来看，可以说，中医医术是中医的基础，中医医德是中医的保障。

第一节　儒家“仁学”与中医

儒家由孔子创立，在两千多年间一直都是中国主流的文化思想。儒家以仁、恕、诚、孝为核心价值，着重君子的品德修养，强调仁与礼相辅相成，重视五伦与家族伦理，提倡教化和仁政，抨击暴政，力图重建礼乐秩序，移风易俗，富于入世理想与人文主义精神。中医医德的内容、境界与儒家的关系源远流长。

一、儒家“仁学”思想

“仁学”是儒家思想的核心内容，也是儒家最高的道德标准。孔子的思想学说主要是“仁”，故称为仁学。那么什么是“仁”呢？樊迟问什么是仁，孔子的回答是“爱人”。首先是爱自己的亲人，以孝悌为仁之本；继而友爱他人、亲爱他人。

（一）仁者爱人

孔子提出“仁”，强调爱人，即友爱他人，这是仁的基本含义。孔子还提出“泛爱众”（《论语·学而》），所谓“泛爱众”，就是将对父母兄弟姐妹亲情之爱普泛化，推广开来，就如同爱自己的父母兄弟姐妹一般去爱其他没有血缘关系的人，无论其富贵贫贱。“子贡曰：如有博施于民而能济众，何如？可谓仁乎？子曰：何事于人！必也圣乎！尧舜其犹病诸!”（《论语·雍也》）意思是如果有一个人，他能给老百姓很多好处又能周济大众，不仅是仁人，甚至是圣人了！就连尧舜都不一定可以做到。孔子表达他认为“爱人”的对象不仅仅是亲人，而是众人，范围是广泛的。如后来孟子讲“老吾老以及人之老，幼吾幼以及人之幼”（《孟子·梁惠王上》），认为在赡养孝敬自己的长辈时，不应忘记其他没有亲缘关系的老人，在抚养教育自己的小孩时不应忘记其他没有血缘关系的小孩。其中所体现的也是“泛爱众”的思想。

仁者爱人推及统治者身上就是要爱民，实施仁政和德政，与民同忧，与民同乐，为百姓谋福利，使其安居乐业。老百姓所要求的，设法满足他们；不想要的，不要强制他们接受。“苟正其身矣，于从政乎何有？不能正其身，如正人何?”（《论语·子路》）在孔子看来，只要执政者带头施爱，且人人都有一颗仁爱之心，一个和合有序的礼治社会便不难实现了。

但是孔子所提倡的“仁爱”是建立在有原则基础上的理性之爱，爱善者与憎恶者相统一。孔子曰：“唯仁者，能好人，能恶人。”（《论语·里仁》）意思为仁者没有私心，所以他才能公正地爱憎。子贡问曰：“乡人皆好之，何如?”子曰：“未可也。”“乡人皆恶之，何如?”子曰：“未可也。不如乡人之善者好之，其不善者恶之。”（《论语·子路》）他把“乡愿”那种模棱两可的“好好先生”称为“德之贼也”。

（二）忠恕之道

“仁”是一种内在的情感，那么怎样行“仁”，怎样爱人？孔子曰：“吾道一以贯之。”曾参曰：“夫子之道，忠恕而已矣。”吾道就是孔子自己的整个思想体系，分别讲忠与恕，概括讲就是“仁”。儒家倡导的“仁”应以忠恕之道贯之，这是仁学思想在社会层面的应用。何谓忠恕？朱熹在《四书集注》里说：“尽己之谓忠，推己之谓恕。”“夫仁者，己欲立而立人，己欲达而达人。能近取譬，可谓仁之方也已!”（《论语·雍也》）意思是仁德的人，自己想站得住首先使别人也能站得住，自己想要腾达首先使别人也能腾达，如果做事能够推己及人，也就做到了“仁”。这是儒家道德修养中用于处理人际关系的重要原则，即忠恕，忠恕要求根据自己内心的体验来推测别人的思想感受，达到推己及人的目的。也如“其恕乎，己所不欲，勿施于人。”（《论语·卫灵公》）这句话的意思是自己不想要的，不要强加给别人。

二、中医“仁术”的内涵与实践

仁术，喻指医术。《孟子·梁惠王上》云：“无伤也，是乃仁术。”孟子所谓的“仁”，本于孔子“爱人”核心思想之说。后医家把治病、救人、济世的功能，视为“仁术”。中医“仁术”的实践极为丰富。

（一）精炼医术，著书立说，传承医学知识

我国古代医家在长期的医疗实践中，逐步累积了医药等方面的丰富知识，出现了如《诗经》《山海经》《五十二病方》等。《黄帝内经》的问世，确立了中医学独特的理论体系，成为我国医药学发展的理论基础和源泉，而后来的《难经》《伤寒杂病论》《神农本草经》，对后世中医学的发展产生了深远的影响。金元四大家刘完素、张从正、李东垣、朱丹溪提出的理论充实和推进了中医理论体系。医药家李时珍花费近三十年时间尝遍百草，著成了《本草纲目》，被喻为“东方药物巨典”。这些医家对民众的疾苦忧心如焚，认为事关人命，不可等闲视之。其苦心孤诣不仅见载于医书，也体现在他们的医学实践之中。他们不但精炼于医术，也著书立说，乐于把探索与实践得来的信息记录分享出来。

（二）中医道德规范的仁爱思想

张仲景在《伤寒杂病论》原序中说：“怪当今居世之士，曾不留神医药，精究方术，上以疗君亲之疾，下以救贫贱之厄，中以保身长全，以养其生，但竞逐荣势，企踵权豪，孜孜汲汲，惟名利是务，崇饰其末，忽弃其本，华其外而悴其内，皮之不存，毛将安附焉？”张仲景痛恨那些以士大夫自居的人，竟然不关心医药，不研究解决疾病的方法，只知道竞相追逐荣华富贵，忽略根本的道德准则和生命本身，如果道德和生命都没有了，那些荣华富贵和名利权势又有什么用呢？

《医史·东垣老人传》记载著名医家李东垣的事迹：“彼中民感时行疫疠，俗呼为大头天行……比比至死……君独恻然于心，废寝食，循流讨源，察标求本，制一方与服之，乃效。特寿之于木，刻揭于耳目聚集之地，用之者无不效；时以为仙人所传，而鋻之于石碣。”这一事迹不仅展示了高明医家不求报酬、不谋名利、急民之苦的高尚品行，更体现了与医德并行的高明而精湛的医术，即仁之术。医者，仁术也。

孙思邈在《千金要方·大医精诚》中说“凡大医治病，必当安神定志，无欲无求，先发大慈恻隐之心，誓愿普济含灵之苦。若有疾厄来求救者……见彼苦恼，若己有之。”“恻隐之心”“见彼苦恼，若己有之”都是有关“仁”的表述，体现了中医道德观念的仁爱思想。

（三）仁圣工巧、小大方圆的全面才能

《旧唐书·孙思邈传》说：“寒暑不时，天地之蒸否也；石立土踊，天地之瘤赘也；山崩土陷，天地之痈疽也；奔风暴雨，天地之喘乏也；川渎竭涸，天地之燋枯也。良医导之以药石，救之以针剂，圣人和之以至德，辅之以人事，故形体有可愈之疾，天地有可消之灾……胆欲大而心欲小，智欲圆而行欲方。《诗》曰：‘如临深渊，如履薄冰’，谓小心也；‘赳赳武夫，公侯干城’，谓大胆也。‘不为利回，不为义疚’，行之方也；‘见机而作，不俟终日’，智之圆也。”故医家不仅要“仁圣工巧全其用”，而且要“小大方圆全其才”，意即除了望闻问切，还要谨慎小心、胆大智圆、行为方正、集医德医技之众长。此在《景岳全书·道集·病家两要说》中也有详论。这些内容充分体现了传统医学重视人本、重视心理及自然与社会的天人合一的模式。

（四）传承尽职、培养人才的意识

《素问·金匮真言论》中提出：“非其人勿教，非其真勿授。”如《医史·东垣老人传》记载，金元四大家之一李东垣，为寻求传道医人继承发扬中医学，自出资培养罗天益为其医学的传承人。这体现了在仁德精神的倡导下，具有高度社会责任感的高明医家，以弘扬医学为己任，十分重视医道的传承。

三、儒医

儒医，旧时指读书人出身的中医。广义上指具有一定文化知识素养的非道、非佛的医者；狭义上指宗儒、习儒的医者和习医、业医的儒者。宋代文人士大夫习医风气蔚然盛行，一改过去医为“方技”“小道”的社会风气，儒而知医成为一种时尚。正如清代徐松在《宋会要辑稿》中说：“政和七年……朝廷兴建医学，教养士类，使习儒术者通黄素，明诊疗，而施与疾病，谓之儒医。”宋代文人士大夫普遍通晓医学，但并非都能称之为儒医。有一部分文人亦官亦医，或者由儒转医，不仅著书立说，而且参与医疗活动，悬壶济世，他们才称得上真正的“儒医”。而宋代的多数文人士大夫广泛涉猎医学领域，通晓医学，积极编撰方书，或在政府组织下参与修订医学典籍，却未真正以医为业，较少或者无临床医疗活动，只能算是“儒而知医”，“知”在此为“通晓”之意。

宋代文人儒而知医的盛行，跟当时的政治、文化、经济、学术流派等有很大的关系。《重刊宋本洪氏集验方序》言：“宋祖宗之朝，君相以爱民为务，官设惠民局，以医药施舍贫人，故士大夫亦多留心方书，如世所传《苏沈良方》，许学士《本事方》之类，盖一时风尚使然。”从中可以看出宋代统治者重视医学的发展，积极推进医药学的进步，设立惠民局，施药救人，士大夫开始关注方书，并形成了一种社会风气。据《宋史》记载，宋太祖赵匡胤就懂医道，曾亲自为其弟宋太宗艾灸治背；宋太宗赵炅素喜医术，曾亲自收集名方有验者千余副等，正所谓“上之所好，下必甚焉”。宋朝十分重视思想教化。宋初三朝，实行释、道、儒三教兼容的方针，特别扶持儒家，因此儒家思想在宋代影响更大，在盛行的儒家文化思想背景下，士大夫对医术也有强烈的兴趣。林灵素云：“留心医书，非所好也，实有补于后世耳。”在范仲淹“不为良相，则为良医”的思想影响下，有的士大夫在仕途中受挫，不能实现自己治国、平天下的政治抱负，转而学习从医，把理想抱负、政治情结通过从医宣发，他们将治病与治国视同一等，时刻准备着救百姓于水火之中。

儒而知医的具体表现可概括为两点。

1. 整理编撰方书

宋代官方多次组织医学家和知医文臣整理医著、编修方书。例如大儒科学家沈括虽非以医为业，然其对于医药学有着浓厚的兴趣，晚年更是致力于医药学的研究，在《梦溪笔谈》里，《药议》《采草药》等文对药学方面的论述十分精辟，他还著有《良方》《灵苑方》。王安石对《难经》《素问》《本草》诸书无所不读，他的《苏沈良方》与叶天士《临证指南》所载的"王荆公妙香散"，影响深远。南宋时期的洪遵著有《洪氏集验方》。许叔微著有《伤寒九十论》与《伤寒发微论》。陆游精心研读《周易》《本草》《黄帝内经》等，晚年他行医乡里，广泛收集医方，并编撰了自己的医方专著《陆氏续集验方》。

2. 探求中医之理

宋代强调"穷理"，提倡"格物致知"，形成了颇具革新意味的"义理之学"。朱熹解释"格物致知"意谓穷究事物之理，而获取知识。新儒学提倡观察自然界和人本身，注重对客观事物一般规律的探讨，从而参悟出天地人之间的道理。在这一学术思潮的影响下，不少文人士大夫也把研讨医学作为格物致知的内容，穷究天人关系、医学原理以及医药知识。沈括对医理也颇有研究，其《良方自序》实际上是一篇较系统的诊疗理论，开篇指出："予尝论治病有五难：辨疾、治疾、饮药、处方、别药，此五也。"

两宋时期"儒而知医"这一社会现象，对医学的发展起了积极的作用。文人士大夫普遍涉猎医学领域，他们整理编撰方书，探求中医之理，记载了丰富的医学资料，促使了医学知识的广泛传播，推动了医学理论的发展，也为中医药发展提供了宝贵的财富。他们将儒学与医理相结合，将仁义纳入医德，"仁爱""修身""孝亲""利泽生民"等儒家思想渗透到医学，弘扬了"医乃仁术"的高尚医德，泽及后世。

第二节　佛家"慈悲"与中医

佛家指属于佛教者，或与佛教相关的。佛教自传入中国后，对中国文化产生过很大影响和作用，在中国历史上留下了灿烂辉煌的佛教文化遗产，其哲学思想得到了许多中国文人的接受。佛家与儒家、道家构成中国传统文化三大精神支柱（即"三教"），亦称"释家”。佛家思想与中医医德的关系也非常密切。

一、佛家“慈悲”思想

佛教起源于古印度，东汉明帝时开始在中国传播。佛家讲慈悲，慈悲是佛法的根本。古代许多医家用佛教的道德观来作为治病愈疾的精神支柱。

（一）普度众生的慈悲思想

佛家认为芸芸众生营营扰扰，如溺海中，要施大法力援救他们登上彼岸。在梵文中，“慈”含有纯粹的友爱之情，“悲”为哀怜、同情之意。对于奉佛信众来说，欲成圣佛，必须胸怀慈悲，以慈爱之心给予人幸福，以怜悯之心拔除人的痛苦。佛门还进一步讲“大慈大悲”，把慈悲扩大到众生。《大智度论》云：“大慈与一切众生乐，大悲拔一切众生苦。大慈以喜乐因缘与众生，大悲以离苦因缘与众生。”《大宝积经》云：“能为众生作大利益，心无疲倦”，“普为众生，等行大悲”。佛法这种不舍世间、不舍众生的利他精神也同样在《法华经》体现出来：“大慈大悲，常无懈怠，恒求善事，利益一切。”因此佛家思想主张“救苦救难”“大慈大悲”“普度众生”。

大乘佛教的慈悲思想认为人不应自私自利，主张“不念自利，常念他利，身口意业所作诸善，终不自为，恒为他人”。慈悲观是佛教的核心，同时也是佛教慈善渊源中最重要的内容。佛教中的慈悲亦包含了医治疾病的内容，如《地藏菩萨本愿经》：“未来世中，有诸国王及婆罗门等，见诸老病及生产妇女，若一念间，具大慈心，布施医药饮食卧具，使令安乐。”《普贤菩萨行愿品》：“于诸病苦，为作良医。”

孙思邈在《千金要方·大医精诚》中说：“其有患疮痍下痢，臭秽不可瞻视，人所恶见者，但发惭愧、凄怜、忧恤之意，不得起一念蒂芥之心，是吾之志也。”意思是如果有患了疮疡、痢疾，又臭又脏而不堪入目、人们也厌恶见到的病人，只能生发惭愧、怜悯、忧伤、体恤的心情，而不得产生不愉快的念头，这就是我们做医生的志向。在古代，麻风病是一种恶疾，具有很强的传染性，没有人敢靠近病人，而孙思邈却亲自领了六百名麻风病人住进深山，日夜悉心照顾，甚至为他们敷药、喂食，将自己的安危置之度外。这表现了孙思邈对待病人慈悲为怀，以病人为重，放下自我的高尚医德。

（二）平等博爱的思想

佛家不仅主张普度众生的慈悲思想，还认为要平等博爱。佛家认为，众生皆平等，“佛性平等，贤愚一致。但可度者，吾即度之，复何差别之有？”又如《法华经》：“佛平等说，如一味雨。随众生性，所受不同。”对于怨家，一般人很难宽容对方，但是佛家提出“不念旧恶”，“慈心观众生，如母念一子，于仇不追恶，更生怜悯心”。

二、中医“普济”的内涵与实践

普济，即普遍济助之意。与佛家大慈大悲思想相应。

（一）体现“普济”内涵的中医文化

中医书籍有《慈航集·三元普济方》《普济方》《普济良方》《普济本事方》《鸡峰普济方》《普济方集要》等，这些书名体现了佛教大慈大悲思想对医家的熏陶。

使用了含佛教思想及精神的用词命名的中医方剂有普济消毒饮、还阴救苦汤、观音散、金刚丸、卧佛汤等。

（二）古代医家救死扶伤的医德观

《八大人觉经》：“生死炽然，苦恼无量，发大乘心，普济一切，愿代众生受无量苦，令诸众生毕竟大乐。”意思是说因为有种种烦恼，才会有生死炽然的大火燃烧众生的身心，产生无量无边的痛苦，发起慈悲心，普遍救济众生的菩萨，牺牲自己的一切享受，忍受众生给予的一切烦恼，愿意代替众生受无量苦，令诸众生永断烦恼生死，得到无上菩提法乐。医家也受到了佛家这种慈悲救济的思想影响，不顾一切，以治病救人为上。唐代孙思邈在《千金要方·大医精诚》中说：“凡大医治病，必当安神定志，无欲无求，先发大慈恻隐之心，誓愿普救含灵之苦。若有疾厄来求救者，不得问其贵贱贫富，长幼妍媸，怨亲善友，华夷愚智，普同一等，皆如至亲之想，亦不得瞻前顾后，自虑吉凶，护惜身命。见彼苦恼，若已有之，深心凄怆，勿避险巇、昼夜、寒暑、饥渴、疲劳，一心赴救，无作功夫形迹之心，如此可为苍生大医，反此则是含灵巨贼。”孙思邈提倡医者在治病救人的时候，平等地对待每一位病人，不论其社会地位是高贵还是低贱，经济状况是富贵还是贫穷，年龄是长还是幼，相貌是美还是丑，无论其是聪明还是愚蠢，是否为自己的同胞，也不论病人与医者关系是亲近还是疏远，是恩人还是冤家，都应一致对待，如同对待自己的至亲那样，竭尽全力而救治。元代著名医家曾世荣在《活幼心书·为医先去贪嗔》中说：“凡有请召，不以昼夜、寒暑、远近、亲疏、富贵贫贱，闻命即赴。”孙思邈、曾世荣两位医家的学说，都表达了救人如救火，刻不容缓，分秒必争，都体现了佛家大慈大悲的利他主义精神。

三、僧医

佛教从印度传入中国后，对于医学文化产生了重要的影响。僧人援佛入医，以医弘教，佛学与医学知识相结合，逐渐形成了佛医学，并产生了一批僧人医家，这是最早的僧医群体。僧人通晓医术是一件很普遍的事情。因为学佛者当学“五明”，五明分别指声明、因明、工巧明、内明、医方明，其中医方明指的是医药学。有关医方明的译本约有 20 种，包含医论、医术、方药、养生保健、咒禁等，对我国医学产生了重要的影响。

医论：《佛医经》《胞胎经》《医喻经》。

医术：《隋书经籍志》载有《龙树菩萨药方》四卷、《龙树菩萨和香法》二卷、《龙树菩萨养性方》一卷等。

方药：孙思邈的《千金翼方》中如耆婆治恶病方、《僧深药方》中涉及了伤寒、天行、温病等外感疾病，还论及风毒脚气、痢疾、中风、胸痹等杂病治方，极具文献价值，其中特别是对于脚气病的验方收录较多，达百余副等。

养生保健：主要是佛家气功，如静坐、观想、入定、住定、出定。

咒禁：《大藏经》说凡病有六种，一是四大不调。二是饮食不调。二者医师治之。三是坐禅不调。四是业病。二者以忏悔罪障功治之。五是魔病。六是鬼病。二者以神咒治之。有《咒目经》等。

佛家众徒修行，一般都是在清静少人的地方，所以当僧人身体有疾病时，要请专业的医师来救治就不那么容易了。因此僧人大多也会掌握一定的医理知识，在僧人中，精通医术的也并不少。

历史上也有一些对当时僧医治疗的记载。晋代僧人于法开精通医术，《世说新语·术解篇》《晋书》等典籍都记载过他的行医经历：一日，于法开求宿于一户人家，恰好赶上了这户人家有妇女难产，几天过去了，孩子依然没有生下来，众人束手无策，产妇性命悬于一线。主人见到于法开一副得道高僧的模样，赶紧把他迎接到家中来。于法开一面吩咐主人宰羊，把羊肉切成块，放在大锅里煮熟，让产妇吃下多块，一面用针刺的方法施治，结果胎儿顺利出生了。《世说新语·术解篇》中记载了于法开为当时的名士郗愔治病的故事：郗愔非常信奉道教，对道教的养生之术无不勤勉奉行。但是郗愔却经常感到肠胃不舒服，肚子里经常传出奇怪的声音，看了许多大夫，都没有治好。一日，他听朋友说起僧人于法开医术十分高明，便差仆人去接请。于法开来后，诊了诊脉说："先生你所患的病，是过分修行造成的。"说完挥笔写下了一个方子。郗愔赶紧叫人将药抓了来，熬制成一碗汤剂。喝下后不久，肚里起了反应，出现大泻，排出了好几段拳头大小的纸团，剖开来一看，竟是先前吞下去的符。

僧医行医的记载还有许多，比如僧人佛陀耶舍用药水加咒为患有足疾的弟子洗濯，结果其足疾痊愈，最终能疾行如常。又如刘宋初年来华的印度僧人求那跋摩亦善医，博通"医方咒术"等。治病疗疾之余，僧医自然也达到了以医弘教的目的。

第三节　道家“抱朴”与中医

道家、道教与中医的渊源极深，在医德方面的联系也就更为密切。道家由老子创立，其哲学思想有中华文化基石之称，是中国古代主要的哲学派别之一。道家以“道”为宇宙的本原，以柔弱因循为道的作用，在政治上主张无为而治。中医的思想中借鉴与发展了不少道家的哲学思想。

一、道家的社会理想

道家的社会理想包括了社会形态、人与人之间的关系、人与自然的相处、个体的修养等方面，其核心就是《道德经·十九章》所提到的“见素抱朴”“少私寡欲”，即追求保守本真，怀抱纯朴，不萦于物欲，减少自然和社会因素的干扰。

在社会形态方面，老子推崇“小邦寡民……乐其俗，安其居，临帮相望……民至老死不相往来”，即国家小，人口少，但国家治理得很好，人民安居乐业，不欲迁徙，与邻国之间虽然相近相望，却可以始终不相互往来。

在人与人之间关系方面，道家提倡人与人谦让不争、平等宽容相处。《道德经·七章》：“是以圣人后其身而身先，外其身而身存。非以其无私邪？故能成其私。”庄子还提出齐物论，主张消除事物之间的差别和对立，以达到万物平等的境界。

在人与自然的相处方面，老子推崇万事万物回归自然，各得其所，与自然和谐相处。《道德经·三十九章》就谈到：“昔之得一者，天得一以清，地得一以宁，神得一以灵，谷得一以盈，万物得一以生，侯王得一以为天下贞。”

在个体修养方面，道家提倡淡泊名利的心境，不为名利患得患失，即“宠辱若惊，贵大患若身”。还主张修身爱民治国，《道德经·十章》讲到“载营魄抱一，能无离乎？专气致柔，能如婴儿乎？涤除玄览，能无疵乎？爱民治国，能无为乎？天门开阖，能为雌乎？明白四达，能无知乎？”

二、中医“济世”的内涵与实践

济世意为济助世人。济世出自《庄子·庚桑楚》：“简发而栉，数米而炊，窃窃乎又何足以济世哉？”成玄英疏：“此盖小道，何足救世。”

中医济世的实践主要体现于以下方面：

（一）在医者职业道德方面

孙思邈《千金要方·大医精诚》提到不论贫富、普同一等、视病人之苦为自己的苦等观念。行医者应有救苦之心。“凡大医治病……若有疾厄来求救者，不得问其贵贱贫富，长幼妍媸，怨亲善友，华夷愚智，普同一等，皆如至亲之想，亦不得瞻前顾后，自虑吉凶，护惜身命。见彼苦恼，若己有之，深心凄怆，勿避险巇、昼夜、寒暑、饥渴、疲劳，一心赴救，无作功夫形迹之心，如此可为苍生大医，反此则是含灵巨贼。”孙思邈以病人之苦为己苦，不论贫富，视为一等的做法，即是济世助人观念在医者职业道德方面的体现。

（二）在“天人合一”的医道境界方面

《灵枢·顺气一日分为四时》说“春生、夏长、秋收、冬藏，是气之常也。人亦应之”。人的生理功能活动随春夏秋冬四季的变更而发生生长收藏的相应变化。又《素问·诊要经终论》中说“正月二月，天气始方，地气始发，人气在肝。三月四月，天气正方，地气定发，人气在脾。五月六月，天气盛，地气高，人气在头。七月八月，阴气始杀，人气在肺。九月十月，阴气始冰，地气始闭，人气在心。十一月十二月，冰复，地气合，人气在肾”。随着月份的推移，人气在不同部位发挥作用。《素问·生气通天论》说“阳气者，一日而主外，平旦人气生，日中而阳气隆，日西而阳气已虚，气门乃闭”。随着自然界阳气的消长变化，人体的阳气发生相应的改变。医生要顺应四时不同来调理人体的形体与精神。《素问·异法方宜论》指出由于不同地理环境的差异，生活条件的不同，故治疗方法也必须因地制宜，体现了“天人合一”的医道境界。

三、道医

道教医家自古以来就一直存在，民间常常用“丹医”“隐医”“走方医”“草泽医”“刀圭医”来称呼道医，从这些名字中不难看出道医身份的多重性与复杂性。道医在道书中最早被称为“道士医师”。《太上灵宝五符序》中载有一则“仙人下三虫伏尸方”，内云“……三尸常欲人死，故欲攻夺，此之谓也。凡道士医师但知按方治身而不知伏尸在人腹中，固人药力，令药不效，皆三虫所为”。该方在强调治身修真过程中先除去“三虫”的必要性时，运用了“道士医师”这一称谓。无独有偶，在《云笈七签》卷八十二中也沿用了“道士医师”这一说法，云“凡道士医师但知按方治身而不知伏尸所在，……真人贵其道，道士尊其药，贤者乐其法”。由此可见，“道士医师”在道教中已是一个有特定内涵的术语，专门负责医疗事务。在道教创立的初期，道士就把行医济世作为传道的一种有效工具，因此道医成为道门之中的中坚力量。伴随道教的发展与扩大，由隋至元朝期间，道医的人数不断增加，行医济世的活动范围也不断扩大，他们在注重下层百姓治病需求的同时，也常常与统治阶级上层往来，这种双向的社会交往体现了道医在职业理想与生存现实中的差异。这一时期也是许多文人骚客与之谈谊论友的鼎盛时代，于无形中提高了道医这支队伍的整体文化素养。明清之际，道教发展式微，道医的社会地位和影响也随之逐渐衰弱，代之而起的是儒医的备受推崇。但是道医作为历史上一个特殊的群体，他们无论对道教的发展还是中国传统医学的进步都做出了一定的贡献。

道医是以《道德经》《黄帝内经》等道家经典为基本理论及阴阳五行学说为辨证施治手段，而中医则以《黄帝内经》及阴阳五行学说为辨证施治手段，二者有相似之处。

道医是上至道家学者、下至宫观大德道士在日常生活中的经验累积。也可以说道医，是以道为基本理论和核心内容，以形神兼治为手段的医学流派。道医借用了道家（道教）的文化，同时也采用了传统中医的文化，运用一系列独特的内容、医术和方法，在道教中脱颖而出，形成了一个由教内宫观大德道士、教外的道家学者组成的特殊道医流派。道医很多时候讲究实修、重视实践，他们对于气血经络、方药等往往有独特的见解。而道医学是道教在以医传教的宗教活动和追求长生成仙的修炼过程中，通过对生命、健康和疾病的认识和体悟，形成的一套具有宗教色彩或民俗文化性质的心身医学体系。

道医的特点：一是以“三元（源）化生学说”为基础，预防和化解“三因”（本因、内因、外因）对人体的作用力，以此作为重要的医疗方法；二是主张天人合一，三中有二，二本禀一，一生于道，“知其白，守其黑”“见素抱朴，少私而寡欲”。三是形神兼治；四是修身养真、炼命修性。

道医的流派有：“符道门”“咒道门”“诀道门”“禁道门”“气道门”“法道门”“术道门”等。

道医流传的著名著作有：《素问》《七步尘技》《千金要方》《肘后备急方》《养性延命录》。

道医代表人物有：三皇五帝、葛洪、陶弘景、孙思邈等。

道医对医学事业的发展进步起了重要作用，古代文献对此也有记录，下面以葛洪为例说明。

葛洪在《肘后备急方》里面，记述了一种叫“尸注”的病，说这种病会互相传染，并且千变万化。染上这种病的人闹不清自己到底哪儿不舒服，只觉得怕冷发烧，浑身疲乏，精神恍惚，身体一天天消瘦，时间长了还会丧命。葛洪描述的这种病，就是现在我们所说的结核病。结核菌能使人身上的许多器官致病。肺结核、骨关节结核、脑膜结核、肠和腹膜结核等，都是结核菌引起的。葛洪是我国最早观察和记载结核病的医学家。

葛洪的《肘后备急方》中还记载了一种犬咬人引起的病症。犬就是疯狗。人被疯狗咬了，非常痛苦，病人受不得一点刺激，只要听见一点声音，就会抽搐痉挛，甚至听到倒水的响声也会抽风，所以有人把疯狗病又叫作“恐水病”。在古时候，对这种病没有什么办法。葛洪想到古代有以毒攻毒的办法。例如《黄帝内经》里就说，治病要用“毒”药，没有“毒”性治不了病。葛洪想，疯狗咬人，一定是狗嘴里有毒物，从伤口侵入人体，使人中了毒。能不能用疯狗身上的毒物来治这种病呢？他把疯狗捕来杀死，取出脑子，敷在疯狗病病人的伤口上。果然有的人没有再发病，有人虽然发了病，也轻些。葛洪用的方法是有科学道理的，含有免疫学的思想萌芽。大家知道，种牛痘可以预防天花，注射脑炎疫苗可以预防脑炎，注射破伤风细菌的毒素可以治疗破伤风，这些方法都是近代免疫学的研究成果。葛洪对狂犬病能采取预防措施，可以称得上是免疫学的先驱。欧洲的免疫学是从法国的巴斯德开始的，他用人工方法使兔子得疯狗病，把病兔的脑髓取出来制成针剂，用来预防和治疗疯狗病，原理与葛洪的基本上相似。巴斯德的治疗方法当然比较科学，但是比葛洪晚了一千多年。

葛洪还首次记载了两种传染病，一种是天花，一种叫恙虫病。葛洪在《肘后备急方》里记载：有一年发生了一种奇怪的流行病，病人浑身起一个个的疱疮，起初是些小红点，不久就变成白色的脓疱，很容易碰破。如果不好好治疗，疱疮一边长一边溃烂，人还要发高烧，十个有九个治不好；就算侥幸治好了，皮肤上也会留下一个个的小瘢。小瘢初起发黑，一年以后才变得和皮肤一样颜色。葛洪描写的这种奇怪的流行病，正是后来所说的天花。西方的医学家认为最早记载天花的是阿拉伯的医生雷撒斯，其实葛洪生活的时代，比雷撒斯要早五百多年。

葛洪把恙虫病叫作“沙虱毒”。现已弄清楚，沙虱毒的病原体是一种比细菌还小的微生物，叫“立克次氏体”。有一种小虫叫沙虱，蜇人吸血的时候就把这种病原体注入人的身体内，使人得病发热。沙虱生长在南方，据调查，我国只有广东、福建一带有恙虫病流行，其他地方极为罕见。葛洪是通过艰苦的实践，才得到关于这种病的知识的。原来他酷爱炼丹，在广东的罗浮山里住了很久。这一带的深山草地里就有沙虱。沙虱比小米粒还小，不仔细观察根本发现不了。葛洪不但发现了沙虱，还知道它是传染疾病的媒介。他的记载比美国医生帕姆在1878年的记载要早1 500多年。

第八章　中医教育与传播

文化的传承与发展，离不开教育与传播。中医作为中国文化中的重要组成部分，在中国文化的传承与发展中也离不开教育与传播。与其他中国传统文化一样，中医在历史上的教育与传播，也深深地打上了时代的烙印，受到其他中国传统文化的深刻影响。

第一节　古代中医教育

教育是传播人类文明成果并培养人才的社会活动。它作为传递人类文明的主要形式，在中国传统文化的延续、传承和发展过程中发挥了至关重要的作用。教育思想是人类对社会和教育认识、概括、论证和思考的产物，是社会和教育发展到一定阶段的产物，是人类社会进入文明时代、教育上升到自觉状态的标志。

一、中国传统文化的教育思想

“教者，政之本也”，古人历来重视教育。中国传统教育思想源远流长，是中国传统文化的重要组成部分，在中华民族几千年的文明历史中，培育了无数优秀的仁人志士。中国传统教育思想以儒家思想为主体，重视道德修养，注重知识的全面性和系统性，强调知识的积累及与实践的结合，以培养胸怀天下、治国安邦的人才为最高教育目标。

（一）文治教化，重视道德教育和道德培养

古代教育思想主张“文治教化”，即用一定的道德、礼乐去教化人民。从孔子的“性相近，习相远”，到孟子的“性善论”和荀子的“性恶论”；从董仲舒的“性三品说”，到程朱理学的“天命之性”和“气质之性”。尽管对于人性本质的观点不同，但儒家学者认为：人性有差异，可以通过教育达到教化万民、安邦治国的目的。由此可见，教化天下是古代教育思想的核心价值观，是培养君子、实行“仁政”、推行以德治国的主要方法。在

儒家思想中，道德高于一切。儒家提倡“仁义礼智信”的伦理道德规范，认为“仁”是最高的道德原则、道德标准和道德境界，“忠恕”是行“仁”的根本途径，行“仁”必须“克己复礼”；“义”是公正，倡导重义轻利、舍生取义、舍己为人；“礼”是社会各方面关系的基本准则，人与人相处需要保持礼节、礼貌；“智”是处理人际关系的理性原则，要明是非、别善恶，能够知人知己；“信”指行事时要符合道义，言无反复，诚实不欺。通过教化，使社会对其成员的道德知识、道德品质、道德信念、道德情操、道德行为、道德境界等诸多方面施加系统的影响，使之自觉地遵守道德行为准则，履行自己对社会和他人应尽的道德义务，这样的人才符合古代教育思想中“君子”“成人”的标准。只有先“修身”，才能“齐家、治国、平天下”。

古代传统教育思想还注重气节与操守，强调人的道德责任感与历史使命感，体现了不计个人成败荣辱、以天下为己任的宽广胸怀。

（二）实事求是，格物致知

儒家思想提倡“知之为知之，不知为不知，是知也”，这是实事求是的科学态度。“实事求是”出自《汉书・河间献王传》：“修学好古，实事求是。”实事求是是指严谨治学、务求真谛的一种求是求真的治学态度，也就是说做学问应该掌握详尽的事实材料，从事实出发，求索其真相，引出结论。儒家思想尊重现实，主张经世致用，提倡实学，实事求是是中国传统哲学与文化的精华。

《礼记・大学》“致知在格物，物格而后知至”，这是儒家思想中的格物致知，即通过剖析事物的原理而获得知识。儒家学派为实现自己修身、齐家、治国、平天下的政治思想，提出首先必须充分接触、观察、分析事物，从而获得知识，也就是“博学之，审问之，慎思之，明辨之，笃行之”。格物致知精神强调客观性和实证性，格物就是通过对世间万物的区分和辨识，从而实现对规律和本质的认知和领悟。因此，格物致知必须接触实事实物，亲自动手去做，才能获得真知。

（三）教学灵活，因材施教，循序渐进

中国传统教育在教学方法上对学生进行启发诱导，注意培养和锻炼学生自主学习的能力，提高学习兴趣。“君子引而不发，跃如也”（《孟子・尽心上》）认为教师如同射手，张满了弓却不发箭，做出跃跃欲试的姿势，以启发诱导学生。同时，重视引导学生勤奋学习、认真思考，以发展学生的个性和创造力。

儒家思想在教育方针上主张“有教无类”，一指不分贵贱贤愚，都可以进行教育；二指原本有差别的各类人，均可通过教育消除这种差别。详细来说，即不同的学生，其年龄、性格、爱好、智商、能力、品德、知识基础、学习态度及意志力等方面都有很大不同，针对其不同，采用不同的教学方法，因材施教，循序渐进，使学生都各有成就。亦即是“中人以上，可以语上也；中人以下，不可以语上也”（《论语·雍也》）。

（四）身教为先，学以致用，注重实践

儒家提倡在教育中教师通过言传身教使学生的知行能力得到统一的全面发展。“其身正，不令而行；其身不正，虽令不从”（《论语·子路》）说的就是教育者要采取身教为先的方法，即教师在教学中“身教示范”，通过教育者的示范，对学生的品行进行熏陶的方法。“身教重于言教”这条中国的古训恰当地体现出儒家以身作则的教育原则。

儒家思想主张在学习中“学”与“思”统一，要求学生一定要经过思考，融会贯通，由博返约，闻一以知十，举一反三。“学而不思则罔，思而不学则殆”（《论语·为政》），提出在接受知识的过程中作为“行”的“学”与作为“知”的“思”并重。明代著名儒学教育思想家王阳明提出“知行合一”的思想，“知之真切笃实处，即是行；行之明觉精察处，即是知；知行工夫，本不可离”（《王阳明全集·传习录》）。“知行合一”的全面教育理念学说更注重学生实践能力的培养。

儒家非常重视教学过程中认知与实践的关系，强调通过身体力行，躬行实践达到知行统一。明确强调躬行的重要性，“君子耻其言而过其行”（《论语·宪问》），反对言过其实的空论。儒家以行为本的躬行教育思想倡导实践精神，重视应用能力和创新精神，对当代社会的教育思想具有重要的参考价值。

中国传统教育为后世留下了珍贵的教育理念，在当代社会仍然有着重要的借鉴价值。在新的历史时期，我们应批判地继承中国传统教育思想，探寻其时代意义，使其精华在现代教育科学理论的观照下实现新的发展、发挥更大作用。

二、古代官学中医教育

中医教育伴随着中医学的产生而产生。虽然中医学理论体系在先秦时期就已经初步形成与建立，但是，在西晋之前却没有关于专门的中医教育机构的记载。

（一）萌芽阶段

夏商两代，国家机构制度简单，存在着“巫医一体”的情况。周代时，国家体制逐渐健全，趋于完善，巫、医逐渐分体。《周礼·天官》记载了迄今所知最早的医事制度：东周时已设有医疗卫生机构，医生有了专业分工，并具有一套相应的管理措施。春秋战国时期，诸子百家学说兴起，很多学派的哲学思想渗透到中医学，促进了中医理论的形成，而诸子百家关于教育的理念也对中医产生了较大的影响。《黄帝内经》中就有专篇讨论教学问题，提出了因材施教等原则和一些教学方法。两晋南北朝时期，政局动荡，战事连绵，疫病流行；同时，晋朝统治阶层重视自身健康，医药卫生的重要性及地位逐渐提升。因此，中医官学教育初露端倪。《唐六典》卷十四注记载“晋代以上，手医子弟代习者，令助教部教之。（南朝）宋元嘉二十年（443），太医令秦承祖奏置医学，以广教授。至三十年省”。这里刘宋太医令秦承祖奏置医学教育一事，则是政府创办医学教育最早的明确记载，是古代中医官方教育的标志。魏孝文帝太和年间，又有太医博士、太医助教等教官之设，教员有了明确的职称。

这段时期虽未形成有规模的医学教育，但以上设置都属于官学中医教育的雏形，为隋唐时期医学教育奠定了良好的基础。

（二）形成阶段

隋唐是中国官学中医教育迅速发展的时期，形成了较为完整的医学教育体系。

隋代建立和完善太医署，署内设有主药、医师、药园师、医博士、助教、按摩博士等职，在招生、教学、师资、考核等方面都有明确的制度规定。

唐代太医署既是医学教育机构，也是医疗单位，由行政、教学、医疗、药工四部分组成。主要学习科目有医科、针科、按摩科（包括伤科）、咒禁科、药学，还规定了医科各科的学习年限。各科规定必须先学《素问》《神农本草经》《脉经》《甲乙经》等基础课程，然后再分科学习，按月、季、年为期设有考试，以评核成绩，并规定学习九年仍不及格者，即令退学。京都设药园，招收药园生，设有药童、主药等人。唐代除了中央设有太医署外，还在州府普遍设立博士、助教，并建立了地方性医学教育机构，根据各州县户口数的多少决定其医学设置的多少。地方性医学教育机构的设立，促进了医学的推广。

（三）发展完善阶段

宋元时期，统治阶级重视医药的作用，大力发展中医教育；文人知医尚医，“不为良相，则为良医”更是文人追求治国济民抱负的理念，文人从医与日俱增，出现了“儒医”，从而大大地提升了医人的整体素质；活字印刷术的迅速发展，也促进了医学文化的有效传播。因此，宋元时期是官办中医学教育快速发展和完善繁荣的阶段。

宋代在太常寺下设太医局、翰林医官院、御药院以及其他保健或慈善机构；太医局主管医学教育，将医学教育与医药行政管理分开。宋初，太医局规模较小；嘉祐六年（1061）规定太医局学生为120人；宋神宗时期，太医局脱离太常寺建制，正式设官建制，成为专门的医学教育机构，医学校第一次纳入国家官学系统，至元丰年间，太医局学生名额达到300人，其中上舍生40人，内舍生60人，外舍生200人。年满15岁者可递交简历即“家状”到太常寺，然后太常寺“召命官使臣或翰林医官、医学一员保明，仍令三人以上结为一保”，这样就可成为预科的医学生，参与听课学习，在太医局听读至少要有一周年以上，方可在局生有缺额时参与考试选拔。太医局内设提举（校长）1 人，判局（副校长）2 人，并规定判局必须由知医事者为之，每科设教授 1 人，主要设脉科、针科、疡科，每大科下设若干小科。学生除了学习《素问》《难经》《诸病源候论》《千金要方》《嘉祐补注本草》等共同必修课外，不同科别还需要进行专业相关科目的学习。每月私试 1 次，每年公试 1 次，间年舍试 1 次，并按成绩优良评定是否升舍。太医局不但强调医学理论的学习，而且注重学生临床实际操作能力的训练和培养。通过对学生实际医疗技术的判定考核，对其进行奖惩。之后，各州郡开办地方医学，设置医学博士教习医书，逐渐形成从中央到地方全社会重视医学教育的局面。

元代医学教育效仿宋制。元代制定教学条例与实施办法，并定期进行审查。规定医学教授须通过考核，3 年内完成太医院制定的若干医经题目，方可升迁。同时，针对学生旷课、教师渎职的行为，追究相关教员及管理人员的责任，并加以处罚。

宋元时期，古代官方中医学教育规模不断扩大，医生地位提高，组织机构和管理制度日益完善，使官方医学教育达到鼎盛。

（四）衰退阶段

明代又将医政、医疗和医学教育混为一体，太医院设置 13 科，包括大方脉、伤寒、妇人、小方脉、口齿、咽喉、眼科、疮疡、接骨、金镞、针灸、按摩、祝由。太医院学生从医家子弟和各地的医官、医士中挑选保送到太医院考试，合格者选入，名额减少，规模缩小。学习的课程主要有《素问》《难经》《本草纲目》《脉经》《脉诀》及本专科的重要方书。明代的地方医学教育重于中央教育。

清朝太医院设有教习所教授学生，学生来源由医官保送。学习的课程主要有《黄帝内经》《伤寒论》《金匮要略》《本草纲目》等，以及有关本专科的医书。设置科别增加痘疹科，后与小儿科合并，道光年间取消了针灸科的设置。

从明代起，中医官方教育规模变小，开始呈现衰退趋势，这一趋势一直持续到清末，出现了几乎废弛的局面。

古代官学中医教育是为统治阶级服务的，其内容、规模和周期，受到社会、政治、经济、科技等多因素的影响。但中医官方教育的出现，肯定了中医学的重要性和权威性，提高了医生的社会地位，能够有计划、有目标地培养医学人才和普及医药知识，并保证学生的学习效果，同时，它使大规模的医书校对及编订成为现实，促进了中医药学文化的传承。因此，它对中医教育的发展进步是有积极意义的。

三、古代私学中医教育

私学教育是以师徒相传模式进行教学的传统教育形式，也可称之为师承授受，主要包括家传、师承、私淑等形式。私学教育是古代中医教育的基本形式和特征，是中医药得以延续和发展的主要因素，在中医教育中占有主体地位。

中医学在秦汉时期形成了较完整的理论体系，但是直到两晋时期才出现类似学校的中医教育机构。在此之前，师承授受几乎是中医教育唯一的形式。这种教育早在原始社会就产生了。相传《黄帝内经》中的雷公是黄帝的学生，黄帝又是岐伯的学生，岐伯则是上古名医僦贷季的学生。

历史上明确记载师承关系最早的是《史记·扁鹊仓公列传》，扁鹊师承于长桑君。秦汉时期，政府设立了太医令、太医令丞、侍医等，但无官学中医教育，主要以师承和家传为主。《史记·扁鹊仓公列传》中，仓公师承于同郡公乘阳庆，学习禁方、脉诊等；《三国志·魏书·华佗传》记载了吴普和樊阿师承于华佗，学习针灸和养生保健等。

两晋南北朝时期，门阀士族出于对自身健康及对父母行孝的考虑，加之当时战乱频发，急需医学人才，家传医学非常盛行。《晋书·葛洪传》记载了葛玄—郑隐、鲍玄—葛洪的家传师承关系；《梁书·陶弘景传》记载了孙游岳—陶弘景的师徒传承关系。

隋唐时期是中国封建社会的鼎盛时期，各种文化空前活跃，医药学全面发展。在统治阶级对医学的大力支持下，各地兴办医学教育，形成了较为完整的医学教育体系，同时也沿袭着南北朝以来家传和师徒传授的优良传统。但由于隋唐时期地方医学教育的规模小、学生就业存在局限性等原因，这一时期的私学教育相对还是占据主导地位。

宋元时期，私淑之风盛行。没有得到某人的亲身教授，而又敬仰他的学问并尊之为师，受其影响的，被称为私淑。刘完素的私淑弟子有张从正、葛雍、镏洪；私淑朱丹溪的有汪机、王纶、虞抟、徐彦纯、陈无咎等人。私淑弟子继承前者的学术思想，并在实践中加以发扬，进而提出自己的医学观点。

明清时期，家传和师徒传授在医学教育中占据很大比例。政府规定必须子承父业，传承医学，从一定程度上促进了医学的继承与发扬，出现了很多有成就的世医。如李时珍、窦梦麟、王拳、陈司成等，都得益于家学。不少世医将自己的临床经验编写成册，作为教材传授子弟。

与官学中医教育相比，家传与师授这种传承方式具有自身的特点和优势。古代的师承教育从徒弟熟记《汤头歌诀》《药性赋》等教材和学习《黄帝内经》《伤寒论》等中医经典著作开始，加强对基础理论知识的理解与掌握；早临床、多临床，在实践中深入体会临床的思维方法、遣方用药规律及老师的独特经验，将理论与实践更好地融会贯通；同时，师徒的长期相处和互相了解，为老师因材施教，实施个性化教育创造了条件。私学中医教育是古代中医教育的主要形式，支撑着中医学的发展。自古以来，师承和家传名医辈出，但是，由于受到当时社会、科技、教育发展水平的限制，也存在一些弊端：只注重家学、师承，具有狭隘性和保守性；眼界不够开阔，无法系统掌握相关科目的知识；学生的水平受到老师临床经验的限制，等等。

古代中医教育，对中医的传承和发扬作出了不可磨灭的贡献。在一定历史时期内，中医学徒教育可作为现代中医教育的一种辅助形式，充分识别学生的个性特征，因材施教；传统中医教育实践的广泛性和灵活性，要求学生“涉猎群书”，注重知识的全面性、系统性等经验，都值得现代中医教育借鉴。现代高等中医教育是建立在传统中医教育基础上的，两者间有着继承和发展的内在联系。但现代高等中医教育摆脱了传统教育分散落后的状态，正式将中医教育纳入我国高等教育的轨道。现代中医教育以临床教学医院为主要实践场所，同时把中医科研工作纳入进来，以更好地继承和发扬中医药文化。中华人民共和国自 1949 年成立以来，对中医药一直高度重视。1982 年通过的《中华人民共和国宪法》第二十一条明确规定“国家发展医疗卫生事业，发展现代医药和我国传统医药”。“坚持中西医并重，传承发展中医药事业”也是中国政府长期实施的健康中国战略的重要组成部分。此外，政府还在 2003 年 10 月 1 日起施行《中华人民共和国中医药条例》，2017 年 7 月 1 日正式施行《中华人民共和国中医药法》。中医教育也在此过程中稳步向前发展，尤其 1956 年相继在各省市区建立中医药高等院校，并鼓励名老中医带徒，推动了中医药事业的可持续发展和中医药文化的传播。相信未来的中医教育会日臻完善，为国家和社会培养更多高素质的中医人才。

第二节　语言阐释与中医

中医的传播和教育，离不开语言。语言阐释，在中医教育中具有关键性地位。

一、汉语言文字与中医药文献

汉字是世界上最古老的文字之一，是汉族人民创造的、用来记录汉语言的符号体系，它承载着中华文明几千年的深邃历史。中医药学是中华民族长期和疾病作斗争的丰富经验的总结，以整体观念和辨证论治为基本特点。汉字与中医药学关系密切：二者都是中国传统文化的重要组成部分，彰显着深厚的民族文化底蕴，受到中国其他传统文化的影响和渗透，从不同方面体现着中国传统文化的形成和发展。作为记录符号的汉字，是传承中医药文化的重要信息载体，用汉字记录成册的中医药文献，阐述了中医药学理论，使中医药知识得以发展和传承；反过来，中医药文献中的中医药文化影响了汉字的内涵和使用，促进了对古汉语知识的研究。

一方面，中医药文献以语言文字承载着大量的中医药理论，蕴含着独特的思维方式。汉字与中医药学同属于中国优秀文明成果，在五千年中华文明的历史长河中，相互渗透、水乳交融，成为中国传统文化的重要组成部分。汉字音形义结合，以形达意，注重以人为本以及整体思维。古人造“天”“大”二字时，从自己的身体出发去加以表现。“大”是一个正面斜展双臂的人形，上方“一”指示人的头顶，人的头上顶着天。《说文解字》解释“大”的字形：“大，天大地大人亦大。”用“人”之本体去造“天”之字，用“人”之本体去造“大”之字，体现了汉字的人本精神。中国传统文化中渗透着形象思维，而形象思维的整体性和模糊性体现在汉字的造字中。汉字的造字方法包含象形、指事、会意、形声四种，很多汉字尤其是象形字都可以通过字的线条判断其含义，占汉字大多数的形声字也能通过形旁判断出其含义的大概范围。汉字外圆内方，讲究左右平衡、上下对称，透露出整体的审美观念。汉字的产生和普及，造纸术和印刷术的发明，使得古人留下了浩如烟海的中医古籍文献。《黄帝内经》《伤寒论》等经典中医古籍文字精练，医学、哲学、文学融为一体，中医医案、医话、医论文辞古雅，讲究声律修辞。正是由于这些文字记载，才使数千年的中医药文化得以较为完整地保留和传承至今。中医学认为，人体是一个有机整体，构成人体的各个组成部分之间，在结构上不可分割，功能上相互联系，病理上相互影响。同时，中医学也认识到人体与自然环境之间的密切关系，人类在能动地适应和改造自然的斗争中，维持着机体的正常生命活动。“天覆地载，万物悉备，莫贵于人。人以天地之气生，四时之法成。”（《素问·宝命全形论》）“人与天地相参也，与日月相应也。”（《灵枢·岁露论》）“春生、夏长、秋收、冬藏，是气之常也，人亦应之。”（《灵枢·顺气一日分为四时》）“有诸内，必形诸外。”（《灵枢·外揣》）“善用针者，从阴引阳，从阳引阴。”（《素问·阴阳应象大论》）整体概念贯穿于中医学生理、病理、诊断、治疗等各个方面。

另一方面，数量众多的中医古代文献是古汉语研究中不可或缺的重要部分。中医用字及用语具有鲜明的特点，研究中医药古代文献能为研究汉字的内涵和建构，古汉语语法、修辞等提供丰富的例证及补充。如“医”的繁体字是“醫”。左上方是个“匚”，古代画方的工具，意为方正、规矩，就是说医学首先是医理的问题。“匚”里面是一个“矢”，“矢”为箭，代表中医常用的针灸。右上方是个“殳”，“殳”字上边是一个回纹，即水流的样子，底下是一只手，人手在水里摸东西，实际是代表按摩的意思。所以“醫”字在整个上半部不仅涵盖了医理，还涵盖了按摩、针灸等治疗手段。“醫”的下半部分是一个“酉”字，古代“酉”字和“酒”字相通。酒能通血脉，药借酒力，酒为药引，两者结合，相得益彰，故在造字时，“醫”字结合进了“酉”。但最早的“醫”字下半部是一个“巫”字，写法是“毉”，这又体现了“医源于巫”的医学起源问题。

二、古医籍的训诂校勘

（一）训诂学简介

以解释和研究我国古代书面语言的词义为中心内容的学科，称为训诂学。同时，训诂学也附带解释古书的句读、语法、修辞、篇章结构等语文现象。

训诂在我国具有十分悠久的历史，出现在先秦时期书籍正文里解释词义的语句，就是训诂的雏形。汉武帝时期，实行“废黜百家，独尊儒术”的政策，所以在两汉时期，儒家思想得以全面发展，对儒家经典书籍经义的注释工作也全面兴起，训诂一词正式出现。《毛诗诂训传》是我国现存最早的注释书，《尔雅》是最早的训诂专著。西汉扬雄的《方言》、东汉许慎的《说文解字》和刘熙的《释名》三部书籍记载了中医病名140种，训释医学名词572个，载录本草名称296种。魏晋时代，训诂学发展缓慢。唐代时训诂学出现复兴局面，主要代表有孔颖达的《五经正义》、颜师古的《汉书注》和《急就章注》、李善的《文选注》。清代是训诂学鼎盛时期，主要代表人物有戴震、段玉裁、王念孙等，他们主张把《说文解字》的研究与训诂的研究结合起来，就古音以求古义，注意研究词义的系统以及词义与语言环境的关系，以注疏的形式研究古书词义，他们为后世提供了丰富而宝贵的训诂资料。

训诂的重点就是解释古书中的词义，解释词义主要根据的是字形、字音、语言环境，也就是“因形求义”“因音求义”“因文定义”。汉字是在象形字的基础上发展而来的，属于表意文字，我们可以通过分析汉字的篆文形体而得到其基本含义。汉语语音的发展经历了上古音、中古音、近古音和现代音四个时期。上古音主要指先秦两汉时期的语音，中古音指魏晋南北朝隋唐宋时期的语音，近古音主要指明清时代的语音，现代音以北京语音为代表。“因音求义”是根据先秦两汉古音来解释字义。汉字的词义是不断发展变化的，有词义范围的扩大、缩小和转移。从大趋势来讲，汉字的词义是日益丰富的，也就是说，汉字通常一词多义。因此，对汉字词义的解释要根据其所在的具体语言环境来判断。

除了解释词义之外，训诂的内容还包括解释句读、语法、修辞，分析篇章结构及概括主旨等。

（二）校勘学简介

古书在流传过程中，由于传抄、翻刻等原因，会出现讹误。通过改正书面材料中字句篇章上的错误，使之恢复或接近本来面目的方法，称为校勘。校勘，古代叫作“校雠”。

校勘起源很早，周秦时代已有从事校勘的事例。由于秦朝“焚书坑儒”政策的实施，古代典籍惨遭厄运。西汉统治者重视图书和文化传承，刘向、刘歆父子先后整理注释古籍，编著《别录》《七略》，开创了校勘学。唐、宋、清三代校勘成绩最为卓著，尤其在清代，校勘学达到了鼎盛时期，名家辈出。历代学者主要对文献材料发生错误的规律进行总结，同时探索校勘的作用、方法，据以校勘的资料，校勘者具备的条件，校勘成果的处理形式等等。

古代文献存在的错误可以归纳为讹文、脱文、衍文、倒文、错简五类。文献原有文字的错写现象，称为讹文；文献传写中出现的文字脱漏现象，称为脱文；文献传写中误增的文字，称为衍文；文献流传过程中，文字的先后次序被颠倒的现象，称为倒文；古书中文字、句子甚至段落、篇文的错乱，称为错简。

针对文献中存在的错误，陈垣先生在《元典章校补释例·校法四例》中将校勘常用的方法归纳为：对校法、本校法、他校法、理校法。以同书之祖本或别本对校，发现差异和错误就标示出来，称为对校法，这是最基本的，也是最常用的方法。以本书前后行文互校互证，以抉择其异同，在本书内部找证据校正讹误，称为本校法，此法适用于孤本自校。以他书校本书的方法，称为他校法，主要采用前人之书或后人引用此书的内容进行校勘。在无祖本或他本可据，或数本互异，无所适从之时，以道理定是非的校勘法，称为理校法，这种方法最难，也最容易出错误。四种校勘方法各有长短，在校勘时，须相互配合使用。

（三）古医籍的训诂校勘

1. 古医籍训诂校勘的历史

唐代王冰在《次注黄帝内经素问·序》中指出训诂是医学入门的必经之路："假若天机迅发，妙识玄通，蒇谋虽属乎生知，标格亦资于诂训，未尝有行不由径，出不由户者也。"训诂和医籍的最早结合，可以追溯到《灵枢·小针解》。《小针解》逐字逐句地解释了《灵枢·九针十二原》的意义。

南北朝隋唐时期，医家们展开了对古医籍的整理和编次。他们结合各自的文化素养和医学经验，对文义幽深难解之处，加以注释，使原有的理论得到充实和发挥：齐梁间的全元起，最早整理、注释《黄帝内经·素问》，著有《素问训解》；现存最早的《黄帝内经》注本是隋唐时期医学家杨上善整理注释的《黄帝内经太素》；唐代王冰用十二年时间完成了《素问》的改编和注释，著成《次注黄帝内经素问》，加入七篇大论，构建了"五运六气"理论体系；梁朝陶弘景根据《神农本草经》编著了《神农本草经集注》，是唐宋直至明清的中药学名物训诂；唐朝苏敬等人编著的《新修本草》，发扬了陶弘景的名物训诂。

受程朱理学以及王阳明之学的影响，宋元时期训诂学出现衰落，对这一时期的著作应认真选择分析：北宋林亿、高保衡等对《素问》进行训诂校勘，在王冰《次注黄帝内经素问》的基础上编著《重广补注黄帝内经素问》，纠正了很多王冰对假借字望文生训的解释；成无己编撰的《注解伤寒论》，是现存全面注解《伤寒论》最早的专著；元代滑寿综合历代医家对《黄帝内经》《难经》的注释，编著了《读素问钞》《难经本义》；但宋元本草名物训诂学成就较突出，扩大了训诂的引书范围，不限于引用《尔雅》，凡汉唐训诂学家的著作及传注都在其引用范围。

明清时期，尤其是清代，训诂、校勘、考据学等成绩最为突出：明代李时珍在《本草纲目》中确立了“释名”，批判望文生训的名物训诂，是继汉末刘熙《释名》以来一部探讨医药名物训诂的伟大著作；马莳将《素问》《灵枢》重新分卷并加以注释，编著成《黄帝内经素问注证发微》和《黄帝内经灵枢注证发微》各九卷，后者是《灵枢》最早的全注本；汪昂选录《素问》《灵枢》的主要内容，编成《素问灵枢类纂约注》；清代沈彤运用训诂知识，对《黄帝内经》所载人体骨骼的名称位置进行详细分析，编著了《释骨》一书，学术价值较高；清代晚期的胡澍以语音通训诂，擅长校义，对《素问》进行注释；俞樾校释《素问》共四十八条，收在《内经辨言》中；孙诒让的《札迻》收录《素问》校勘十余条，对训诂校勘的方法启迪很有帮助。

2. 古医籍训诂校勘的内容

古医籍训诂校勘的内容广泛，不仅富有医理方面的阐发，还精于文理方面的诠释，其内容有以下几个方面。

（1）注明字音。

我国古代的释音方法有譬况法、读若法、直音法和反切法。对于古医籍中的生僻字，释音时主要采用直音法和反切法两种。

①直音法，就是用同音字为另一个字释音。例如王冰注：“鼽，音求。”（《次注黄帝内经素问·气府论》）

②反切法，就是用两个汉字切出一个新的字音。具体方法是：将反切上字的声母和反切下字的韵母、声调重新组合，不考虑反切上字的韵母、声调和反切下字的声母。例如王冰注：“胀，上昌真切，肉胀起也。”（《次注黄帝内经素问·阴阳应象大论》）

（2）解释字词。

解释字词含义是古医籍训诂的重点，有其常用的体例。通过解释字词含义，说明通借、古今、正异关系；训释古语雅词；根据上下文，确定字词的特定含义和引申义。例如：“定其血气，各守其乡，血实宜决之，气虚宜掣引之。”（《素问·阴阳应象大论》）王冰注：“掣读为导，导引则气行调畅。”“阳气者，大怒则形气绝，而血菀于上，使人薄厥。”（《素问·生气通天论》）王冰注：“上，谓心胸也。”

（3）串讲句意。

古医书中，把需要解释的疑难词语的意义通过串讲文句大意表达出来，使文句意义显明，便于读者理解。例如“久风为飧泄”（《素问·脉要精微论》）。王冰注：“久风不变，但在胃中，则食不化，而泄利也。”

（4）阐发医理。

中医基础理论的发展，多体现在后人对古医书的训诂注释之中。或揭示脏器、经络、腧穴、疾病等命名的原因，或解释说明中医立论的原因，或根据医理发表独特见解、探讨学术分歧。例如“足厥阴之别，名曰蠡沟。”（《太素·十五络脉》）杨上善注：“蠡，力洒反，瓢勺也。胻骨之内，上下虚处，有似瓢勺渠沟，此因名曰蠡沟。”

又如“阴不胜其阳，则脉流薄疾，并乃狂”（《素问·生气通天论》）。王冰注：“薄疾，谓极虚而急数也。并，谓盛实也。狂，谓狂走或妄攀登也。阳并于四支则狂。《素问·阳明脉解》曰：四支者，诸阳之本也，阳盛则四支实，实则能登高而歌也……热盛于身，故弃衣欲走也。”

（5）分析语法。

语法是语言三要素之一。古代注疏家在训诂校勘过程中，一般不使用语法术语，但是会通过注文分析词的语法功能、词类、语序等。读者通过比照原文和注文，能够仔细体会出正文中的语法现象。例如“最后刺极深之，以下谷气”（《太素·三刺》）。杨上善注：“下，谷气不下，引之令下也。”注文提示“下”字采用了动词的使动用法。

（6）说明修辞。

古人写文章时，通常采用修辞手法，把文理、医理表达清楚透彻，同时使文章形象生动。古医籍注释当中，通常会说明原文采用的修辞手法，便于读者准确理解其中的含义。例如“病人身大热，反欲得近衣者，热在皮肤，寒在骨髓也。身大寒，反不欲近衣者，寒在皮肤，热在骨髓也。”（《伤寒论·卷二·辨太阳病脉证并治上》）成无己注：“皮肤言浅，骨髓言深；皮肤言外，骨髓言内。”古代注释多采用“言”字说明原文的比喻义。

（7）剖析句读。

古书多没有标点，注疏时多在几句话后加注，通过对注疏的理解，可以对被注的原文进行断句。注释多采用串讲句意、解释疑难字词、校勘等方法来剖析句读。如“肝风之状多汗恶风喜悲色微苍嗌干喜怒时憎女子诊在目下其色青”（《太素·诸风状论》）。杨上善注：“肝风状能有八：一曰多汗，二曰恶风，三曰喜悲，四曰面色微青，五曰咽干，六曰喜怒，七曰时憎女子，八曰所部色见也。”根据注释，原句可以断句为“肝风之状，多汗，恶风，喜悲，色微苍，嗌干，喜怒，时憎女子。诊在目下，其色青。”

（8）解释旨意。

古代医书注释分析篇章结构的方法主要有：分析命名含义；阐述内容提要；说明前后联系；提示参见线索；解释句意。例如“能合色脉，可以万全”（《素问·五脏生成》）。王冰注：“色脉之病，例如下说。”注释指出下文会阐述色脉之病的详细内容。“太阳之为病，脉浮，头项强痛而恶寒。”（《伤寒论·卷二·辨太阳病脉证并治上》）方有执注：“此揭太阳之总病，乃三篇之大纲。以下凡首称太阳病者，皆指此而言。”注释指出对太阳病症状采用总分结构的编写方法。

三、中医典籍名义选考

中医经典著作的书名，因与一定的历史文化背景相关联，往往体现了其文化内涵和建构模式。我们这里对《黄帝内经》《素问》《灵枢》书名含义进行解释。

（一）《黄帝内经》

1. 书籍篇名内外之分

《黄帝内经》是我国现存最早的比较完整的中医理论著作，是中医理论形成的标志。现分为《素问》与《灵枢》两部。

《黄帝内经》书名首见于《汉书·艺文志·方技略》：“《黄帝内经》十八卷，《外经》三十七卷；《扁鹊内经》九卷，《外经》十二卷；《白氏内经》三十八卷，《外经》三十六卷。”由此可见当时的医经均有“内经”与“外经”之称，这与《庄子》《晏子春秋》《淮南子》分“内篇”与“外篇”是异曲同工，大抵表达宗旨的列为“内篇”，有所发挥的列为“外篇”。古人著书，特别是先秦西汉人著书，往往把一部书分为“内”与“外”两部分。唐初陆德明《经典释文》卷二十六“庄子音义”说：“内篇：内者，对外立名。”《黄帝内经》之“内”字，是用来与《黄帝外经》之“外”字对举，是相对而言，并无深意。正如丹波元胤在《医籍考》中说：“犹《易》内外卦及《春秋》内外传、《庄子》内外篇、《韩非子》内外信者说，以次第名焉者，不必有深意。”

2. 假托黄帝之名命名的深意

《医籍考》：“而汉之时，凡说阴阳者，必系之于黄帝。《淮南子》曰：黄帝生阴阳，又云：世俗之人，多尊古而贱今。故为道者，必托之于神农、黄帝，而后能入说。高诱注云：说，言也。言为二圣所作，乃能入其说于人，人乃用之。刘向云：言阴阳五行，以为黄帝之道。《汉志》阴阳医卜之书，冠黄帝二字者，凡十有余家，此其证也。”《医籍考》指出了《黄帝内经》假托黄帝之名的原因：一是崇古风气使然；二是认为黄帝创造了阴阳五行，凡是与阴阳五行相关的书籍都会冠以黄帝之名。据《汉书·艺文志》记载，冠以黄帝之名的书籍有十多种，多与形成于战国时期的黄老之学有关。黄老之学以老子学说为主，兼采诸子，既继承了道家的思想，又吸取儒家、名家、法家、墨家、阴阳家等各家之长，实质上是综合性的道家学派。《黄帝内经》中广泛使用的“道”的概念、事物运动变化的辩证观点以及天人关系、阴阳学说、精气学说、形神关系、清静寡欲的养生理论、治病于未然的防病观点等方面的论述，都显著体现了道家思想的影响。

因此，《黄帝内经》假托黄帝之名不单纯是崇古之风的影响，本质上是体现了《黄帝内经》的思想理论与道家学说相关。

3.《黄帝内经》以“经”字命名的原因

《左传·昭公二十五年》说：“夫礼天之经也”，注云：“经者，道之常也。”陆德明《经典释文》解释为“常也，法也，径也，由也”，指出“经”就是常道、规范的意思。春秋时期，儒家六部经典著作——《诗》《书》《礼》《易》《乐》《春秋》被称为“六艺”，战国后期始被称为“六经”。“经”本指儒家的经典著作，后来词义范围扩大，才将一些解释儒家经典的著作囊括进来。医书名“经”，就是说本书是医学的规范，属于经典著作，学医者应当遵循。在古代医学著作中，以“经”为书名的除《黄帝内经》外，还有《神农本草经》《甲乙经》《难经》《中藏经》等等。

有学者也持有不同见解，认为“经”是朴素之意，犹如编织之绳线，古代无纸张，都是在竹板上刻字，以绳线系之，故绳线易错简、脱简，给后世流传造成困难，章太炎曰：“经者编丝缀属之称也。”

（二）《素问》

《素问》一名，最早出现在《伤寒杂病论·序》：“撰用《素问》《九卷》……并平脉辨证，为《伤寒杂病论》。”历代学者对书名《素问》含义的解释颇不一致，主要有以下几种观点。

1. 方陈性情与五行本源之说

南北朝全元起《素问训解》注云：“素者，本也。问者，黄帝问岐伯也。方陈性情之源，五行之本，故曰素问。”全元起将“素”作“本”或“五行之本”解释，“素问”就是询问根本。其训释从概括全书内容立意，与《素问》内容基本吻合。但因为《素问》并没有离开人的疾病、治疗、生理、病理而普遍地不着边际地讲述“性情之源”和“五行之本”，所以其解释宽泛不够贴切，宋代林亿批评其说：“义未甚明。”

2. 诊问人体太素之说

宋代林亿等《重广补注黄帝内经素问》说：“按《乾凿度》云：‘夫有形者生于无形，故有太易、有太初、有太始、有太素。太易者，未见气也；太初者，气之始也；太始者，形之始也；太素者，质之始也。’气形质具，而疴瘵由是萌生，故黄帝问此太素，质之始也。《素问》之名，义或由此。”林亿把“素”解释为“太素”，而“素问”是取“诊问太素”的意思；作为古人探讨的天地形成四个不同阶段中的一个，涉及人体的气、形、质。就《素问》的内容来说，基本上是以阴阳五行的理论来论证人体的生理、病理的，而阴阳五行就是解释气、形、质变化的一种学说。

3. 平素所讲问之说

马莳、吴昆、张景岳等人，把“素”解释为“平素”，作为对“问”发生的时间和场合的描述；认为素问之义，即“平素问答之书”。吴昆《内经素问注》曰：“五内阴阳谓之内，万世宗法谓之经，平日讲求谓之《素问》。”近人丁福保在《新内经》亦曰：“素灵之名，人难卒晓，余以为《素问》者，黄帝与岐伯平素问答之书也。”

4. 黄帝请教素女作书之说

素女为古时传说之神女，系黄帝同时代人。此女多才多艺。《史记》《吴越春秋》《论衡》等书均有描述。《隋书·经籍志》录《素问》《针经》等书，同时，亦录有《素女养生要方》《素女秘道经》《素女方》等以素女命名之书。宋真宗时，张君房等校正秘阁道书，撮其精要而成《云笈七签》，云：“天降素女，以治人疾，帝问之作《素问》。”

5. 素绢以书黄帝所问之说

《说文解字》曰：“素，白致缯也。”白缯就是指白帛，由于东汉之前没有纸张，所以常把字写于竹简、木简和帛等物品之上。宋代赵希弁在《读书后志》曰：“昔人谓素问以素书黄帝之问，犹言素书也。颜师古曰：素，绢之精白者。”这里的“素”字取其本义，即以黄帝岐伯等之问答撰著白绢之书。

6. 询问太素义之说

日本丹波元简认为：“刘向别录云：言阴阳五行，以为黄帝之道，故曰太素。素问乃为太素之问答，义可证焉。而其不言问素，而名素问者，犹屈原天问之类也，倒其语焉尔。”（《素问识·素问解题》）

从古至今，关于《素问》书名含义的解释，大多依据以上几种。这些说法都体现了历代医家对《素问》医书名称不同角度的理解，同时也反映了各种学术思想与文化在中医学中的渗透与融合。

（三）《灵枢》

“灵枢”之名最早见于唐代王冰的《次注黄帝内经素问·序》：“班固《汉书·艺文志》曰：‘《黄帝内经》十八卷。’《素问》即其经之九卷也，兼《灵枢》九卷，乃其数也。”

唐代王冰之前，并无“灵枢”一说。东汉末年，张仲景在《伤寒杂病论·序》中提到：“乃勤求古训，博采众方，撰用《素问》《九卷》……并平脉辨证，为《伤寒杂病论》。”那时的《灵枢》被称为《九卷》，因其卷数得名，其名并没有具体含义。三国两晋南北朝时期，仍称之为《九卷》，像《北史》《魏书》中记载的《崔彧传》称：“崔彧因为熟读《素问》《九卷》及《甲乙》，遂善医术。”

晋代皇甫谧在《针灸甲乙经·序》中始称《灵枢》为《针经》。《针经》名称源于其书首篇有《九针十二原》：“欲以微针通其经脉，调其血气”，“另各有形，先立针经”，因为书中大部分内容是有关经络的基础知识和针灸治病的具体方法。

《旧唐书·经籍志》中记载有《灵宝注黄帝九灵经》，宋代林亿指出《九灵》就是《针经》的别名，点明了《九灵》的性质。据考，可能是道家信徒灵宝将书名改为《九灵》，符合唐朝尊重道教的时代背景，而王冰也崇信道教，受其影响，改名为《灵枢》。

自王冰提出《灵枢》之名后，特别是南宋史崧献出家藏之《灵枢》之后，《灵枢》这一名称就逐渐取代了《九卷》《针经》《九灵》等名称。《大戴礼》认为“阳之精气曰神，阴之精气曰灵。”《大雅·灵台传》曰：“神之精明者为灵。”《说文解字》解释“枢”为转动之户枢，《尔雅·释宫》称其为“制动之主”。因此，明代马莳在《黄帝内经灵枢注证发微》中解释：“谓之《灵枢》者，正以枢为门户、阖辟所系，而灵乃至神至玄之称。”张景岳在《类经》中说：“神灵之枢要，是谓灵枢。”现代学者根据“灵”“枢”二字的含义进行推断，认为：繁体字“靈”的形象，揭示了中医的起源可能与巫有关；阴之精气成形，赋予胎儿“灵”，阳之精气转枢，赋予胎儿“神”，因此，胎儿才能存活，意味着生命的开始；“灵”之“善也”、“枢”之“转化”和“转枢”的含义，寄寓了希望疾病好转的含义。王冰以《灵枢》取代《针经》等名称具有内在的必然性与合理因素，符合当时的社会文化背景，所以才得到了当时业界、社会的广泛认可并流传至今。

四、中医对外交流与翻译概况

存在中外交流，就意味着具备中医对外交流的条件，也必然伴随翻译的出现。有史可载的中医对外交流与翻译，从西汉开始。

（一）两汉时期

汉武帝时期，张骞出使西域，把中医药文化带到了波斯等国，也带回了主产于西域的多种药物。随着丝绸之路的开通，西域的药物和东南亚各国的医药开始陆续传入我国。

（二）魏晋南北朝时期

魏晋南北朝时期，中外医药交流逐步拓宽。公元541年，我国曾派医师赴朝鲜。552

年，中国赠给日本《针经》一套。562年，吴人知聪携带《明堂图》及其他医书160卷到日本。而中国的脉学也从朝鲜传入日本。中国和阿拉伯国家之间的医药交流从2世纪起，随着丝绸之路的开通而逐渐频繁，尤其是中国的炼丹术多次传入阿拉伯，并经阿拉伯传到了西方。

（三）隋唐时期

隋唐时期特别是唐代，是中国封建社会的鼎盛时期，医药文化也绚丽纷呈，医药学思维活跃，内外交流频繁，出现空前昌盛的局面。

1. 中朝交流

唐代，中国医学书籍输入朝鲜的有《素问》《伤寒论》《甲乙经》《神农本草经》《诸病源候论》《千金要方》《外台秘要》等。朝鲜医学制度曾仿唐制，设医学，置医博士，以中国医书为教本，用《素问》《难经》《甲乙经》《神农本草经》等教授学生。朝鲜药物和医学知识也传到我国。陶弘景的《本草经集注》中，记载了不少朝鲜出产的药物，如五味子、昆布等。唐代的《新修本草》《海药本草》中，也记载了朝鲜品种的白附子、延胡索等。《外台秘要》中，记有治脚气病的“高丽老师方”，也来自朝鲜。

2. 中日交流

608年，日本推古天皇派遣药师惠日、倭汉直福因等来中国学医，于623年学成回国，带回《诸病源候论》等重要医书。701年，日本采取唐制，制定医药职令——《大宝律令·疾医令》，规定医学生必修《素问》《明堂脉诀》《甲乙经》《新修本草》等书。733年，日本荣睿、普照等来华留学，10年后至扬州邀请鉴真和尚赴日本传授佛学和医学，对当时日本医学的发展有很大的影响。808年，日本医家以我国的《素问》《黄帝针经》《脉经》《甲乙经》《小品方》《新修本草》等为蓝本，编成《大同类聚方》100卷，影响较大。

3. 中国与印度、阿拉伯诸国的交流

我国向印度输出药物较早，品种较多。印度医学随佛教传入我国，当时被翻译成中文的印度医书有《龙树菩萨药方》《婆罗门诸仙药方》等10余种。唐代义净和尚在古印度和南亚诸国停留了二十多年，不仅将中医药文化远播海外，而且将古印度的医学和南洋所产诸药带回了国内，为中外医药文化的交流做出了突出的贡献。唐代贞观、开元年间从印度输入龙脑香、郁金香等药物和秘方，《千金要方》《千金翼方》《外台秘要》等书中也收载了一些印度方药和治疗方法。

中国与阿拉伯国家之间的医药交流较多，中国的炼丹术、脉学、麻醉法等先后传入阿拉伯医学界。阿拉伯国家的药材，如乳香、没药、血竭、木香等也为中医所采用。

（四）宋元时期

宋元时期，海路交通发达，中外医药海上贸易十分兴盛。971年，北宋政府于广州等沿海城市设立市舶司，管理海上对外贸易，与海外50余国通商，中外医药交流更加扩大。

1. 中朝交流

中朝两国医药交流日益频繁。在1016年和1021年，高丽使臣先后两次都携带《太平圣惠方》回国，此书成为高丽最重要的医方书，后来朝鲜编成的《乡药集成方》医论部分引自《太平圣惠方》。1079年宋廷使团赴高丽为高丽国王诊治疾病，并带去了100多种药材，其中不乏牛黄、麝香等珍贵药材。1080年高丽作为答谢，将人参、松子等赠送给宋廷。宋廷与高丽沟通交流期间，宋朝大批医官渡海出诊、赠予大量药材，同时，还应邀请多次派遣医官入高丽，为高丽培训了医药人才；而高丽也多次派使臣入宋学习医术，同时带去了大量高丽药材，高丽的医学教育、医事制度等都受到了宋朝的影响。

2. 中日交流

宋元时期的中日医药交流主要集中在民间的商人与僧侣的往来，药材贸易量及品种都比较多。

3. 中国与东南亚各国交流

由于海上贸易的发达，中国与当时东南亚诸国如交趾国、占城国、安南国、真腊国、丹眉流国、罗斛国、渤泥国、阇婆国、三佛齐等都有大宗药物贸易与交流，进入中国的药材以犀角、乳香、檀香、龙脑、丁香、木香、琥珀、象牙等为主。

4. 中国与印度、阿拉伯等国交流

中国与印度、大食、波斯等国的交流也主要集中在药物贸易。中药的药性与功效也传到了这些国家和地区，深受欢迎。经市舶司，由阿拉伯商人运往欧、亚、非等各地的中国药材有60多种，如朱砂、人参、牛黄、茯苓、附子等，其中牛黄尤其受重视，被用来防疫。

（五）明清时期

明清时期中外交通便利、中外人员往来增加，促进了中外医学交流的繁盛，中国与朝鲜、日本、欧洲国家之间的交流最为活跃频繁。

1. 中朝交流

朝鲜医家深入探讨钻研中国医籍和文献，于1445年编制成大型中医学丛书《医方类聚》，其中保存了不少我国已经散佚的医学资料。1611年朝鲜医家许浚根据中医书籍内记

载的多种疾病的病因、证候、治法、方剂、药物、经络、针灸等内容，用中文分类汇编成《东医宝鉴》，对中医学在朝鲜的传播起到了促进作用。1617年，明朝御医傅懋光等在太医院为朝鲜内医院教习御医崔顺立等答疑，就中医药内容展开学术讨论，并汇编成《医学疑问》一书。清朝康熙帝派遣太医为朝鲜李朝景宗王治病，并赠《赤水玄珠》一帙十五册。朝鲜的种痘法源自中国，先后翻印发行中国朱纯嘏著《痘疹定论》和曾香田著《痘疹会通》。

2. 中日交流

明清时期，中日医学交流尤为频繁。日本人频繁来中国学习中医学，主要涉及针灸学、李杲朱丹溪学说、张仲景学说、本草学等，学成后回国将其发扬光大，并有所论著。推崇李、朱学说的医家，将该学说发挥，形成日本医学的“后世派”，主要代表人物有曲直濑道三及其门人。推崇张仲景学说的医家形成“古方派”，主要代表人物有永田德本、名古屋玄医等。处于上述二派主张之间的是“折中派”，主要代表人物是望月鹿门。对古典医学进行训诂考证的学派被称为“考证学派”，主要代表人物多纪元简著有《素问识》《灵枢识》等，丹波元胤著有《医籍考》。明清时期的中国医家也先后把一些中医学理论和医术传到日本。据统计，明清时期赴日行医并直接传授医术的医家共27人，他们在日传授中医实际诊疗技能、专科技术及本草学知识，促进了日本医学的发展。明代医家戴笠精通痘科，避难日本期间，将《痘疹治术传》《妇人治痘传》《痘疹百死形状传》等传授给池田正直。清朝时受日本幕府之聘赴日的医师主要有吴载南、陈振先、朱来章、朱子章等等。

3. 中欧交流

从明代后期开始，中医逐渐传播到了西方各国，中西医药交流也随之频繁起来，且主要以西方传教士为媒介。中国的本草学、脉学、针灸学等知识逐渐传入西方各国。波兰传教士卜弥格在华期间选译了一部分中医理论、脉学与药物学知识，1656年在维也纳出版的《中国植物志》是目前所知介绍中国本草知识到欧洲的最早专书。此外，他的《中国医药概说》和《中国诊脉秘法》是最早向欧洲介绍中医脉学的专书。英国医生弗洛伊尔受卜弥格译述中医脉学的启示，致力于脉搏计数的研究，将卜弥格译述中医学的拉丁文稿翻译成英语，连同自己所著《医生诊脉表》一书，于1707年在伦敦出版。西方已知最早记载针灸术的材料是荷兰东印度公司旁特在1658年出版的《东印度的自然及医药史》，但真正向欧洲介绍针刺疗法的是荷兰人赖尼（William ten Rhyne）和德国人甘弗（Engelbert Kampfer）。1683年赖尼在伦敦出版《论关节炎》一书，这是西方第一部系统介绍针刺术的专著。同年，J. A. Gehem 在汉堡也出版了《应用中国灸术治疗痛风》一书，介绍灸术是当时治疗痛风最优良、迅速、安全和合适的方法。18 世纪以后，欧洲人对针灸术认识逐渐增多，出版介绍针灸的书约五十种。19 世纪初以后，欧洲的学者对中国医学史也进行了研究。清代向欧洲介绍中医中药的重要人物当首推法国著名汉学家杜赫德神父。杜赫德根据各国传教士寄回欧洲的关于中国的信件、报告，整理编纂成《中华帝国及其所属鞑靼地区的地理、历史、编年纪、政治和博物》，简称《中华帝国全志》。其中第三卷翻译了《脉诀》《本草纲目》《神农本草经》《名医别录》《医药汇录》等书，同时记述了部分中医药处方等。《中华帝国全志》在欧洲影响较大，很快被翻译成英文、德文。这一时期属于中医文献英译史上以外国人为主体的中医西传阶段。

西方传教士在向欧洲国家介绍中医药知识的同时，也把西医的解剖、生理学知识传入中国，其中解剖学知识受到了我国部分医家的认可，像清代王肯堂主张正骨科医生需了解人体骨骼方面的知识。明清时期的中外医学交流次数频繁、范围广阔、内容丰富，对世界医学和我国医学的发展都产生了一定的促进作用。

（六）近代百年时期

鸦片战争后，由于帝国主义列强进行文化侵略的需要和传教士来华活动的增加，西方医学在我国开始日益广泛深入地传播，由设诊所到建医院，由办学校到吸收归国留学生，由翻译医书到成立学术团体，近百年间，形成了中西医并存的局面。这段时期，中医海外传播的活动相对较少，而中医英译则逐渐进入实践探索阶段。由于西方列强关注中药学，促使中医文献英译的作品向药学偏移，出现了大量的英译本草著作，且基本上为外国人翻译。西方人翻译中医中药时，更加注重的是中药成分的分析，旨在为西方药物学研究提供参考。

这一时期也出现了中国人自己的英文中医学著作——王吉民与伍连德编写的《中国医史》。主要介绍中国医学历代发明创造的宝贵内容，比较扼要地描述了中国数千年医学史，并介绍了近代西洋医学传入中国的历程。

（七）中华人民共和国成立后

中华人民共和国成立后，中医药学通过官方和民间两大平台进行海外传播。官方平台主要通过国际组织、国家政府和学术机构，组织中医专家赴海外行医、交流和合作。当前中医药取得了许多新发展：利用多边平台，推动了落实世界卫生大会通过的《发展传统医学决议》，积极参与世界卫生组织（WHO）国际疾病分类与代码传统医学部分的制定，积极推动 WHO 西太平洋地区制定实施《传统医学地区战略（2011—2020）》；《黄帝内经》《本草纲目》列入世界记忆名录；及时推动中国与欧盟建立推进中药注册工作机制，进一步促进了中医与世界各国沟通合作平台的构建。民间传播主要是通过企业和个人的渠道完成的：企业在中药对外贸易中，通过企业产品宣传中医药学知识；个人赴海外行医、定居，把中医药学知识带到世界各国。

翻译方面，1954 年，英国著名科学家李约瑟博士编著了《中国科学技术史》，引起了全世界对中医的关注，中医经典著作的翻译由此被提上了议事日程。20 世纪 50 年代，美国人 Veith 将《素问》1～34 章译为英语并详加注解。与此同时，中国学者黄雯也将《黄帝内经》的一些重要章节翻译成了英文。20 世纪 70 年代后，随着中国与欧美各国邦交的正常化，中医学开始在全球传播，各国对中医的研究由针灸和本草向临床各科转移。1975 年，中国第一本研究中医针灸学理论的英文著作诞生，英文名为 *Essentials of Chinese Acupuncture*，中文名为“中国针灸学基础”，由中国中医研究院编著，中医翻译理论研究初见端倪。

20 世纪 90 年代开始，构建中医翻译理论体系和涉及中医名词术语翻译的标准化模式被提到了议事日程上。1991 年，世界卫生组织出台了中医针灸穴位标准化方案，并颁发了“标准化针灸经穴名称”（Standard Acupuncture Nomenclature）。自第一届中医翻译学会研讨会在上海召开并首次推出国内探讨中医药翻译的论文集之后，二十多种版本的中医药类翻译辞书相继出版，其中以 1997 年李照国先生主编的《中医药大词典》和 1998 年黄钟老先生主编的《汉英中医辞典》影响较大。1992 年以后，《中国中西医结合杂志》开设了“中医英译”专栏，为中医研究人员提供了固定的理论研究平台。英文的中医成果不断出现，中医文献英译工作日趋规范化，系统的中医英汉对照教材也相继问世，主要代表有 2008 年李照国主编的《中医基本名词术语英译国际标准化研究》和 2009 年李照国、张庆荣主编的《中医英语》。此后，世界中医药学会联合会陆续推出了不同语言版本的“中医基本名词术语双语对照国际标准”。2017 年，国际标准化组织中医药标准化技术委员会《ISO 18662－1：2017 中医药—术语—第一部分：中药材》国际标准已正式出版发布，标准文本中除了应用英文之外，还有拼音、繁简汉字、拉丁文名字等。目前，中医英译事业百花齐放，强有力地推动了中医学的对外传播。

总之，中医药文献通过官方和民间两种途径传至世界各地，开阔了世人的视野，丰富了人民的健康知识。今后，我们应拓宽传播渠道，丰富媒介形式，加大传播力度，让世界听到中医药的声音。

第三节　古典文学与中医

中医药是中国传统文化的一个组成部分，其哲学体系、思维模式、价值观念及发展历程，都与中国传统文化密切相关。在中医学形成和发展的过程中，中国传统文化起着极大的推动作用。2009 年国家中医药管理局颁发的《中医医院中医药文化建设指南》指出：“中医药文化是中华民族优秀文化的重要组成部分，是中医药学发展过程中的精神财富和物质财富，是中华民族几千年来认识生命、保持健康、防治疾病的思想和方法体系，是中医药服务的内在精神和思想基础。”这是从根本上对传统文化在中医药生存发展中的地位与作用的充分肯定。

中医药文化与古典文学都是中华民族优秀文化的重要组成部分，千百年来，二者水乳交融、相互影响、相互渗透。

一方面，中国古代医家深谙经、史、子、集，具有深厚的传统文化。孙思邈在《千金要方·大医习业》当中强调：除去医学经典著作的学习外，还要掌握经史、诸子百家、天文历法等方面的知识。另一方面，先秦两汉时期的文人大多通晓医理，尤其是西汉以后，通医文人逐渐增多，宋代开始，一部分古代文人由于仕途不顺、家亲病丧或受医方卜筮影响转而学医，从而出现了儒医，儒医文史素养高，著述能力强，善于文献研究。两方面因素的影响，促进了中医药文化知识与中国古典文学的相互交融。

因此，在源远流长的古典文学中，从诗词歌赋、散文，到戏剧小说、民间文学等，都蕴藏着极为丰富的医药文化知识。

一、诗词与中医

自春秋战国时期我国第一部诗歌总集《诗经》成书之后，我国的诗词文化逐渐发展并日益繁荣，唐宋时期达到顶峰。很多优秀的文学家都通晓医理，像唐代的王勃、李白、杜甫、刘禹锡、白居易、柳宗元，宋代的范仲淹、苏轼、司马光、陆游、辛弃疾等。他们将生老病死、求医问药等有关的中医药文化融入诗词，采用借景抒情、借物咏怀的手法，表达自己的喜怒哀乐和人生体验，形成了独具特色的中医药诗词文化。中医药文化融入诗词的同时，也受到诗词的影响。古代医学书籍常用四言、五言、七言诗歌以及词的体裁。习医者诵读时朗朗上口，便于记忆。《医宗金鉴》《汤头歌诀》《目经大成》等都是采用诗歌形式著述而成的。

中医药诗词的内容广泛、形象生动，独具特色与美感。根据中医药诗词所涵盖的内容，此处从以药名入诗词表达情怀、表述药物学知识、描述疾病症状、介绍养生知识、记录医家事迹、描写社会习俗等方面深入领悟中医药诗词的独特魅力。

（一）以药名入诗词表达情怀

中药大多以天然植物、动物及矿物入药，形态各异，姿态万千。在几千年的社会实践和生产劳动过程中，劳动人民赋予它们生动形象的名字，而古代文学家和医家无意识或有意识地将中药药名嵌入或寓于诗词当中，以物寓情，则逐渐形成了我们现在所说的诗词当中的杂体诗——药名诗。药名诗以中药为吟咏、描写的对象，借以表达作者的观点，抒发作者的感情。药名诗既普及和传播了中医药文化知识，又丰富了文学诗坛的创作形式和内容。

关于药名诗的产生，众说纷纭。客观地说，药名诗起源于《诗经》《楚辞》。这两部诗集当中都记载了许多强身健体的药用植物，尤其在《楚辞》当中，涉及药物学的诗歌有19首，仅植物药物就达50种，屈原将怀才不遇的悲愤之情和忧国忧民的强烈感情寄托于药草之中，通过诗歌的形式表达出来。伴随着文学与医学的发展，二者相互渗透融合的程度逐渐加深，药名诗的创作也逐渐增多。现存最早的药名诗是南朝齐武帝时文学家王融所写《药名》一诗。

药名

王融

重台信严敞，陵泽乃闲荒。

石蚕终未茧，垣衣不可裳。

秦芎留近咏，楚蘅摺远翔。

韩原结神草，随庭衔夜光。

全诗行文自然，连贯流畅。诗中暗嵌了重台、陵泽、石蚕、垣衣、川芎、杜衡等药名，诗文耐人寻味，表达了作者清贫但志远的精神，更可贵的是为后世的药名诗奠定了基础。魏晋南北朝时简文帝、梁元帝、梁武帝、竟陵王、王融、沈约、庾肩吾、江淹等君臣的创作唱和，使药名诗逐渐呈兴起之势。此时药名诗虽用心巧妙，但在所用药草范围、技巧方法上尚不够丰富。由唐代至元代，文人士子大多兼通儒学和医学，将药名诗推向繁荣昌盛。此时药名诗多为七言绝句，形式多样，采用直接嵌入和离合、谐音双关手法相结合，将药名诗同离合体诗、拆字体诗相结合，并发展出药名联句诗，其内容广泛，除药草种类增多外，更涉及药草形态、药物功效、药物炮制、采药、种药、医事、养生、社会习俗等方面，药名诗的艺术、理论价值借此得到了提高。这一时期药名诗的代表人物主要有唐代的王维、李白、杜甫、白居易、柳宗元、钱起、王建、韦应物、张籍、皮日休、张贲、陆龟蒙等，宋代的陈亚、黄山谷、苏轼、秦观、张耒、陆游、杨溥、李在躬、辛弃疾、朱翌、李杲、元好问等。明清时期药名诗继续发展，有著名文学家高濂、冯梦龙、杨慎、汤显祖、徐渭、戴震、蒲松龄、龚自珍、李渔、章太炎等代表人物，同时药名诗进入散曲、小说、戏剧作品中，起到了增强故事效果、丰富故事内涵的作用。

药名诗

萧绎

戍客恒山下，常思衣锦归。

况看春草歇，还见雁南飞。

蜡烛凝花影，重台闭绮扉。

风吹竹叶袖，网缀流黄机。

讵信金城里，繁露晓沾衣。

每句都暗含中药名一味，涉及的中药有远志、当归、半夏、天冬、灯芯、重楼、竹叶、流黄（硫黄）等。

药名诗

权德舆

七泽兰芳千里春，潇湘花落石磷磷。

有时浪白微风起，坐钓藤阴不见人。

诗中泽兰、千里（光）、落石（络石藤）、白微（白薇）、钩藤皆药名。或离合，或谐音，或省字，表达闲逸情致，嵌入药名，渐入化境。

答鄱阳客药名诗

张籍

江皋岁暮相逢地，黄叶霜前半夏枝。

子夜吟诗向松桂，心中万事喜君知。

权德舆之诗用药名在本句中离合，张籍之诗则将药名地黄、枝子（栀子）、桂心分作上下句之尾首离合，运用不露丝毫痕迹。

断续令

顾贞观

断红兼雨梦，当归身世，等闲蕉鹿。再枕凉生冰簟滑，石鼎声中幽独。活火泉甘松涛嫩，乳香候，龙团熟。地偏丛桂枝阴，又吐丛菊。花时约过柴桑。白衣寒蚤，体负深杯绿。青镜流光，看逝水银波，漂残落木。瓜蔓连钱，草虫吟细，辛苦惊髀肉。从容乌兔，丝丝短发难续。

这首《断续令》乃清代梁溪诗词大家顾贞观所作，实为一首藏头药名词。顾贞观巧将中药名当归、鹿角、滑石、独活、甘松、乳香、熟地、桂枝、菊花、桑白皮、蚤休（重楼）、绿青、水银、木瓜、连钱草、细辛、肉从容（苁蓉）、菟丝、断续嵌入词中，读来恰到好处。尤其是“断续”这味中药名，顾贞观将其分嵌于词的首尾，一般人难以觅见，且读来觉得整首药名词连环复始，回味无穷。

（二）表述药物学知识

受到药物服食养生文化的影响，或者迫于生计等原因，不少文人都亲自种植、采集、炮制药物，对药物的生长情况、功效、用法等都颇为熟悉，我们通过诗词可以窥见一斑。

山居新种花药与道士同游赋诗

钱起

自乐鱼鸟性，宁求农牧资。浅深爱岩壑，疏凿尽幽奇。
雨花相助好，莺鸣春草时。种兰入山翠，引葛上花枝。
风露拆红紫，缘溪复映池。新泉香杜若，片石引江蓠。
宛谓武陵洞，潜应造化移。杖策携烟客，满袖掇芳蕤。
蝴蝶舞留我，仙鸡闲傍篱。但令黄精熟，不虑韶光迟。
笑指云萝径，樵人那得知。

此诗介绍了种药场地及四周的情况，种有兰、黄精、江蓠、杜若、葛等药物。

初唐王绩有《采药》一诗，是以士大夫采药生活为题材的诗歌中少有的写实之作。

采药

王绩

野情贪药饵，郊居倦蓬荜。
青龙护道符，白犬游仙术。
腰镰戊己月，负锸庚辛日。
时时断嶂遮，往往孤峰出。
行披葛仙经，坐检神农帙。
龟蛇采二苓，赤白寻双术。
地冻根难尽，丛枯苗易失。
从容肉作名，薯蓣膏成质。
家丰松叶酒，器贮参花蜜。
且复归去来，刀圭辅衰疾。

白居易的《采地黄者》反映民间采药者的艰辛痛苦，表达对他们的同情，有较深刻的社会性和思想性，体现了作者“歌诗合为事而作”的一贯立场。

采地黄者

白居易

麦死春不雨，禾损秋早霜。
岁晏无口食，田中采地黄。
采之将何用？持以易糇粮。
凌晨荷锄去，薄暮不盈筐。
携来朱门家，卖与白面郎。
与君啖肥马，可使照地光。
愿易马残粟，救此苦饥肠。

陆游的《村舍杂书》十二首之八描写了诗人四处寻找草药，移栽园中，药圃中来自各处的种种药材，在他的辛勤栽培、精心养护下，郁郁葱葱，长势喜人。这是诗人晚年生活的写照，他对园中药苗充满深厚的感情，体现了他的生活乐趣。陆游不仅自己给自己治病、种药、采药，还为乡亲邻里送药诊病，“活人吾岂能，要有此意存”一句更体现了他竭尽所能为当地百姓做有益的事情。

村舍杂书（十二首之八）

陆游

逢人乞药栽，郁郁遂满园。
玉芝来天姥，黄精出云门。
丹茁雨后吐，绿叶风中翻。
活人吾岂能，要有此意存。

唐代诗人杜甫因年老百病缠身和生计问题，对于药学相当内行，他会辨识、会种植、会采集、会加工、会应用于治疗或防治疾病。杜甫《驱竖子摘苍耳》叙述了让自己的小儿子帮忙采药，治疗自己痹症的情景。

驱竖子摘苍耳

杜甫

江上秋已分，林中瘴犹剧。畦丁告劳苦，无以供日夕。
蓬莠独不焦，野蔬暗泉石。卷耳况疗风，童儿且时摘。
侵星驱之去，烂熳任远适。放筐亭午际，洗剥相蒙幂。
登床半生熟，下箸还小益。加点瓜薤间，依稀橘奴迹。
乱世诛求急，黎民糠籺窄。饱食复何心，荒哉膏粱客。
富家厨肉臭，战地骸骨白。寄语恶少年，黄金且休掷。

诗中的“卷耳”即苍耳，有发汗止痛、祛风除湿的作用。杜甫患有痹症，且由于长年四处漂泊的生活，风餐露宿，导致营养不良，病症一直缠绵难愈。“卷耳况疗风，童儿且时摘。侵星驱之去，烂熳任远适。放筐亭午际，洗剥相蒙幂”几句详细地描写了对苍耳的炮制工序——择、洗、蒸、晒等做得非常认真细致。“卷耳况疗风”“登床半生熟，下箸还小益。加点瓜薤间，依稀橘奴迹”不但写出了苍耳“主疗疼痛、风湿、固痹，四肢拘挛”的功效，并记述了解苍耳小毒的炮制方法——“加点瓜薤间，依稀橘奴迹”。

（三）描述疾病症状

唐代诗人杜甫在后半生近25年的时间里，贫疾昏老，百疾缠身，一直没有脱离过穷困和疾病，在他的涉医诗歌中，很多描述其疾病症状的内容。杜甫43岁时，因长安阴雨连绵，青苔连榻，蚊虫叮咬，他不幸染上疟疾，幸得王倚馈赠其美食以解饥救病。杜甫后来写《病后遇王倚饮赠歌》诗酬谢。

病后遇王倚饮赠歌

杜甫

麟角凤觜世莫识，煎胶续弦奇自见。尚看王生抱此怀，在于甫也何由羡。
且遇王生慰畴昔，素知贱子甘贫贱。酷见冻馁不足耻，多病沉年苦无健。
王生怪我颜色恶，答云伏枕艰难遍。疟疠三秋孰可忍，寒热百日相交战。
头白眼暗坐有胝，肉黄皮皱命如线。惟生哀我未平复，为我力致美肴膳。
遣人向市赊香粳，唤妇出房亲自馔。长安冬菹酸且绿，金城土酥静如练。
兼求富豪且割鲜，密沽斗酒谐终宴。故人情义晚谁似，令我手脚轻欲漩。
老马为驹信不虚，当时得意况深眷。但使残年饱吃饭，只愿无事常相见。

在诗中，杜甫叙说了身染疟疾后的病程、发病特点及久病气血虚少等表现：“疟疠三秋孰可忍，寒热百日相交战。头白眼暗坐有胝，肉黄皮皱命如线。”意即卧病在床上已有三年之久，百多天来忽冷忽热频繁交替。头发白了，眼睛花了，屁股上坐出了茧子，脸色蜡黄，皮肤皱褶也多了。

（四）介绍养生知识

唐宋时期曾有“客至则设茶，欲去则设汤”（《南窗记谈》）的民俗，当时的汤实际上是以单味或多种中药调配煎制而成的养生汤。养生汤在我国诗词中也频繁出现。李清照曾作“病起萧萧两鬓华，卧看残月上窗纱。豆蔻连梢煎熟水，莫分茶”（《摊破浣溪沙》），词中的豆蔻芳香化湿，下气温中止呕。

曹操推崇修炼气功养生，“欲闭门坐自守，天与期气”，提出要爱精惜气，“闭其口，但当爱气寿万年”，要心境恬淡，“心恬澹，无所愒”（《气出唱》）。

李白深受道家思想的影响，创作了关于养生的诗词共计 57 首。他认为养生应顺应自然，人体生命活动的原动力是“元气”。他重视精神修炼，在《鸣皋歌奉饯从翁清归五崖山居》中写道：“我家仙翁爱清真……欲卧鸣皋绝世尘，鸣皋微茫在何处？五崖峡水横樵路”，通过远离尘世，置身山水之间，清养静休“恬淡”之心。而“攀条摘朱实，服药炼金骨”（《天台晓望》）则突出强健体格的重要性，同时他还主张清淡饮食，胸怀宽广，避免忧思，因为“沉忧能伤人，绿鬓成霜蓬”（《怨歌行》）。

（五）记录医家事迹

宋代庄绰《和吴正仲观李廷珪墨》写道：“赖召陈玄典籍传，肯教边腹擅便便。竟夸削木真余事，却笑磨人得永年。三友不居毛颖后，五车仍在褚生前。祇愁公子从医说，火煅生分不直钱。”这一段记载了医生求取制墨名家李廷珪的墨，煅烧成炭、研磨成粉，治疗王妃产后大失血之症的事迹。

宋代尹穑《庸医行》，刻画了庸医不学无术、欺世盗名的嘴脸："南街医工门如市，争传和扁生后世。膏肓可为死可起，瓦屑蓬根尽珍剂。岁月转久术转疏，十医九死一活无。北市医工色潜动，大字书牌要惊众。偏收弃药与遗方，纵有神丹亦无用。实者为虚热为寒，几因颠倒能全安。君不见形神枵然卧一室，医方争功药无必。左手检方石顾金，两手虽殊皆剑戟。"

（六）描写社会习俗

我国幅员辽阔，民族众多，社会卫生习俗会因时因地因民族而异。宋代每年的五月初四或七月初七，都要举行浴儿礼，以驱除疾病，长命百岁。宋代郭应祥写道："去年七夕，今年五月，两见浴儿高会……丹砂白蜜不须涂，把续命、彩丝与带。"宋代王安石的名诗《元日》："爆竹声中一岁除，春风送暖入屠苏"，介绍了春节时人们服用屠苏酒的风俗习惯，屠苏酒经由唐代孙思邈流传开来，主要发挥预防疫疠的功效。屠苏酒由"乌头、防风、白术、桔梗、菝葜、蜀椒、大黄、桂心"等置酒中煎数沸后浸泡而成。唐代王维《九月九日忆山东兄弟》"遥知兄弟登高处，遍插茱萸少一人"。"茱萸"即吴茱萸，吴茱萸煎剂中的挥发性成分有很强的抗菌、抑菌和杀虫作用。

二、散文与中医

散文是一种作者写自己经历见闻中的真实情感的文学体裁。在中国古代文学中，散文与韵文、骈文相对，不追求押韵和句式的工整，相对灵活。散文取材广泛、论点突出、语言精练。

成书于汉代的《韩诗外传》中有一段关于疾病与治国的精彩论述："人主之疾，十有二发，非有贤医，莫能治也。何谓十二发？痿、蹶、逆、胀、满、支、膈、肓、烦、喘、痹、风，此之曰十二发。贤医治之何？曰：省事轻刑，则痿不作；无使小民饥寒，则蹶不作；无令财货上流，则逆不作；无令仓廪积腐，则胀不作；无使府库充实，则满不作；无使群臣纵恣，则支不作；无使下情不上通，则膈不作；上材恤下，则肓不作；法令奉行，则烦不作；无使下怨，则喘不作；无使贤人伏匿，则痹不作；无使百姓歌吟诽谤，则风不作。夫重臣群下者，人主之心腹支体也。心腹支体无疾，则人主无疾矣。故非有贤医，莫能治也。人皆有此十二疾，而不用贤医，则国非其国也。"

这段话，将治国的道理寓于治病之道，借用百姓所患的疾病来告诫统治者要实行仁政，体察民情，要严格管理官吏，肯于听取各方意见，善于发现起用人才等。

王符《潜夫论》曰："夫理世不得贞贤，譬犹治疾不得贞药也。治病当得真人参，反得罗菔，当得麦门冬，反得蒸穬麦。已而不识贞，合而服之，病以浸剧。不自知为人所欺也，乃反谓方不诚而药皆尾嫛于疗病，因弃。后药弗敢复饮，而更求巫觋者，虽死可也。”这段话以用药比喻治理国家必须用真正的贤人，就像治病一样，该用人参的时候却用萝卜，该用麦门冬的时候却用蒸熟了的稻麦，这样不仅治不好疾病，还会加重病情。

三、小说与中医

从魏晋南北朝时期的雏形小说到明清两代盛行的通俗小说，中医药文化无时不渗透在古代小说之中。小说涉及的医药内容广泛，从医家形象的刻画到医患关系的描写，从致病因素的总结到处方用药。

小说来源于生活，反映生活，借助中医药推动情节的发展，刻画人物的灵魂，揭示作品的主题，同时，也使作品蕴含了丰富深厚的民族文化底蕴，使人对中医的医术、医德，中药的神奇和严谨有了感性的认识。

（一）医家形象

明代萧京《轩岐救正论》评述了13种医家：明医、儒医、隐医、德医、世医、僧医、流医、名医、庸医、奸医、淫医、女医、疡医。其实这些医家的命名角度不同，无法平行排列。很多医家形象在小说中有深入的刻画描写。

明清时期，由于科举制度始终贯穿由儒士到儒医的转变过程。因此，明清小说中的儒医表现出两种极端：一种在行医活动中其言行举止仍有儒士之高雅风流、通识渊博。《儒林外史》第十七回中赵雪斋一出场就颇有儒士风采。他从轿里走出，“头戴方巾，身穿宝蓝直裰，手里摇着一把白纸诗扇，扇柄上拴着一个方象牙图书，后面跟着一个人，背了一个药箱”。方巾、诗扇本是儒士的象征，赵雪斋虽为医家，却将自己装扮成读书人的样子。他认为看病是俗事，与文人赋诗唱和才能登大雅之堂，这样可以弥补他进士不中的缺憾，可见在赵雪斋内心有很深的儒士情结。另一种是将八股做派渗入医疗活动中，只知附庸风雅，开方咬文嚼字，行事迂腐鄙俗之人。《清朝野史大观·清宫遗闻》卷二载太医院的官学生参加考试时因考试题目异于往常都默坐不答。唯有从《医宗金鉴》出题，且唯有从卷首中出题才可以进行答题，其行为近似参加科考之人只将《四书》《五经》奉为圭臬，足见这些官员和学生的墨守成规。

擅长医术的僧人被称为“医僧”，这种说法从宋代开始流行，至清代一直沿用。汉译佛经中有不少是佛医著作，如《佛说佛医经》《佛说奈女耆婆经》等。民间的信徒常将佛教中的药师佛与看病抓药、消灾祛病的形象联系在一起。佛教教义以及民间信仰推动了僧医群体的形成与发展，而僧医在古代小说中也常被视为着力塑造的人物形象。《纪闻》中亦记有通晓医术的胜业寺僧人齐之；《梦溪笔谈》中的四明僧奉真有延长病人寿命的神技，“良医”之名可谓当之无愧。

《论医中儒道佛》将道医定义为“近世对奉行道家思想和道教教义的医者的概称”，从此种解释来看，通晓医理、治病救人的道士、方士、处士都是道医。长久以来，道家自然无为的思想和黄老学派贵清静的养生理念影响着道士、方士、处士的行医之道。晋人葛洪的《神仙传》中也有对治病救人的道士的诸多记载，他们所用的治疗方法奇特，治愈的时间短，且有起死回生之术。《庚巳编》卷四中的道人见一民呕吐不止，甚是怜悯，询问症状后从葫芦中拿出红药一丸给患者服下，等到患者病情好转，道人便用手抚摸其背，使其将药丸吐出，又装入葫芦中，悄然离去。明清小说中还刻画了道医献方卖药或行医救人中的欺骗行为。《红楼梦》第八十回中载，专在江湖上卖药的王道士竟挂起行医的招牌，与宁、荣两府内的人来往甚为密切。当宝玉问及有没有治疗女人妒病的方子时，王道士胡诌出一种“疗妒汤”：“用极好的秋梨一个，二钱冰糖，一钱陈皮，水三碗，梨熟为度”，开的方子竟只有开胃润肺之效。王道士丝毫没有行善积德之心，只是利欲熏心，一副无赖相。

无论何时，庸医最为人所耻。《歧路灯》是清代李绿园写的一部警世长篇小说，对封建社会的吏治、教育和当时市井社会的世态人情、风习流俗进行了生动的描写。其中描写庸医董橘泉凭臆想随便给人开方的故事，对今天的医生仍有警示作用。众多的江湖庸医只是简单学点皮毛，骗人钱财，甚至害人性命。明清小说中活灵活现地描写了这些江湖庸医的嘴脸：“那些医人并无天理之心，见那个医人医好了几分，这个人走将来便说那个医人许多用药不是之处，要自己一鼓而擒之，都将来塞在荷包里；见那个人用暖药，他偏用寒药；见那个人用平药，他偏用虎狼药；不管病人死活，只要自己趁银子。……温、凉、寒、燥、湿的药一并并用，望、闻、问、切一毫不知，君、臣、佐、使全然不晓，王叔和的脉诀也不知是怎么样的……”

（二）医患关系

明代至清代前中期，由于医药自身的发展以及社会的进步，医患关系也呈现出复杂的变化，而这些变化，在明清小说中有比较广泛而细致的描写。明清的医患关系由于社会的影响、医学的水平和中医伦理等因素，呈现相对的稳定性、互动性。医生比较重视心理、社会因素对疾病的影响。在医患关系中，患者及其家人的作用始终处于中心地位，因此，患者对医生的态度，患者的家庭环境、处事态度、观念和方式都对医患关系有着重要的影响。反过来，医生的价值观、技术水平、医患沟通能力等对医患关系有着至关重要的影响。医患沟通中的问题，直接影响到医疗的效果，而一些名医往往是通过较好的医患沟通以及细致的观察，来消除部分医患信息不对称的情况，并达到较好的治疗效果。如《九尾龟》一百三十四回：“当下庄聋聱看了马山甫两手的脉，又看了舌苔，细细的问了病原，只是摇头，口中说道：‘这个病势来得不轻，你们须要小心些儿。’……王安阁听着他这般口气，心上甚是担惊，便道：‘请先生细看一看，他这个病究竟能好不能好?’庄聋聱见他啰唆，心中便有几分不快，冷笑道：‘我们做医生的，只会给人治病，要保着别人不死，那是办不到的事情。就是我们自己，将来也要死的，难道做了医生就会有什么不死的秘诀不成?’”庄聋聱虽然是个不错的医生，但是由于对患者的态度冷漠，导致患者对其医术的不信任。

（三）致病因素

致病因素指凡是能导致疾病发生的原因。宋代陈无择提出“三因学说”：外感六淫为外因，情志所伤为内因，饮食劳倦、跌扑损伤等为不内外因。古人在创作时，为了配合剧情的发展，会描述相关人员的病因、病情等内容。《三国演义》中的疾病主要是外科刀箭伤和情志病，这和故事的历史背景和该书所叙述的主题有关。在战乱年代，尤其是冷兵器时代，刀箭伤是难免的，归属为“不内外因”；而情志病的产生和书中的历史背景有关的，归属为“内因”。三国时期，强臣弄权，“挟天子以令诸侯”，群雄混战，民不聊生。作为统治阶级的士大夫阶层，有胸怀宽广者，有心胸狭窄者，也有怀才不遇、愤愤不平者。中医学认为，多忧、过思、郁怒，则会情志过激，终会伤及脏腑变生疾病。诸葛亮利用周瑜嫉妒自己的心理，使用谋略让周瑜由嫉妒而生怨恨继而怒火攻心，吐血而亡。书中周瑜的死是真正的“气死”，他对诸葛亮无法释怀的嫉妒使他长期肝气不舒。肝主疏泄，宜舒畅而通达，若情志不畅，必然肝气郁结，气机不畅，导致气血逆乱，最终血液妄行吐血而死。

《儒林外史》中讲述老秀才范进屡次乡试都没有考中，直到50多岁才中了举人，接到报录的喜讯后，大喜过望，痰迷心窍，一下子疯癫了，众人不知所措。范进平时畏惧的是他老丈人胡屠户，于是胡屠户给他一个大嘴巴，范进很快就清醒了。范进大喜过度，伤及心神，中医调治情志疾病的依据是五行生克的原理，“恐胜喜”，转移情绪，可治疗因心理因素导致的情志病。

（四）处方用药

《三国演义》中，蛮王孟获犯境侵略，诸葛亮率军南征平叛，为了抵御“山岚瘴气”的侵袭，特地制作了“行军散”，终于七擒孟获，取得胜利。“行军散”由牛黄、麝香、珍珠、冰片、硼砂、明雄黄、硝石以及姜粉组成，具有开窍避秽、清暑解毒的功效，是治疗暑秽痧胀的专用方剂。暑秽是中医的病名，指感受暑湿秽浊之气而产生的病证，表现为发病急速，头痛而胀，胸脘胀闷，烦躁，恶心呕吐，身热有汗，严重的出现神昏、耳聋等症状。

《红楼梦》第三回中讲到，林黛玉从小身体羸弱多病，常服用人参养荣丸。人参养荣丸出自宋代《太平惠民和剂局方》，原为汤剂，由人参、黄芪、白术、茯苓、陈皮、甘草、熟地、当归、白芍、桂心、五味子、远志、生姜、大枣组成，具有温补气血的功效，常用于心脾不足，气血两亏，形瘦神疲，食少便溏，病后虚弱等症。

四、戏曲与中医

我国的戏剧创作，据史载始于宋而盛行于元。因受到中医药文化的影响，不少戏曲中涉及医药知识。

元代王实甫的《西厢记》是广为人知的戏剧，其中第三本《张君瑞害相思》第四折写张君瑞因思慕崔莺莺成疾，红娘带来一封信："桂花摇影夜深沉，醋酸当归浸。面靠着湖山背阴里窨，这方儿最难寻。一服两服令人恁。忌的是知母未寝，怕的是红娘撒沁。吃了呵，稳情取使君子一星儿参。"崔莺莺使用中药名巧传情报，缔结了良缘。

清代蒲松龄曾作《草木传》，用戏曲特有形式，介绍了500余种中药，并以巧妙的手法，将各种药的性味、形状、功能、效用、主治以及中药的"十八反""十九畏"等配伍禁忌、加工炮制方法等，别开生面地通过古代戏剧的形式表现出来。戏剧用一首《西江月》开场："医道玄妙莫测，精义人神莫加；《黄帝内经》奥无涯，《玉版》《灵兰》可嘉。伊尹配作汤液，补泻俱有所差；雷公炮制更堪夸，尤要细心滕挈"，概略地说明了中医药学发展过程。第一回《栀子斗嘴》中："老本草有百姓，名传不朽，一个个显其能，万病无忧，谁似我性甘平，善调诸药，也善解百药毒，万古流传，惟有那戟、遂、花，与藻并谋，他四人性最烈，与我不投，那知我能温中，去灾也易，我要想立功勋，与国同休，常欲想定华夷，朝居一品，但是我年高迈，女大难留。"句中将甘草和中缓急、解毒、调和诸药的作用及其反甘遂、京大戟、海藻、芫花的特点，通过叙事的手法介绍给读者，使人既可掌握方药的知识，又能领略文学的风采。

元代著名杂剧家关汉卿，曾任太医院医官，并担任过杂剧创作团体——玉京书会的领导人，因此，他创作的戏剧多涉及医药知识。据统计，在关汉卿的十八部杂剧中，医学名词术语的出现比较频繁。在《邓夫人苦痛哭存孝》《包待制智斩鲁斋郎》《王闰香夜月回春园》《闺怨佳人拜月亭》《感天动地窦娥冤》五部戏剧中，对疾病的病因、治则、处方用药等都有详细描写。"感着这般病疾，值着这般病疾，可是风寒暑湿，或是饥饱劳役……多被那烦恼忧愁上送了也"，这段话指明风寒暑湿、烦恼忧愁、饥饱劳役皆可导致疾病的发生，将内因、外因和不内外因的致病因素贯穿于剧中。在治疗法则方面，关汉卿提出“行医有斟酌，下药依本草”，注意调理“虚实”，认真查看“颜面”，充分运用“五味”来治病。在处方用药方面，关汉卿戏剧中涉及的药物有桂枝、灵芝、当归、甘草、粳米、麝香、佩兰、使君子、知母等十余种药物。此外，关汉卿将医学心理学的内容融入戏剧中，感染力极强，引人入胜。关汉卿有一首医理和药名相结合的名曲：“寄简帖又无成，相思病今番甚。只为你倚门待月，侧耳听琴。便有那扁鹊来，委实难医恁。止把醋酸当归浸，这方儿到处难寻。要知是知母未寝，红娘心沁，使君子难禁。”曲中不仅使用了中药，提及了古代名医扁鹊，而且指出需采用心理治疗的方法治疗情志病。

由此可见，古代戏曲在让人欣赏领略文学风采的同时，也促进了医药知识的普及和发展。

五、民间文学与中医

民间文学内容广泛，涉医内容较多，多数将药名、药性、药用、养生知识等融入对联、谜语、典故、书信、隐语、民歌、传说中，借以抒发感情、互通信息，普及中医药文化知识。

（一）对联中的中医药

在我国丰富的中药宝库中，药名纷繁，生动有趣，寓意较深，很多文人雅士巧妙地运用中药名拟定药联，使读者在欣赏文学艺术的同时，学习了中药知识。

北宋名医庞安时爱好吟诗作对，与大文豪苏东坡交往甚厚，经常一起谈诗论对，切磋医学。一天，庞安时去探访苏东坡，见书房门旁新挂了两只灯笼，诗兴大发，吟出上联：“灯笼笼灯，纸（枳）壳原来只防风。”苏东坡正好迎出门来，略一沉思，续出下联：“鼓架架鼓，陈皮不能敲半下（夏）。”二人相视大笑，挽手走进后院。庞安时见园中翠竹葱绿欲滴，不禁赞道：“中暑最宜淡竹叶。”苏东坡随口对道：“伤寒尤妙小柴胡。”两人坐下，品茶谈天。一阵微风拂过，送来阵阵花香，园中玫瑰盛开，妩媚妖娆。庞安时又出一联：“玫瑰花开，香闻七八九里。”苏东坡脱口而出：“梧桐子大，日服五六十丸。”坐了一会，庞安时告辞出来，又出一联：“神州处处有亲人，不论生地熟地。”苏东坡含笑答道：“春风来时尽著花，但闻藿香木香。”联中的枳壳、防风、陈皮、半夏、淡竹叶、柴胡、玫瑰花、梧桐子、生地、熟地、藿香、木香都是中药名，对联工整和谐，妙趣横生。

过去中医行医或者开药店总是要在门前或者中堂悬挂对联，充分体现了中医药文化。“但愿人皆健，何妨我独贫”，体现了作为医生所应具备的高尚医德。“熟地迎白头，益母红娘一见喜；淮山送牵牛，国老使君千年健”用药名连缀成对联，不仅体现了经营特色，还让人置身于妙语连珠的诗词氛围之中。“半夏当归熟地总比生地好，千年独活红参何如白参差”“南参北芪，匣内丸散延年益寿；藏花川贝，架上膏丹返老还童”介绍了南参、北芪（黄芪）、藏花、川贝的功效。许多文人志士将养生的方法融于对联之中，清代文学家纪晓岚的对联书于客厅：“事能知足心常泰，人到无求品自高。”相传张之洞有养生联：“无求便是安心法，不饱真为却病方”和“稚子牵牛耕熟地，将军打马过常山”，后一联以六味药名入联，不仅平仄相宜，音韵和谐，对仗工整，而且所刻画的人物形象栩栩如生，呼之欲出。

（二）隐名中的中医药

所谓隐名，就是利用双关、借代、析字、藏字等艺术手法，将意思隐藏在表面之下，须经分析解释才能明白的名称。中医、中药的隐名，实际上是一种秘密传递中医、中药信息的方法，其意思表达隐晦曲折。中药隐名，起源很早。唐代元和年间，西蜀有位叫梅彪的文人，他所撰《石药尔雅》写道：“所集诸药隐名，以粟、黍、麦、豆为五牙。”（明・李如一《水南翰记》）不知道梅彪在集药过程中，为什么要隐名。也许是保密，也许是故弄玄虚。而明清一些江湖医生将中药隐名，“不过是市语暗号，欺侮生人”（明代小说《生绡剪・第九回》）。但虽然如此，他们所作的隐名，也真是挖空心思，颇有文化气息。如：恋绨袍（陈皮）、苦相思（黄边）、洗肠居士（大黄）、川破腹（泽泻）、觅封侯（远志）、兵变黄袍（牡丹皮）、药百喈（甘草）、醉渊明（甘菊）、草曾子（人参）等。

有些中药隐名，大概是为防止患者对其名称随意联想而设，比如：金汁、人中白、人中黄、五灵脂、蚕砂、血余炭等。这些药物，要么是从人或动物的尿液、粪便中提取的，要么就是毛发指甲的制成品。为避不雅联想，稍加变通，略施笔墨，便让此良药得以流传，进而成为药物的正名。有些药物隐名是为了提高疗效，用隐名来防止病人“知情”。据说过去天津有一位叫陈方舟的医生，就曾经遇到过这样一件事：有位富商得了重病，陈方舟医生给他开了个药方，要他连服三剂以后再来复诊。商人服完三剂以后，觉得病症仍然没有好转，于是另请名医施今墨先生为他治病。施老先生诊脉以后，又看了看陈方舟医生开的药方，只见药方上写着：“人参、白术、茯苓、甘草”四味。于是告诉富商可以仍按此方连续服用。但是，富商连说不行，硬要施老另开处方。施今墨发现眼下无法说服富商，只好挥毫写下这样一张药方：“鬼益、杨枪、松腴、国老。”富商得方后高兴地走了。富商按施今墨的嘱咐，连服了二十剂以后，病果然好了。于是，富商携厚礼向施今墨致谢，施今墨却要他去感谢陈方舟医生。富商不解，施今墨告诉富商，他所开的处方，实际上就是陈方舟医生开的处方，只是换了一个说法并增加较多的剂数而已。施今墨处方上的“鬼益”就是“人参”，“杨枪”就是“白术”，“松腴”就是“茯苓”，“国老”就是“甘草”。这四味药俗称“四君子汤”，是用来补气的。商人一听恍然大悟。施今墨的高明之处，就在于能够掌握患者的心理，通过变换药名，使他能够好好地配合医生的药物治疗。

（三）神话传说中的中医药

中药种类甚多，好多药物的发现都伴有一个美丽的传说，如槟榔能驱虫的发现即是。相传在很早的时候，云南的傣家山寨有个名叫兰香的美丽姑娘，她能歌善舞、勤劳贤惠，寨里的小伙子都喜欢她，但她只爱象脚鼓舞跳得最好的岩峰。俩人相亲相爱，就像蝴蝶离不开花朵。可是意外发生了，兰香的肚子一天天鼓起来。于是，风言风语弥漫了整个山寨，心上人也离开了她。兰香的阿爹又气又难过，摘来一串槟榔让兰香咽下，死了清静。兰香有口难言，一狠心将槟榔嚼碎，吞进肚里。人们都面面相觑地等待着兰香死辰的到来，只见兰香痛苦地捂着肚子，爬到了树林里。可是，不到一刻钟功夫，兰香却奇迹般地从树林里走了出来，肚子也消了下去。原来她根本没有怀孕，而是吐出了一条长蛇一般的虫子。人们知道错怪了兰香，也从此知道槟榔原来还是一味驱虫良药。

（四）谜语中的中医药

谜语是民间口头文学，是人们茶余饭后或者节日期间借以消遣的一种娱乐方式。用中药名设谜，为中医药文化增添了几分色彩。

有人曾以贺知章《回乡偶书》设谜：“少小离家老大回，乡音无改鬓毛衰。儿童相见不相识，笑问客从何处来。”谜底为四味中药名：首句谜底是当归；次句谜底为白头翁；第三句谜底为人参，人参为“人生”的谐音（儿童不识，觉得此人陌生）；第四句谜底是生地，解为出生之地。有人曾以俗语“有奶便是娘”设谜，打中药名二，谜底为乳香、知母。也有用三国时人名刘阿斗猜一中药名的谜语。其谜底为使君子。曹操曾说过：今天下英雄，惟使君与操耳。使君即指刘备，刘阿斗是刘备的儿子，亦即使君之子。

（五）书信中的中医药

白术兄：

君东渡大海，独活于异乡生地，如浮萍漂泊，牵牛依篱，岂不知母亲思念耶？今日当归也！家乡常山，及祖居熟地。春有牡丹，夏有芍药，秋有菊花，冬有蜡梅，真是花红紫草苏木青，金缨银杏玉竹林，龙眼蛤蚧鸣赭石，仙茅石斛连钩藤。昔日沙苑滑石之上，现已建起凌霄重楼，早已不用破纸当窗防风了，而是门前挂金灯、悬紫珠，谁不一见喜？家中东园遍布金钱草、悬紫草；西园盛开百合花、月季花；北墙爬满络石藤、青风藤；南池结有石莲子、黄实子。但见青果累累，花粉四溢。令尊白前公，拄虎杖，怀马宝，扶寄奴，踏竹叶，左有麝香，右有红花，槟榔陪伴上莲房，已是巍巍白头翁矣！令堂泽兰婶虽年迈而首乌，犹千年健之松叶也。唯思念海外千金子，常盼全家合欢时，望勿恋寄生地，愿君早茴香（回乡）！

表弟：杜仲顿首

这是安徽省汪济老先生《致在台友人》的信，竟巧用了60多味中草药名写成，而且读来句句含情，感人肺腑。人们不能不佩服这位写信人，既有中医中药方面的广博知识，又有非凡的表达能力。

男女情书，古今中外皆有之，但是以中药名入情书，却是我国古人的一大创造，读来别具情趣，奇妙无比。早在明代，大作家冯梦龙的《桂枝儿》一书便将情书全部嵌入了中药名："你说我，负了心，无凭枳实，激得我蹬穿了地骨皮，愿对威灵仙发下盟誓。细辛将奴想，厚朴你自知，莫把我情书也当作破故纸。""想人参最是离别恨，只为甘草口甜甜的哄到如今。黄连心苦苦里为伊耽闷，白芷儿写不尽离情字，嘱咐使君子，切莫作负恩人。如果是半夏当时也，我情愿对着天南星彻底地等。"

（六）中药小说

《幽闺记》是一部南戏，相传为元代施惠所作。第25出《抱恙离鸾》中用中药名着重描摹了一位庸医为人看病出诊前的情景。作者前后共运用了药名近50种，文笔幽默，借代风趣，把一个庸医骗子的嘴脸刻画得十分形象逼真，整个戏剧充满了喜剧色彩。"玄参听着，吩咐丁香、藿香，去到犀角之上，看守广木香。谨防金线虫、五谷虫咬坏我的大黄龙衣、腹皮被子、桔皮靴子、红花袄子。午时茶后，叫蒲公英牵牛到常山喂点豆蔻、甘草、车前草。再到羌活、石斛喝点无根水。路过连翘，莫走滑石，犹恐石膏、地丁、苍术之间，折断牛膝，要走熟地，莫走生地。"这一段中丁香、藿香、犀角、广木香、金线虫、五谷虫、大黄、大腹子、陈皮、红花、蒲公英、牵牛、常山、豆蔻、甘草、车前草等多味中药名连连妙用，一气呵成，晓畅流利，独具一格。

（七）中药顺口溜

民间流传有非常多中药顺口溜，例如"铁脚威灵仙，砂糖和酒煎，一口吞下去，铁剑软如绵"，便是形容威灵仙治疗骨鲠在喉的功效。"七叶一枝花，深山是我家，痈疽如遇者，一似手拈拿"，便是形容七叶一枝花（即重楼）治疗痈疽的功效。"穿山甲，王不留，妇人服了乳长流"，便是形容穿山甲和王不留行通乳的功效。

总之，中医文化进入多种文学体裁，是我国艺术创作的一种独特景观，也是世界上独一无二的文化现象。我们必须重视这种特殊的文化现象，深入挖掘其艺术价值，这无论是对于继承传统文化，还是对于开拓新时代的先进文化，都具有非常积极的意义。

第九章　中医学术流派简介

中医学在漫长的发展历史过程中，由于历代名医所处时代的社会背景、自然气候及地理环境的不同，再加上师承授受、个人医疗实践经验的差异，不同的医家在阐述自己的临床经验和理论的过程中，必然会带有自身的学术背景和师承流派的印记，从而出现不同的学术流派。各种不同学派或流派的崛起、争鸣与交融，促进了中医学术的不断进步、繁荣和发展。

第一节　中医学术流派的形成背景与影响因素

所谓学派，是指一门学问中由于学说师承不同而形成的派别。著名中医学家任应秋先生曾明确指出："凡一学派之成立，必有其内在的联系，否则，便无学派之可言。所谓内在联系，不外两端：一者，师门授受，或亲炙，或私淑，各承其说而光大之。一者，学术见解之不一致，各张其立说，影响于人。"学术流派是某一学者提出的一种独树一帜的学术内容并日益被同行业者、门人等一群人拥戴和传播，而且逐渐产生相当的学术影响力，并得到大家一致公认，完全是自然形成而并非人为划分的。任何学术领域都不是一家的天下，而是呈现出学术多元、流派纷呈的局面，中医学也是如此。

中医学术流派是指中医学中因不同的师承而形成的以独特的研究旨趣、技艺、方法为基础的不同学术派别。中医学术流派是中医学独特的文化与学术现象，其形成有其历史文化背景的必然，在发展中也受到多种因素的影响。

一、历史文化背景

中医的产生和发展具有十分悠久的历史，它不仅与当时的自然条件，以及人们对疾病的认识程度有密切关系，也受到历史上各种社会因素的影响。在春秋战国之际，我国的社会制度正在经历着巨大的历史性的变革，以家族制度为基础的生产关系强烈冲击着以宗族制度为基础的生产关系，从而推动了社会的向前发展和随之而来的各种学术文化流派的创立与发展，如儒家、法家、道家、名家、阴阳家、兵家、杂家、纵横家等不同学派的应运而生与交锋冲突，形成了历史上诸子百家学术争鸣的局面。随着各学派的产生，科学文化的各个方面相应也有了很大的发展。人们在天文历算学、制器技术、军事、地理学、艺术等方面都取得相当的成就。与此同时，属于自然科学范畴之内的医学在《黄帝内经》问世之后，即有了一整套较为完整的理论，这为医学流派的产生奠定了基础。

中医学术流派远在春秋战国之际便已逐渐产生。如《史记·扁鹊仓公列传》中记有扁鹊学医于长桑君，而弟子又有子阳、子豹等人。《说苑》中还记有子容、子明、子越、子游、阳仪诸家。《史记·扁鹊仓公列传》还记载太仓公淳于意先后师事公孙光、公乘阳庆，尽得二家之传。其弟子有宋邑、高期、王禹、冯信、杜信、唐安等。可见，当时已客观存在医学风格和诊疗医技上的师承授受关系，对医学流派的产生有一定影响。

与此同时，除师承授受关系之外，在医学理论发展中，业已出现针对同一问题不同的学术见解，并各有发挥。如《黄帝内经》论命门为两目，《难经》谓左肾右命门；《黄帝内经》论三焦为中渎之府、系有形之物，《难经》谓三焦有名而无形；《黄帝内经》论关格为格阳关阴，《难经》谓阴盛为格、阳盛为关。两部经典所论各相有别，正是师承不同，或学术观点之异所致。

据《汉书·艺文志》记载其原录有“方技三十六家，八百六十八卷”，著录分类包括“医经”“经方”“房中”“神仙”四大类。其中医经七家，经方十一家，并叙述说：“医经者，原人血脉、经络、骨髓、阴阳、表里，以起百病之本，死生之分，而用度箴石汤火所施，调百药齐和之所宜，至其之得，犹慈石取铁，以物相使，拙者失理，以愈为剧，以生为死”“经方者，本草石之寒温，量疾病之浅深，假药味之滋，因气感之宜，辨五苦六辛，致水火之齐，以通闭解结，反之于平。及失其宜者，以热益热，以寒增寒，精气内伤，不见于外，是所独失也”。说明当时中医学术研究上已有不同的方向，有重理论和重临床之分。诚如徐大椿所言：“自古言医者，皆祖《内经》，而《内经》之学，至汉而分。仓公氏以诊胜，仲景以方胜，华佗氏以针灸杂法胜，虽皆不离乎《内经》，而师承各别。逮晋唐以后，则支流愈分，徒讲乎医之术，而不讲乎医之道，则去圣远矣。”

由此可见，既然在这一时期，有不同的师承授受关系，又有不同的学术见解，并出现学术上的争鸣，说明早在春秋战国时期，就具备了产生学术流派的基本条件。

中医学在漫长的历史发展中，经过一辈又一辈名医大家的实践探索、薪火相传、总结完善、创新发展，多数名家就某一方面潜心钻研，逐步形成了系统的理论体系、独特的诊疗方法、丰富的医学内容，由其弟子或子女继承、流传下来，并且得到社会公认，产生一定影响范围，逐步形成一家流派。

二、影响因素

除了文化背景对中医学术流派的形成具有决定性影响外，中国古代的人才选拔模式也有利于中医学术流派的形成。周代实行世卿制度，汉代实行征辟察举制度，魏晋实行九品中正制度，《宋书》有“下品无高门，上品无贱族”之记载。唐代以后，实行科举取士制度，在这种制度下，文教兴盛，出现了大批读书人，科举竞争激烈，古代知识分子都处于一种“下马容易上马难”的境地，于是产生了“不为良相，便为良医”的观念。大批知识分子由儒入医，发展中医理论，著书立论，开创新派，促进了中医学术流派的产生。

同时我国传统的教育体制也有利于中医流派的形成。师徒传承是我国文化的传承模式，师长在教育中处于核心地位，弟子通常是终身接受某一师长的教育，这决定着其发展方向，师长的某种学说被众多的弟子接受、发扬，自然形成了以师长为创始人的医学流派。

此外，地域因素也影响着中医流派的形成与发展，造就了不同医学流派的个性。由于古代交通的不便利及信息的闭塞，形成了局部的地域文化、经济，地域特色明显，加之地理气候的差异，人之禀赋的不同，行为方式的不一，所发疾病的悬殊，因此，容易出现不同地域的医学派别。如易水学派、钱塘学派、绍兴学派、岭南学派、新安学派等。

随着社会的发展，信息传递方式日新月异，文化交流与认知范围扩大，现代医学的思维模式逐渐占据我国医疗市场，成为主导模式。国家大力创建中医药高等学校，开展中医药高等教育，实行院校培养模式，教授同等内容，淡化民间师承。大量人士不断鼓吹“废止中医”，而传承派对现代科技有抵触情绪。这些使在师徒传承教育下应运而生的中医学术流派遭受到了较大的冲击。

第二节　中医学术流派的发展及主要分类

中医学术流派自春秋战国以医经、经方两家之说始肇其端后，诸医家围绕着《黄帝内经》进行了大量研究，促进了中医理论的发展；与此同时，一些医家掇拾、编辑经验方，并有一些善用《伤寒论》之中成方的医者，共同推动了方剂学的研究。《四库全书》云“医之门户，分于金元”，在此期间，河间、易水、丹溪、攻邪学派的相继崛起，说明金元时期中医有不同的学派及学术上的交流、交锋与交融。之后针对明代某些医家不善刘、朱之学，造成寒凉时弊，出现了维护阳气、重视肾命的温补学派。人们在研究《伤寒论》的进程中，不断从临证中推衍《素问·热论》所言“今夫热病者，皆伤寒之类也”。及至明清，温病学术体系臻于完备，从而形成了研究外感热病学说的温病学派。随着西洋医学的传入，中医界的有识之士开始接受西说，形成中西汇通学派。

一、医经学派

医经学派源自《汉书·艺文志》所载“医经七家”（包括以黄帝、扁鹊、白氏命名的《内经》《外经》等）。医经学派是以阐扬医学经典著述为主旨，特别注重在中医基本理论指导下的医学实践活动，并以此作为医事活动考核标准的学术流派。它的主要贡献在于对中医学基础理论的确立以及中医学理论体系的不断完善和发展有着深远的影响。

因其研究方法不同，该学派又分为校订疏证诸家、分类研究诸家和专题发挥诸家。

（一）校订疏证诸家

以全元起《内经训解》、王冰《次注黄帝内经素问》、张志聪《黄帝内经素问集注》等为代表。

（二）分类研究诸家

以杨上善《黄帝内经太素》、李中梓《内经知要》、张景岳《类经》等为代表。

（三）专题发挥诸家

扁鹊之《难经》发挥了脉诊；华佗《中藏经》发挥了脏腑病机；张仲景《伤寒论》发挥了《素问》热病中“今夫热病者，皆伤寒之类也……”所述一类外感热病等等。该学派对整理医学典籍、完成理论体系做出了突出的贡献。

二、经方学派

经方学派亦出自《汉书·艺文志》所载之“经方十一家”。该学派是以研究和运用古代经验方治病为主的。“经方”可以分为前后两个时期。前期的“经方”即为经验方，其基本内容是人们在与疾病斗争的实践中总结的经验。任应秋先生认为，《肘后备急方》《千金要方》《外台秘要》《太平惠民和剂局方》《三因极一病证方论》等均属经方家一脉相传者。这一学派对中国医学临床经验的积累有着巨大的贡献。后期的“经方”系指东汉以后，主要为伤寒杂病论之方。该学派因研究对象不同，又有经方、经论方（此为分支）之别。后期的经方学派对伤寒学派的形成与发展起了一定的作用。经方学派逐步完善了中国医学的理论体系，使中医学术理论有了划时代的发展。

三、伤寒学派

伤寒学派诸家以研究张仲景《伤寒杂病论》为指归，从不同角度、用不同方法进行研究和发挥。其学术研究始于两晋，盛于明清，对中医学术理论及临床医学的发展，尤其是对外感疾病辨治体系的发展与完善做出了重大的学术贡献。根据不同时期的学术研究特点，伤寒学派的形成和发展大概分为三个阶段。

（一）晋唐时期

这一时期以晋代太医令王叔和、唐代孙思邈为代表。主要是对《伤寒杂病论》原著进行搜集、整理的阶段。晋太医令王叔和对散佚了的伤寒条文的整理与重新编次，为后世医家研究《伤寒论》确立范本、肇启伤寒文献学研究的同时，也为明清以方有执、喻嘉言为代表的“错简重订派”、以张遂辰、张志聪、陈念祖等为代表的“维护旧论派”，研究《伤寒论》王叔和重编本是否错简及其条文之真伪奠定了基础。其后，唐代孙思邈在《千金翼方》中汇集了其研究《伤寒论》的成果，其研究《伤寒论》，采用“方证同条”“比类相附”的方法，并倡“麻黄”“桂枝”“青龙”三方正治说，开后世“类证研究说”以及“三纲鼎立说”之先河。

（二）宋金时期

这一时期以宋代成无己、韩祇和、庞安时、朱肱、许叔微、郭雍等医家为代表。主要是对《伤寒论》原著进行注释、阐发的阶段。庞安时以“寒毒”“异气”说为支撑，阐述伤寒“寒毒”发病、天行温病“异气”传染及四时温毒病证论治规律，为明清外感热病“寒温分治”奠定基础。朱肱《南阳活人书》开“伤寒六经辨证”之先河，韩祇和《伤寒微旨论》辨伤寒脉证之异同，成无己《注解伤寒论》倡伤寒全文注解之风，促使《伤寒论》本体研究成学，此阶段通过以经释论、以论证经的研究方法，阐明了伤寒原理，使伤寒学说、学派的发展日益兴盛。

（三）明清时期

宋金以前伤寒诸家治伤寒各擅其长而无争鸣。明清伤寒学派围绕《伤寒论》的编次注释、研究方法，以及六经本质等激烈论争，形成了错简重订、维护旧论和辨证论治三大学术流派，促进了伤寒学研究及临床实践的发展。

（1）错简重订派：认为世传本《伤寒论》有错简，主张考订重辑的观点为明末方有执在《伤寒论条辨》首先提出。清初喻嘉言《尚论张仲景伤寒论重编三百九十七法》中，虽保留王叔和之《伤寒例》，但其意在驳之，对成无己之校注亦大加批评，与方有执尊重王叔和，含蓄地批评后世注家的做法不同。他推崇方有执错简重订的观点，将其发挥为三纲鼎立之说并大力倡导之。总之，错简重订之说，自方、喻倡之，和者甚众，故而成派。诸家以错简为由，行重订之实。其所重订，大多围绕风寒中伤营卫之说为辨，在一定程度上揭示了张仲景伤寒六经辨论治的辨治规律。

（2）维护旧论派：是指主张维护世传《伤寒论》旧本内容的完整性和权威性的众多医家。同讥讽王叔和、批评成无己的错简重订派诸家相反，维护旧论派诸家对王叔和编次《伤寒论》和成无己首注《伤寒论》持基本肯定和褒扬的态度。认为王叔和编次为长沙之旧（相传张仲景曾任长沙太守，故将其《伤寒论》称为长沙之旧或长沙之书），不必改弦更张。而成无己的注释，不仅未曲解张仲景之说，其引经析奥，实为诸注家所不胜。因此，世传旧本《伤寒论》的内容不能随便改动。尤其是《伤寒论》中十篇即六经证治部分并无错简，无须重订，只可依照原文研究阐发，才能明其大意。主张仿照治经学的章句法进行注释，故称维护旧论派。该派代表医家有张遂辰、张志聪、张锡驹、陈念祖等。该学派反对重订，驳斥三纲，注重义理贯通。其阐发六经气化，又不乏新见。

（3）辨证论治派：明清时期伤寒学派诸家中，有一些医家着眼于对张仲景《伤寒论》辨证论治规律的探讨和发挥。他们对错简重订和维护旧论的观点均持反对意见，认为应当在发扬张仲景心法上下功夫，形成了伤寒学术研究中的辨证论治派。根据其研究特点，大致可分为以方类证派、以法类证派和分经审证派。

以柯琴、徐大椿为代表的以方类证派可以导源于唐代孙思邈的方证同条、比类相附，宋代朱肱也曾用此法进行方证研究；以尤怡、钱潢为代表的以法类证派以研究六经分证治法为指导思想，所归纳治法较为详细。其在以法类证研究中吸收了方、喻的风伤卫、寒伤营、风寒两伤营卫的观点。其中尤怡与钱潢均注重《伤寒论》的治法研究，但钱潢墨守方喻三纲之说，所立治法亦过细；尤怡则超脱方喻之外，以治法为领病证、病机与方药，别具一格。陈念祖为维护旧论的中坚，他倡导《伤寒论》对临床运用分经审证的研究方法。如太阳病分作经证、腑证和变证，阳明、少阳皆分经腑，太阴有阴化阳化，少阴有水化火化，厥阴有寒化热化。如此分证深得六经六气之旨，对于掌握六经病机、传变特点和诊治规律极有帮助。

总之，明清时期所形成的错简重订、维护旧论和辨证论治三个伤寒学术流派是伤寒诸家不同学术观点争鸣的结果。这种学术争鸣反映了伤寒学术研究的兴旺，也推动了伤寒学术研究的发展，促使伤寒学术研究达到了一个新的水平。

四、河间学派

河间学派是以宋金时期河北河间著名医家刘完素为代表的医学流派。该学派是以《黄帝内经》理论为指导，以火热立论，阐述火热病机，并发挥刘完素提出六气皆能化火之说，以善治火热病证而著称于世。因该学派治病善用寒凉，世人亦称之为寒凉派。

河间学派创始人刘完素著有《素问玄机原病式》《医方精要宣明论》《三消论》等。他的火热理论源于《素问·热论》和《素问·至真要大论》病机十九条，其主要内容为

“六气皆能化火”，临床分表里证辨治之，火热在表，治以辛凉甘寒；火热在里，用承气诸方；表里俱热，用防风通圣、凉膈以两解之。自刘完素以后，讨论火热证的理论方药便自成体系。

河间学派有其独特的理论体系和师承授受关系，亲炙弟子有穆大黄、穆子昭、董系、马宗素、荆山浮屠等。完素之学一传于荆山浮屠，再传于罗知悌，三传于朱震亨，不仅使其学说从北方传到了南方，而且内容亦为之一变。朱震亨倡言阳有余而阴不足之说，力主抑制相火，保护阴精，于内伤火热病的研究最有成就，被尊称为丹溪。朱震亨之学先后传于赵道震、赵以德、虞诚斋、戴思恭、王履诸家，其中唯以戴思恭承“阳有余而阴不足”之说，而倡“气血盛衰论”；王履尊朱震亨的学说而重视医经的研习。虞抟、王纶、汪机、徐彦纯等则私淑于朱震亨，诸子之学虽出于朱震亨，但不囿于朱震亨，主张“外感法仲景，内伤法东垣，热病用河间，杂病用丹溪”。略早于朱震亨而私淑刘完素的张从正，虽谓“风从火化，湿与燥兼”，临床也多采用刘完素之方，但不专主其说，唯以“病由邪生，攻邪已病”立论。可见河间学派诸家于火热之说，各有发明，各尽其妙用，均足资取法。

马宗素，《宋以前医籍考》云：“宗素亦金人，当得亲炙于守真之门者。”其著《伤寒医鉴》一书，从伤寒病的角度来宣扬刘完素的火热论，大张刘完素“人之伤寒则为热病，古今一同，通谓之伤寒”（《伤寒医鉴·论六经传变》）及“六经传变皆是热证”（《伤寒医鉴·论汗下》）之说。

荆山浮屠，《明史·方技·戴思恭传》云：“震亨……学医于宋内侍钱塘罗知悌，知悌得之荆山浮屠，浮屠则河间刘守真门人也。”可知刘完素之学一传于荆山浮屠，再传于罗知悌，三传于朱震亨，使河间之说由北方而传到南方。

罗知悌，宋濂《丹溪先生墓表》云：“罗司徒知悌，宋宝祐中寺人，精于医，得金人刘完素之学，而旁参于李杲、张从正二家。尝言医学之要，必本于《素问》《难经》，而湿热相火，为病最多，人罕有知其秘者。兼之长沙之书，详于外感，东垣之书，详于内伤，必两尽之，治病方无所憾，区区陈、裴之学，泥之且杀人。”弟子朱震亨沿袭其说，尤重相火为病，大倡“阳有余阴不足论”，治疗强调滋阴降火，而开后世滋阴一派的先河。

略先于朱震亨而私淑刘完素之学者，有葛雍、镏洪、张从正及弟子麻九畴、常德等。葛雍，字仲穆，《医籍考》云：“编《河间刘守真伤寒直格》三卷，亦为传河间之学者。”

总而言之，河间学派在发展过程中丰富和发展了中医对火热病的认识，促进了病机学说的发展。为攻邪学派、丹溪学派的形成奠定了理论基础，亦是明清时期温病学派形成的先导。

五、易水学派

易水学派是以与刘完素同时而稍晚的金代医家张元素所倡之脏腑证候的病机及治疗作为代表的。张元素在《黄帝内经》《中藏经》《小儿药证直诀》等脏腑辨证的基础上，结合自己的临床实践，以脏腑寒热虚实分析疾病的发生和演变，并根据药物的归经、气味、阴阳属性，对脏腑病变进行辨证治疗，制方遣药有一套程式，创立了“脏腑病机学说”“脏腑辨证说”“中药归经理论说”“中药气味厚薄理论说”等，并提出“运气不齐，古今异轨，古方今病不相能”（《金史·列传》），主张从临床实际出发，建立脏腑寒热虚实用药式，发明性味归经理论，其学术主张体现在《医学启源》《脏腑标本寒热虚实用药式》《珍珠囊》等著作中，形成了比较全面的脏腑辨证理论体系。

在张元素学术影响下，易水学派传人逐步转向对某特定脏腑的研究，并各有创见。如李杲阐发《素问》“土者生万物”之旨，创立“脾胃内伤，百病由生”“内伤热中说”等理论，著《内外伤辨惑论》《脾胃论》《兰室秘藏》等详辨内伤、外感异同。并制定升阳泻火、甘温除热大法，创制补中益气汤、升阳益胃汤等名方，成为易水学派的中坚，也被尊称为“补土派”宗师。

元代王好古得张元素、李东垣两家真传，创“伤寒内感阴证”，强调肝脾肾三脏在病变中的作用，尤重脾胃。将伤寒学说与脾胃内伤学说有机地联系在一起，是对仲景和易水学说的重要发挥。其著作有《阴证略例》《医垒元戎》《此事难知》《汤液本草》等书，其中《阴证略例》为其代表作。

东垣门人罗天益，除继承其师遗志外，阐释脾胃虚损病机及脾胃与其他四脏及营卫津液关系，倡言“脾胃伤当分饮伤、食伤”；劳倦伤当辨有寒、有热，并对三焦辨证论治有进一步的发挥。其学术主旨前后相承，是易水学派的一大分支。他的主要学术思想反映在《卫生宝鉴》一书中。

明代医家薛己、赵献可、张景岳等专门阐发脾肾与命门阴阳水火理论而成就温补一派。如果从“脏腑病机学说”研究角度看，温补学派也可看作是易水学派的延伸与发展。

总而言之，易水学说对中医脏腑学说，尤其是脏腑病机的探讨和脏腑辨证治疗的研究有着重大的贡献，并为明代温补学说的形成奠定了基础。

六、攻邪学派

攻邪学派由金代医家张从正所提出，主张“病由邪生，攻邪已病”，临床治疗强调邪留则正伤，邪去则正安之理；将攻邪气作为治病的首要任务，详细阐述了汗、吐、下三法。该学派是张氏在《黄帝内经》《伤寒论》理论指导下，私淑河间学派，故为河间学派派生出来的一个分支。其学术思想结合临床实践，尊古而不泥古，倡“血气流通为贵”说，并提出“养生当论食补”等理论。一方面继承河间学说善用寒凉的特点，另一方面擅长攻邪，独树一帜，变寒凉说为攻邪说。

张从正抨击了金代部分医家给病人带来的严重危害，纠正医界盲目投补之弊，虽同样主张“风从火化，湿与燥兼”，临床也多采用刘完善之方，但不专主其说，唯以“病由邪生，攻邪已病”立论。张从正学术理论与临床经验主要体现在《儒门事亲》一书中，在阐发攻邪祛病之理的同时，促使《黄帝内经》等相关论述在临床上得以验证，充实并发展了中医学辨证论治体系，尤其是丰富和发展了中医邪正学说和治疗理论，对汗吐下三法在临床上的运用具有指导意义。

同时攻邪学派也对明清医学产生了巨大影响，主要体现在吴又可“客邪贵乎早逐”之说，叶桂、薛雪、吴瑭、余师愚等温病学家的创新，以及赵学敏“截、顶、串、禁”等治法，以上皆属攻邪学说之绪余。

七、丹溪学派

丹溪学派是由刘完素的三传弟子朱震亨所倡导的，因其被尊称为“丹溪”而得名，治疗以养阴为宗旨，强调保存人体阴气重要性的学派。朱氏曾师从理学家许谦，学术上受刘完素、李东垣两家影响，既继承了河间学说与攻邪学说外感火热理论，又吸收了易水学说脏腑病机的特点，变外感火热为内伤火热；倡“阳常有余，阴常不足”说，及“相火论”，治疗力主抑制相火、滋阴降火，是河间之学又一分支。同时擅长于气、血、痰、郁、火诸证论治，以此探讨内伤杂病证治，而成“杂病宗丹溪”之局面。其主要著作有《格致余论》《局方发挥》《丹溪心法》《金匮钩玄》等。

朱丹溪师承、私淑弟子众多，在我国南方形成了一支颇有影响的学术派别。丹溪之学传于赵道震、赵以德、戴思恭、王履诸医家，其中戴思恭承“阳有余而阴不足”之说，而倡“气血盛衰论”；王履则尊丹溪而重视医经的研习。其后虞抟、王纶、汪机、徐彦纯等亦无不从丹溪之说而各有发挥。

总而言之，丹溪学派的形成和发展，对其后世医学流派产生了深远影响，如所倡“阳有余，阴不足”和“相火论”，奠定内伤杂病之重要治疗观点，即治阴虚火旺证，不仅要泻火，还要重养阴填精，遂开后世滋阴学说之先河，同时也成为明清温补学派诸家推衍“命门之火”的理论来源之一；另外温病学派诸家所采用的养阴、补液、填精诸法的确立，亦颇受丹溪滋阴理论的影响。

八、温补学派

温补学派是以明代医家薛己为先导，探讨肾和命门，从阴阳水火不足的角度探讨脏腑虚损病机与辨证治疗，建立温阳补虚为临床特色的学派。自河间、丹溪之学广为传播后，明代医生偏执于苦寒，时医必言“阳有余，阴不足”，动则清泻“相火”，害人无数。针对这种寒凉时弊，温补学派则在批判这种不良的治疗风气中应运而生。该学派实由金元时易水学派发展演变而来，因受丹溪重视内伤及重视“滋阴”的影响，从而分化出独立的派系。

温补学派的先驱，明清著名医家薛己、孙一奎，遥承《难经》命门理论，循易水学派探究脏腑病机的学术宗旨，强调脾胃和肾命阳气对生命的主宰作用，从阴阳水火不足的角度探讨脏腑虚损病机，建立以温养补虚为特色的虚损辨治方法，或侧重脾，或侧重肾，或脾肾并重，促使脾肾及命门理论的研究趋向深入。其后赵献可、张景岳、李中梓、高鼓峰、吕留良等皆承其绪余而多有发挥。薛己治学极为刻苦，论著很多，除自著的《外科枢要》《内科摘要》《女科撮要》《疠疡机要》《正体类要》《口齿类要》之外，还有许多校订书，薛己校订书的特点为选注名著，附以己见，如他校订有《妇人良方大全》《小儿药证直诀》《明医杂著》《外科精要》等数十种。这些校本中不少附有医案，以临床验证来作为其理、法、方、药的依据。

温补学派的另一重要医家张景岳强调命门藏先天之水火，为元阴、元阳所居之所，“命门为元气之根，为水火之宅。五脏之阴气非此不能滋，五脏之阳气非此不能发”，“火衰其本则阳虚之证迭出……水亏其源则阴虚之病迭出”（《类经附翼·求正录·真阴论》），遂提出“真阴”这个重要的概念，并创制左归、右归诸方为治疗命门先天水火不足之主方，实为阴阳两补之巨匠。同时，他针对性地提出“阳非有余论”，大力倡导“阴阳相济”，完善了阴阳虚损治法，为温补学说奠定了理论基础。其著作有《景岳全书》《质疑录》《类经》等。

明末医家李中梓宗李东垣、薛己之法，明确提出先天之本在肾、后天之本在脾，脾有阴阳，肾分水火，宜平不宜偏，宜交不宜分，并表现出明显的重阳抑阴的倾向，临床善于博采众长，多有创见，如辨治寒热真假、实虚疑似之证，倡言“大实若羸状，至虚有盛候”（《医宗必读·疑似之证须辨论》），为后世医家所称道。著有《医宗必读》《内经知要》等。

温补学派中另有赵献继承与发扬了肾命水火之说，孙一奎提倡肾间动气说。温补学派医家大多涉及肾命理论，故有人又称其为“肾命学说”。总而言之，该学说在生理上强调脾胃和肾命阳气对生命的主宰作用，辨证上立足先后天，或重脾或重肾，治疗善用甘温之剂。对中医的肾命学说、脾肾关系、温阳补虚大法的运用贡献很大，对后世有深远的影响。

九、温病学派

温病学派是以外感温热病的研究为学术宗旨的一个中医学术流派。明清时期，中国南方反复暴发瘟疫，而大多数医生在治疗时仍然错用辨外感病之六经辨证辨治温病，尚未形成针对性很强的辨治法则，故疗效欠佳。在《黄帝内经》《难经》时代已有温病、热病、暑病、湿温等病名记载，《素问·刺法论》更有对温病传染及其流行特性的载述：“五疫之至，皆相染易，无问大小，病状相似。”晋代王叔和在《伤寒例》中阐发了伏气温病之说，晋代葛洪《肘后备急方》收录了太乙流金方、辟温病散等防治温病、温疫、温毒的简便药方，并指出温病主要是感受疠气所致。隋代巢元方《诸病源候论》列举热病候 28 论、温病候 34 论、时气病候 43 论、疫疠病候 3 论，叙述了温热病的致病因素、病机原理及症状特点，提出温病、时气、疫疠皆“因岁时不和，温凉失节，人感乖戾之气而生病”（《诸病源候论·温病诸候》）。唐代《千金要方》《外台秘要》等方书多载有名医论治温病之效验方。

宋金时期，一些著名的医家在临床实践中意识到不能把伤寒与温病混为一谈，而一概用六经辨证；伤寒方对多数温热病是不适用的，必须另立学说，才能适应临床需要。如庞安时《伤寒总病论》阐述广义伤寒及一般温病、天行温病在病因、发病、证治、预防等方面的差异，强调天行温病与“异气”有关，应当寒温分治，行清热、解毒、透邪之法，治疗上重用石膏。

金元以降，刘完素据《素问·热论》之“伤于寒也则为病热”，大倡“热病只能作热治，不能从寒医”之说，从而提出“六气皆从火化”说，以及热病采用辛凉、甘寒等治疗原则和方法，并著有《黄帝素问宣明论方》《素问玄机原病式》《内经运气要旨论》《伤寒直格》《伤寒标本心法类萃》《三消论》等大量著作，出现了“热病用河间”的局面。遵从师意，其弟子马宗素、镏洪、常德等大倡其说，其四传弟子王履更在《医经溯洄集》中提倡伤寒温暑为治不同论，汪机在《石山医案》中提出新感温病概念，缪希雍《先醒斋医学广笔记》强调温疫邪气侵犯人体“必从口鼻”而入这些论述，各有发挥，但仍未能形成独立的体系，温病仍旧隶属于广义伤寒病，这是温病学派的奠基时期。

至明代末年以后，江浙温疫流行，吴有性经大量临床实践，著《温疫论》一书，对温疫病的致病因素、感受途径、侵犯部位、传变方式、临床表现、治疗方法等以“九传辨治法”详加探究，指出温疫乃感天地之异气所致，创“邪伏膜原”说，即邪自口鼻而入，先伏于膜原，后传于表里，治疗总宜疏利膜原、表里分消，温疫学说由此建立。之后余霖创“疫疹辨治法”，与暑燥疫非常合拍。此外还有戴天章之温疫辨治法等，使温病学说探讨的方向从病因病机向辨证施治深入。

随着温疫进一步流行，温病学派于清代应运而生。以叶桂、吴瑭、王士雄、薛雪等为代表的江浙医家对温病的研究愈加深入，清代著名医家叶桂著《温热论治》(《温热论》)，创立“卫气营血”辨治大纲，提出“卫之后方言气，营之后方言血”“在卫汗之可也，到气方可清气，入营犹可透热转气，入血就恐耗血动血，直须凉血散血”的温热病辨治方法，使温热病的辨证论治成为独立于伤寒病之外的完整体系；吴瑭《温病条辨》以上、中、下焦为纲，创三焦辨治法，统论温热、湿热与温疫，进一步完善了温热病证论治体系；薛雪著《湿热条辨》，详论湿热病的病因病机、发病特点、传变规律、临床证型、遣方用药，弥补了叶氏详论温热、略论湿热的不足；王孟英所著之《温热经纬》中提到伏气温病与霍乱辨治法等，都为温病学说开创了新的辨证法则。自此，温热学说与温疫学说趋于完善，形成了完整的辨证施治理论体系，温病学派发展至鼎盛阶段。

由此可见，温热一派对热病的认识，一开始只是简单地从表里分证，而后提出温热邪在募原，不仅是单一的表和里，而是较复杂的表里分传，再而后提出“卫之后方言气，营之后方言血”的卫气营血辨证，并发展成三焦辨证，其对于热性病辨证的认识，可说已达到新的高度。温病学派极大地发展了中医学对外感热病的认识，完善了中医学外感热病的辨证法则，丰富了中医学的辨证施治理论。

十、中西汇通学派

中西汇通学派是伴随着西方医学的传入而在中医领域中兴起的。鸦片战争以后，随着“门户开放”，西洋医学在中国传播开来，西方来华的耶稣会教士带来了一些西方医药知识，如邓玉函编译的《人身说概》《人身图说》等已出现。这时中医界已有一些医家开始接受西医学说，如毕拱辰、金正希等接受记忆在脑说，王宏翰认为西人所谓水、风、火、土四元素说，与中国五行学说相似，便拿来与中医的太极阴阳之说加以汇通，还以胎生学阐发命门学说。王学权则认为《人身说概》《人身图说》等著作中介绍的解剖学知识，可补中医学之不足，但也有不足之处，要“信其可信，阙其可疑”。

19 世纪中叶以后，西医大量传入中国，传教士的到来，西医书籍的翻译，西医学校、医院的建立，对留学生的吸收，迅猛地冲击了中国的传统医学。面临这一严峻局面，当时医界思想混乱，认为中医学一无是处，要全盘接受西医学内容的崇洋媚外的奴化思想有之；认为中医学已尽善尽美，无须向别人学习妄自菲薄的民族虚无主义思想亦有之。这些思想交织在一起，令人是非难辨，加剧了中医和西医间的对立。在这种情况下，唐容川、恽铁樵等代表性人士逐渐形成了中西医汇通的思想，采取变通的态度对待中医和西医，并采用当时所掌握的西医知识来阐述、论证中医的合理性，批驳消灭中医的论调，并且试图采西医之长，补中医之短，促使两种医学相互汇通，形成了中西汇通学派。其中汪昂、赵敏、王清任、唐宗海、张锡纯、张寿颐、恽树珏、陆彭年等不仅在汇通中西医方面进行了艰难的探索，而且在中医药理论的研究中多有独到之处，同时在中医临床实践中积累了丰富的经验。

唐容川撰著《中西汇通医经精义》，力主顺乎潮流，强调“西医亦有所长，中医岂无所短，不存疆域异同之见，但求折衷归于一是”，成为中医界明确提出“中西医汇通”口号的第一人；朱沛文著《中西脏腑图像合纂》，则以西医学解剖知识弥补中医对人体结构缺乏细致了解的不足，主张以临床验证为标准，“通其可通，存其可异”，不能强合；张锡纯强调以“衷中参西”为汇通原则，注重临证治疗思路，尤其是药物治疗及药理、药剂配制上中西医的汇通。

中西汇通思潮是伴随着西方医学的传入而在中医领域中兴起的，他们虽为历史条件所限，汇而未通，成就不大，但是其勇于接受新知识的思想值得赞许，同时也确为今日所倡中西医结合的先声。

中华人民共和国成立以来所贯彻和落实的“中西医结合”方针，造就了我国一支从事中西医结合研究与临床工作的学术队伍，通过多年来的努力，取得了一大批令世界瞩目的医学研究成果，在中医中药走出国门，被世界主流医学逐渐认识和接受的过程中起到了不可忽视的“桥梁”作用。从学术发展史的角度来看，我国医学界建立起来的中西医结合学科是承接“中西汇通”学派的后来者，是在新的社会发展阶段、新的历史时期探索中医学发展道路的新尝试，也是对中西医关系，乃至于东西方文化所做的比对性研究。

除此之外，中医学术界还存在着一些其他学派，如火神派、兴安学派、山林学派、岭南医学等，都是祖国医学重要的组成部分。

综上所述，由于历代医学家的不断产生，各个不同学术流派的形成，在学术上形成了百家争鸣的局面，也就促使中医学不断发展，在医药学术的领域内开辟了广阔的园地，取得了丰硕的劳动成果。它们不仅在我国整个医学史上写下了光辉的一页，在我国文化事业上留下了宝贵的遗产，而且也为世界医学的发展提供了丰富的学术内容。

由于我国的文化发展历史较为悠久，所以我国医药学术的发展，也具有较完整的传统特点，甚至到了近代，它仍然具有自己的体系。这说明这一理论体系是在经历了历史的反复检验，得到了不断的充实和提高后，逐步成长和完善起来的。这既是对祖国医学科学性的历史见证，也是各个学派、各个医家共同努力收获的丰硕成果。

第十章　中医文化名人

在中医漫长的发展历史中，群星璀璨，文化名人辈出。有些中医学者在历史上留下了深深的印迹，有的则跨越医学学科，做出了突出贡献，在多个领域形成了显著影响。

第一节　中医文化名人的特征

中医文化名人能够留声于世，不是偶然。在他们身上，我们会看到一些共同的特征。

一、大慈恻隐，医德高尚

中国历代名医均具备高尚的医德，他们将行医视为十分高尚的职业，而不仅是谋生的工具。“要会做事，先会做人”是中国的传统观念。医生的医术与医德密切相关。“天地之大德曰生”，天地生成化育万物的机能就是德行之所在。中医所依据的宇宙生化论的系统就是大易生生之德的体现。中国古人对医生所从事的行业十分重视，认为这是对生命这一最为重要的东西进行拯救，医生在拯救他人生命的同时，也成就了自己的德行。隋唐名医孙思邈是后世医德的典范，是我国医德思想的创始人。孙思邈把“医为仁术”的精神具体化，在所著的《千金要方·大医精诚》中写道：“凡大医治病，必当安神定志，无欲无求，先发大慈恻隐之心，誓愿普救含灵之苦。若有疾厄来求救者，不得问其贵贱贫富，长幼妍媸，怨亲善友，华夷愚智，普同一等，皆如至亲之想，亦不得瞻前顾后，自虑吉凶，护惜身命。见彼苦恼，若己有之，深心凄怆，勿避险巇、昼夜、寒暑、饥渴、疲劳，一心赴救，无作工夫形迹之心，如此可为苍生大医，反此则是含灵巨贼。”寥寥片语，已将孙思邈的高尚医德情操展示在人们面前。又如清朝名医徐大椿，他反对将行医作为不得已糊口饭的行当，而是将它视为神圣的职业。他志在救人，行医治病从来不计诊金和药资。有时治愈危重患者，患者奉送重金酬谢，也坚辞不受。徐大椿还痛揭骗财害人的奸医，说：“医之高下不齐，此不可勉强者也。然果能尽智竭谋，小心谨慎，犹不至于杀人。更加以诈伪万端，其害不可穷矣。”这便是说只要医德良好，那么医术差一点还是可以提高的；对于那些只知道骗人钱财的奸医，医术再好也成为杀人的工具。因此徐大椿提出行医要“正其心术”。这种高尚的品德使学医者深研医学而无止境，还能获得患者的充分信任，在与患者的密切接触中得到更多的观察机会和经验的积累，从而有利于医术水平的不断提高。

二、立足实践，开拓创新

中医学博大精深，册籍繁复，各家之说相异甚至相互矛盾。从医者如泥于古书，不求甚解，则误己误人。历代名医大都富有创新精神和实践能力。如金代名医刘完素，他“尊经而不泥古，崇圣而不盲从”，主张权变，反对墨守成规。他认为古人医法未备，后世医法日趋完善，“岂可废后世之法而从远古？譬犹上古结绳，今日可废书契而从结绳乎！”这种进化的医学观认为时代在前进，医术在发展，先贤虽然多有贡献，但也不乏过失，只有打破泥古的迷信，才能对医学的发展创新产生积极的影响。又如明朝伟大医学家李时珍对前代的本草著作进行一一考核，不时发现前人错误。为了完成《本草纲目》的编写，李时珍不得不进行实地考察，他脚穿草鞋，身背药篓，翻山越岭，访医采药；他不怕山高路远，不怕严寒酷暑，走遍了产药的名山。他整整用了二十七年的时间，终于编写成了一部世界著名的药物学专著——《本草纲目》。再如清代名医王清任写下《医林改错》，揭示经典医籍以及历代名医著作有关脏腑论述的错误，打破对古人的一味尊崇，表现出求真求实的科学精神。他反复强调实践的重要性，“医家立言著书，心存济世者，乃良善之心也。必须亲治其症，屡验方法，万无一失，方可传与后人”。任何事物的发展需要建立在已有事物的基础之上，同时新事物要有所成，在脱胎于旧事物之时，也要有其新的东西。医术发展也是如此，一方面不能自我作师，不经检验而妄加臆测；另一方面，不可一味信古，以为古人书上写的都是不可动摇的。历代名医正是在实践的基础上，辩证地看待继承与发展的问题，将两者看作矛盾统一的整体。这些医家不迷信权威，实事求是的态度使他们能够较好地把握问题的关键，从而继承并发扬古代的医学，自己也成了一代医学宗师。

三、博览群书，学识渊博

历代中医名家的成功，均有全面深厚的文化底蕴的培养作为基础。他们熟习儒家，乃至道家、佛家，深悟天人之学，打下扎实的文化基础。中医学不仅是一门专业学问，它还涉及中国文化的方方面面。如晋代葛洪，是著名的儒生、道士和医家，一身而三任，熔宗教、科学于一炉，在我国思想史、宗教史、哲学史、医学史上占有重要的一页。他幼年经常“农隙之暇，无所读，乃负岌徒步行借，夜辄抄写诵习。贫无纸笔，则伐薪而售以贸之……年十六，始读《孝经》《诗经》《周易》《论语》等儒典。遂以儒学知名于士林”，但他对非儒众书“无不暗诵精持，自正经、诸史、百家之言，下至短杂文章，曾所披涉近万卷，竟不成纯儒”。又如金代名医李杲“幼年即业儒术，曾受《春秋》于冯内翰书献，学《论语》《孟子》《尚书》于王内翰从之……习医期间，苦读深究，朝思夕惟。《本草》《难》《素》诸经及各家方书，莫不备览”。个人综合素质的全面提高，是中国历代名医成功的必由之路。

第二节　中医历史上的文化名人选介

中医历史上的文化名人众多，无法一一呈现，现选择数位有代表性的做简单介绍。

一、岐伯

岐伯是我国远古时代最著名的医生。一般认为，岐伯家居岐山（今陕西省岐山）一带。岐伯从小善于思考，有远大志向，喜欢观察日月星辰、风土寒暑、山川草木等自然界的事物和现象。岐伯还懂音乐，会做乐器，测量日影，多才多艺，才智过人。后见许多百姓死于疾病，便立志学医，四处寻访良师益友，精于医术脉理，遂成为名震一时的医生。黄帝为疗救民疾，尊他为老师，一起研讨医学问题。《黄帝内经》多数内容即以他与黄帝答问的体裁写成。所以，记载岐伯最早的文献是《黄帝内经》。

岐伯又被尊称为“岐天师”，意为懂得修养天真的先知先觉者。张志聪《黄帝内经素问集注》卷一：“天师，尊称岐伯也。天者，谓能修其天真。师乃先知先觉者也，言道者上帝之所贵，师所以传道而设教，故称伯曰天师。”

据史书记载，目前所知托名岐伯的著作约有8种：《汉书·艺文志》载《黄帝岐伯按摩》十卷；《隋书·经籍志》载《岐伯经》十卷；《新唐书·艺文志》载《岐伯灸经》一卷；《宋史·艺文志》载《岐伯针经》一卷；《通志·艺文略》载《黄帝岐伯针论》二卷；《通志·艺文略》载《岐伯精藏论》一卷；《崇文总目》载《黄帝岐伯论针灸要诀》一卷；《竹堂书目》载《岐伯五藏论》。以上诸书皆已佚，仅存书目，因此只能从书名知其与岐伯有关，内容主要是针灸、按摩、藏象等，而不能确定为岐伯所著，因为古代“世俗人多尊古而贱今，故为道者，必托之于神农、黄帝而后能入说”。

岐黄为岐伯与黄帝二人的合称，相传二人为医家之祖。中医学奠基之作《黄帝内经》的主要内容以黄帝、岐伯问答的体裁写成，因而后世即以“岐黄”代称《黄帝内经》。并由此引申而专指正统中医、中医学，更多的则是作为中医、中医学的代称。同时，由“岐黄”组合的新词，也各有自己相应的意义。如“岐黄之术”“岐黄之道”指中医学术或医术、中医理论；“岐黄家”指中医生、中医学家；“岐黄书”指中医书；“岐黄业”指中医行业等等。有关岐伯与岐黄的研究发现，其中充满了浓郁的中国传统文化气息，由此说明中医药学与其母体文化的密切关系。

二、扁鹊

扁鹊（公元前407—前310），姓秦，名缓，字越人，尊称扁鹊，是战国时著名医学家。

扁鹊在青年时曾替贵族管理客馆，结识名医长桑君，得其真传，擅长各科，开始行医生涯。他天资聪颖，善于汲取来自前代医师和民间的经验，掌握多种治疗方法，医术达到炉火纯青的地步，随后巡诊列国。因其医术高明，被当时百姓尊称为神医，并借用上古神话中黄帝时期的神医“扁鹊”的名号来称呼他。

扁鹊名声传扬天下。他到邯郸时，闻知当地人尊重妇女，就做治妇女病的医生；到洛阳时，闻知周人敬爱老人，就做专治耳聋、眼花、四肢痹痛的医生；到了咸阳，闻知秦人喜爱孩子，就做治小孩疾病的医生；他随着各地的习俗来变化自己的医治范围，“随俗为变”，成长为医、药、技全面发展的“全科医生”。

公元前357年扁鹊路过齐国。蔡桓侯接见他时，他望了桓侯的皮肤颜色后，对他说：“君有疾在腠理，不治将深。”桓侯答道：“寡人无疾。”他离开后，桓侯就对左右的人说：“医之好利，欲以不疾为功。”过了五天，他见到桓侯又说：“君有疾在血脉，不治恐深。”桓侯仍答道：“寡人无疾。”他辞出后，桓侯很不高兴。过了几天，再次见到桓侯时，他又郑重地说：“君有疾在肠胃间，不治将深。”桓侯很不愉快，没有理睬。又过几天，扁鹊复见桓侯。看见桓侯的脸色，吃惊地溜走了。桓侯便派人追问原因，他说：“疾之居腠理也，汤熨之所及也；在血脉，针石之所及也；在肠胃，酒醪之所及也；其在骨髓，虽司命无奈之何，今在骨髓，臣是以无请也。”不久，桓侯病发，派人去请他治疗，可是他已取道魏国，跑到秦国去了。桓侯终因病深，医治无效而死。

一次扁鹊到了虢国，听说虢国太子暴亡不足半日，还没有装殓。于是，他赶到宫门告诉中庶子，称自己能够让太子复活。中庶子认为是无稽之谈。扁鹊说：“如果不相信我的话，可试着诊视太子，应该能够听到他耳鸣，看见他的鼻子肿了，并且大腿及至阴部还有温热之感。”中庶子闻言赶快入宫禀报，虢君大惊，亲自出来迎接扁鹊。扁鹊说：“太子所得的病，是所谓‘尸厥’。人接受天地之间的阴阳二气，阳主上主表，阴主下主里，阴阳和合，身体健康；现在太子阴阳二气失调，内外不通，上下不通，导致太子气脉纷乱，面色全无，失去知觉，形静如死，其实并没有死。”扁鹊命弟子协助用针砭急救，刺太子三阳五会诸穴。太子果然醒来。扁鹊又将方剂加减，使太子坐了起来。又用汤剂调理阴阳，二十多天后，太子的病就痊愈了。

秦武王与武士们举行举鼎比赛，伤了腰部，疼痛难忍，吃了太医李醯的药，不见好转。有人将神医扁鹊已来到秦国的事告诉武王，武王便传令扁鹊入宫。扁鹊用力在武王腰间推拿几下，又让武王自己活动几下，武王立刻感觉好了许多。接着扁鹊又给武王服了一剂汤药，其病状完全消失。武王大喜，想封扁鹊为太医令。李醯知道后，担心扁鹊日后超过他，便在武王面前极力阻挠，称扁鹊不过是“草莽游医”，武王半信半疑，但没有打消重用扁鹊的念头。李醯决定除掉扁鹊这个心腹之患，派了两个刺客，想刺杀扁鹊，却被扁鹊的弟子发觉，暂时躲过一劫。扁鹊只得离开秦国，他们沿着骊山北面的小路走，李醯派杀手扮成猎户的样子，半路上劫杀了扁鹊。

扁鹊在诊视疾病的过程中，已经应用中医全面的诊断技术，即后来的中医四诊法，当时扁鹊称它们为望色、听声、写影和切脉。他精于望色，通过望色判断病证及其病程演变和预后。扁鹊精于内、外、妇、儿、五官等科，已经应用砭刺、针灸、按摩、汤液、热熨等多种方法综合治疗疾病。扁鹊的切脉诊断法具有很高的水平，《史记》称赞扁鹊是最早将脉诊应用于临床的医生，并且提出了相应的脉诊理论。扁鹊十分重视疾病的预防，从蔡桓侯这个案例来看，他多次劝说及早治疗的行为中，就寓有防病于未然的思想。他认为对疾病需要预先采取措施，把疾病消灭在萌芽里，这样可以达到事半功倍的效果。

《汉书·艺文志》载《扁鹊内经》《扁鹊外经》，均佚。尽管如此，扁鹊奠定了祖国传统医学诊断法的基础。司马迁赞曰：“扁鹊言医，为方者宗。守数精明，后世修序，弗能易也。”扁鹊用一生的时间，认真总结前人和民间的经验，结合自己的医疗实践，在诊断、病理、治法上对中医作出了卓越的贡献。扁鹊的医学经验，在我国医学史上占有承前启后的重要地位，对我国医学发展产生了重大影响。

三、张仲景

张仲景，名机，字仲景，东汉南阳人，大约生于150—154年、卒于215—219年，是东汉末年著名医学家，被后人尊称为“医圣”。张仲景写出传世巨著《伤寒杂病论》，他所确立的辨证论治原则，是中医临床的基本原则，是中医的灵魂所在。《伤寒杂病论》创造了很多剂型，记载了大量有效的方剂。其所提出的六经辨证的治疗体系，受到历代医学家的推崇。《伤寒杂病论》是中国第一部从理论到实践、确立辨证论治法则的医学专著，是中国医学史上影响最大的著作之一，是后世学者研习中医必备的经典著作。

张仲景出生在一个没落的官僚家庭，其父亲张宗汉是个读书人，在朝廷做官。由于家庭的特殊条件，使他从小有机会接触到许多典籍。他笃实好学，博览群书，从史书上看到扁鹊望诊蔡桓侯的故事，对扁鹊高超的医术非常钦佩，“余每览越人入虢之诊，望齐侯之色，未尝不慨然叹其才秀也”。当时的社会处于动乱，人心涣散，朝政不安。农民起义此起彼伏，黎民百姓饱受战乱之灾，加上疫病流行，很多人死于非命，“生灵涂炭，横尸遍野”，惨不忍睹。府衙自顾不暇，为争权夺势，发动战争。张仲景从小厌恶官场，轻视仕途，怜悯百姓，萌发了学医救民的愿望。汉桓帝延熹四年（161），10岁左右的张仲景就拜同郡医生张伯祖为师，学习医术。

张伯祖是一位有名的医家，性格沉稳，生活简朴，对医学刻苦钻研。每次给病人看病、开方，都十分细心，深思熟虑。经他治疗过的病人，十有八九都能痊愈，因此他很受百姓尊重。张仲景学医非常用心，无论外出诊病、抄方抓药，还是上山采药、回家炮制，从不怕苦怕累。张伯祖非常喜欢这个学生，把毕生行医积累的丰富经验，毫无保留地传给他。张仲景进步很大，很快成了一个有名气的医生，以至“青出于蓝而胜于蓝”，超过他的老师。当时的人称赞他“其识用精微过其师”。

汉代从汉武帝开始实行举“孝廉”“良才”的选官制度。“举孝廉”是汉代发现和培养官吏预备人选的一种方法，它规定每二十万户中每年要推举孝廉一人，由朝廷任命官职。被举之学子，除博学多才外，更须孝顺父母，行为清廉，故称为孝廉。在汉代，“孝廉”已作为选拔官员的一项科目，没有“孝廉”品德者不能为官。东汉末期多举世家子弟，仲景承袭家门，在灵帝时（168—189）被州郡举为孝廉，进入官场。在建安年间（196—219）被朝廷指派为长沙太守。

尽管为官，张仲景仍用自己的医术，为百姓解除病痛。在封建时代，做官的不能随便进入民宅，接近百姓。可是不接触百姓，就不能为他们治疗，自己的医术也就不能长进。于是张仲景择定每月初一和十五两天，大开衙门，不问政事，让有病的百姓进来，他端端正正地坐在大堂上，挨个仔细地为百姓诊治。

他让衙役贴出安民告示，告诉老百姓这一消息。他的举动在当地产生了强烈的震动，老百姓无不拍手称快，对张仲景更加拥戴。时间久了便形成了惯例，每逢农历初一和十五的日子，他的衙门前便聚集了来自各方求医看病的百姓，甚至有些人带着行李远道而来。后来人们就把坐在药铺里给人看病的医生，通称为“坐堂医生”，用来纪念张仲景。

张仲景看到百姓对他非常信任，在医术上更加精益求精，不断探索。他大量采集民间验方，进行认真研究。有时甚至不畏路途遥远，拜师取经。有一次他听说襄阳城里同济堂有个绰号“王神仙”的名医，对治疗痈背疮很有经验。他立即带着行李，长途跋涉几百里，去拜“王神仙”为师。对“王神仙”在药性、医道各方面的独到之处都用心学习研究，获益很大。同时，张仲景广泛搜集古今治病的有效方药，甚至对民间验方也尽力搜集。他对民间喜用的针刺、灸烙、温熨、药摩、坐药、洗浴、润导、浸足、灌耳、吹耳、舌下含药、人工呼吸等多种具体治法都一一加以研究，广积资料。

张仲景仔细研读过《素问》《灵枢》《难经》《阴阳大论》《胎胪药录》等古代医书。其中《素问》对他的影响最大。《素问》说："夫热病者，皆伤寒之类也。"又说"人之伤于寒也，则为病热"。张仲景根据自己的实践发展了这个理论。他认为伤寒是一切热病的总名称，也就是一切因为外感而引起的疾病，都可以叫作"伤寒"。他还对前人留下来的辨证论治的治病原则，认真地加以研究，提出了"六经论伤寒"的新见解。

东汉末年，战乱频繁，不断的战争导致瘟疫流行。建安年间，瘟疫大流行，前后达5次之多，使很多人丧生，一些市镇变成了空城，其中尤以死于伤寒病的人最多。如张仲景的家族，原来有200多人，自汉献帝建安元年（196）以来，在不到10年的时间里，就死了三分之二，其中有十分之七死于伤寒病。一些庸医趁火打劫，不给病人认真诊脉，"按寸不及尺，握手不及足"，和病人相对片刻，便开方抓药，只知道赚昧心钱。更多的人，虽师承名医，却不思进取，因循守旧，不精心研究医方、医术，以解救百姓的病痛，而是竞相追逐权势荣耀，忘记了自己的本分。张仲景对这些人非常气愤，痛加斥责，他决心要控制瘟疫的流行，根治伤寒病。从此他"勤求古训，博采众方"，刻苦研读《素问》《灵枢》《八十一难》《阴阳大论》《胎胪药录》等古代医书，继承《黄帝内经》等古典医籍的基本理论，广泛借鉴其他医家的治疗方法，结合个人临床诊断经验，研究治疗伤寒杂病的方法，并于建安十年（205）开始着手撰写《伤寒杂病论》。

经过几十年的奋斗，张仲景收集了大量资料，结合他个人在临床实践中的经验，写出了《伤寒杂病论》十六卷（又名《伤寒卒病论》）。这部著作在建安十年左右写成，而后"大行于世"。晋代名医王叔和对其加以整理，到了宋代，渐分为《伤寒论》和《金匮要略》二书。

《伤寒杂病论》是集秦汉以来医药理论之大成，并广泛应用于医疗实践的专书，是我国医学史上影响最大的古典医著之一，也是我国第一部临床治疗学方面的巨著。《伤寒杂病论》的贡献，首先在于确立并发展了中医辨证论治的基本法则。

张仲景把疾病发生、发展过程中所出现的各种症状，根据病邪入侵经络、脏腑的深浅程度，患者体质的强弱，正气的盛衰，以及病势的进退缓急和有无宿疾（其他旧病）等情况，加以综合分析，寻找发病的规律，以便确定不同情况下的治疗原则。他创造性地把外感热性病的所有症状，归纳为六个证候群（即六个层次）和八个辨证纲领，以六经（太阳、少阳、阳明、太阴、少阴、厥阴）来分析归纳疾病在发展过程中的演变和转归，以八纲（阴阳、表里、寒热、虚实）来辨别疾病的属性、病位、邪正消长和病态表现。由于确立了分析病情、认识证候及临床治疗的法度，因此辨证论治不仅为诊疗一切外感热病提出了纲领性的法则，同时也给中医临床各科找出了诊疗的规律，成为指导后世医家临床实践的基本准绳。

《伤寒杂病论》的体例是以六经统病证，周详而实用。除介绍各经病证的典型特点外，还叙及一些非典型的症情。例如发热、恶寒、头项强痛，脉浮，属表证，为太阳病。但同是太阳病，又分有汗无汗、脉缓脉急之别。其中有汗、脉浮缓者属太阳病中风的桂枝汤证；无汗、脉浮紧者，属太阳病伤寒的麻黄汤证；无汗、脉紧而增烦躁者，又属大青龙汤证。这样精细的辨证及选方用药法则，使医家可执简驭繁，面对各类复杂的证候都能稳操胜券。除了辨证论治的原则之外，张仲景还提出了辨证的灵活性，以应付一些较为特殊的情况。如“舍脉从证”和“舍证从脉”的诊断方法。即辨证必须有望、闻、问、切四诊合参的前提，如果出现脉、证不符的情况，就应该根据病情实际，认真分析，摒除假象或次要矛盾，以抓住证情本质，或舍脉从证，或舍证从脉。阳证见阴脉、表证见沉脉、证实脉虚，其实质都是证有余而脉不足，即当舍证从脉而救里；阴证见阳脉，提示病邪有向表趋势；里证见浮脉，多提示表证未尽解。证虚脉实，则宜舍脉从证。脉、证取舍的要点是从“虚”字着眼，即证实脉虚从脉，证虚脉实从证。这无疑为医者理清临床上乱麻一般的复杂症情，提供了可供遵循的纲要性条例。

对于治则和方药，《伤寒杂病论》的贡献也十分突出。书中提出的治则以整体观念为指导，调整阴阳，扶正祛邪，还录有汗、吐、下、和、温、清、消、补诸法，并在此基础上创立了一系列卓有成效的方剂。据统计，《伤寒论》载方113个，《金匮要略》载方262个，除去重复，两书实收方剂269个。这些方剂均有严密而精妙的配伍，例如桂枝与芍药配伍，若用量相同（各三两），即为桂枝汤；若加桂枝三两，则可治奔豚气上冲；若倍芍药，即成治疗腹中急痛的小建中汤；若桂枝汤加附子、葛根、人参、大黄、茯苓等还可衍化出几十个方剂。其变化之妙，疗效之佳，令人叹服。该书对于后世方剂学的发展，诸如药物配伍及加减变化的原则等都有着极其深远的影响，而且一直为后世医家所遵循。其中许多著名方剂在现代卫生保健中仍然发挥着巨大作用，例如：治疗乙型脑炎的白虎汤，治疗肺炎的麻杏石甘草汤，治疗急、慢性阑尾炎的大黄牡丹汤，治疗胆道蛔虫的乌梅丸，治疗痢疾的白头翁汤，治疗急性黄疸型肝炎的茵陈蒿汤，治疗心律不齐的炙甘草汤，治疗冠心病心绞痛的瓜蒌薤白白酒汤等，都是临床中常用的良方。另在剂型上此书也勇于创新，其种类之多，已大大超过了汉代以前的各种方书，有汤剂、丸剂、散剂、膏剂、酒剂、洗剂、浴剂、熏剂、滴耳剂、灌鼻剂、吹鼻剂、灌肠剂、阴道栓剂、肛门栓剂等。此外，对各种剂型的制法记载甚详，对汤剂的煎法、服法也交代颇细。所以后世称张仲景的《伤寒杂病论》为“方书之祖”，称该书所列方剂为“经方”。

《伤寒杂病论》对针刺、灸烙、温熨、药摩、吹耳等治疗方法也有许多阐述。另对许多急救方法也有收集，如对自缢、食物中毒等的救治就颇有特色。其中对自缢的解救，近似现代的人工呼吸法。这些都是祖国医学中的宝贵资料。

《伤寒杂病论》奠定了张仲景在中医史上的重要地位，并且随着时间的推移，这部专著的科学价值越来越显露出来，成为后世从医者人人必读的重要医籍。张仲景也因对医学的杰出贡献被后人称为“医圣”。清代医家张志聪说过：“不明四书者不可以为儒，不明本论（《伤寒杂病论》）者不可以为医。”该书后来流传海外，亦颇受国外医学界推崇，成为研读的重要典籍。据不完全统计，由晋代至今，整理、注释、研究《伤寒杂病论》的中外学者逾千家。邻国日本自康平年间（相当于我国宋朝）以来，研究《伤寒杂病论》的学者也有近二百家。此外，朝鲜、越南、印度尼西亚、新加坡、蒙古等国的医学发展也都不同程度地受到其影响及推动。对《伤寒论》和《金匮要略》的学习仍是目前我国中医院校开设的主要基础课程之一。

四、华佗

华佗（145—208），字元化，沛国谯（今安徽省亳州市）人，。三国著名医学家。少时曾在外游学，钻研医术而不求仕途，行医足迹遍及安徽、山东、河南、江苏等地。华佗一生行医各地，声誉颇著，在医学上有多方面的成就。他精通内、外、妇、儿、针灸各科，对外科尤为擅长。后因不服曹操征召被杀，所著医书已佚。

在华佗多年的医疗实践中，非常善于区分不同病情和脏腑病位，对症施治。一日，有军吏二人，俱身热头痛，症状相同，但华佗的处方，却大不一样，一用发汗药，一用泻下药，二人颇感奇怪，但服药后均告痊愈。原来华佗诊视后，已知一为表证，用发汗法可解；一为里热证，非泻下难以为治。

华佗曾经替广陵太守陈登治病，当时陈登面色赤红、心情烦躁，有下属说华佗在这个地方，他就命人去请华佗，为他诊治，华佗先请他准备了十几个脸盆，然后为他诊治，在治疗中陈登吐出了几十盆红头的虫子，华佗又为他开了药，说陈登是吃鱼得的这个病，告诉他这个病三年后还会复发，到时候再向他要这种药，这个病就可以根治了，并且临走时告诉了陈登自家的地址。那年陈登 36 岁，结果陈登果然三年后旧病复发，并派人依照地址寻找，可是华佗的药童告诉陈登的使者说华佗上山采药还没回来，也不知道他什么时候能回来，未能得到及时治疗的陈登遗憾病逝。

华佗善于应用心理疗法治病，有一郡守得了重病，华佗去看他。郡守让华佗为他诊治，华佗对郡守的儿子说：“你父亲的病和一般的病不同，有淤血在他的腹中，应激怒他让他把淤血吐出来，这样就能治好他的病，不然就没命了。你能把你父亲平时所做过的错事都告诉我吗？我传信斥责他。”郡守的儿子说：“如果能治好父亲的病，有什么不能说的。”于是，他把父亲长期以来所做不合常理的事情，全都告诉了华佗。华佗写了一封痛斥郡守的信留下，郡守看信后，大怒，派捕吏捉拿华佗，没捉到，郡守盛怒之下，吐出一升多黑血，他的病就好了。

经过数十年的医疗实践，华佗熟练地掌握了养生、方药、针灸和手术等治疗手段，精通内、外、妇、儿各科，临证施治，诊断精确，方法简捷，疗效神速，被誉为“神医”。

华佗也是中国古代医疗体育的创始人之一。他不仅善于治病，还特别提倡养生之道。他曾对弟子吴普说：“人体欲得劳动，但不当使极耳，动摇则俗气得消，血脉流通，病不得生，户枢不朽也。”华佗继承和发展了前人“圣人不治已病，治未病”的预防理论，为年老体弱者编排了一套模仿猿、鹿、熊、虎、鸟五种禽兽姿态的健身操——“五禽戏”。五禽戏是一套使全身肌肉和关节都能得到舒展的医疗体操。五禽戏的动作模仿虎的扑动前肢、鹿的伸转头颈、熊的伏倒站起、猿的脚尖纵跳、鸟的展翅飞翔等。相传华佗在许昌时，天天指导许多瘦弱的人在旷地上做这个体操。说：大家可以经常运动，用以除疾，兼利蹄足，以当导引。体有不快，起作一禽之戏，怡而汗出，因以着粉，身体轻便而欲食。

华佗是中国历史上第一位创造手术外科的专家，也是世界上第一位发明麻醉剂“麻沸散”及发明用针灸医病的先驱者。“麻沸散”为外科医学的开拓和发展开创了新的研究领域。他的发明比美国牙科医生莫顿于1846年成功发明的乙醚麻醉要早1 600多年。他所使用的“麻沸散”是世界上最早的麻醉剂。华佗采用酒服“麻沸散”施行腹部手术，开创了全身麻醉手术的先例。这种全身麻醉手术，在中国医学史上是空前的，在世界医学史上也是罕见的创举。

华佗在当时已能做肿瘤摘除和胃肠缝合一类的外科手术。他的外科手术能力得到了历代的推崇。明代陈嘉谟的《本草蒙筌》引用《历代名医图赞》中的诗句概括道：“魏有华佗，设立疮科，剔骨疗疾，神效良多。”可见，后世尊华佗为“外科鼻祖”并非虚言。

华佗生活的时代，是在东汉末年三国初期。那时，军阀混乱，水旱成灾，疫病流行，人民处于水深火热之中。当时一位著名诗人王粲在其《七哀诗》里写了这样两句：“出门无所见，白骨蔽平原。”目睹这种情况，华佗非常痛恨作恶多端的封建豪强，十分同情受压迫和剥削的劳动人民。为此，他不愿做官，宁愿手持着金箍铃，到处奔波，甘于为人民摆脱疾苦。

华佗看病不受症状表象所惑，他用药精简，深谙身心交互为用的道理。华佗并不滥用药物，且重视预防保健，“治人于未病”，观察自然生态，教人调息生命和谐。但对于病入膏肓的患者，则不加针药，坦然相告。

华佗不求名利，不慕富贵，使他得以集中精力于医药的研究上。《后汉书·华佗传》说他“兼通数经，晓养性之术”，尤其“精于方药”。人们称他为“神医”。他曾把自己丰富的医疗经验整理成一部医学著作，名曰《青囊经》，可惜没能流传下来。但不能就此说，他的医学经验就完全湮没了。因为他培养了许多有作为的学生，如以针灸出名的樊阿，著有《吴普本草》的吴普，著有《本草经》的李当之，把他的经验部分地继承了下来。至于现存的华佗《中藏经》，则是宋人的作品，是假借他的名字出版的。但其中也可能包括一部分当时尚残存的华佗著作的内容。

华佗批判地继承了前人的学术成果，在总结前人经验的基础上，创立了新的学说。中国的医学到了春秋时代已经有辉煌的成就，而扁鹊对于生理病理的阐发可谓集其大成。华佗的学问有可能从扁鹊的学说发展而来。同时，华佗对同时代的张仲景的学说也有深入的研究。他读到张仲景著的《伤寒杂后论》第十卷时，高兴地说："此真活人书也"，可见张仲景学说对华佗的影响很大。华佗循着前人开辟的途径，脚踏实地开创新的天地，例如当时他就发现了体外挤压心脏法和口对口人工呼吸法。在他的所有发现中最突出的，应数麻醉术"酒服麻沸散"的发明和体育疗法"五禽戏"的创造。

在华佗之前就曾有人利用某些具有麻醉性能的药品作为麻醉剂，不过，他们或用于战争，或用于暗杀，没有真正用于动手术治病的。华佗总结了这方面的经验，又观察了人醉酒时的沉睡状态，发明了使用酒服麻沸散的麻醉术，正式用于医学，从而大大提高了外科手术的技术和疗效，并扩大了手术治疗的范围。

《三国志》评曰："华佗之医诊，杜夔之声乐，朱建平之相术，周宣之相梦，管辂之术筮，诚皆玄妙之殊巧，非常之绝技矣。昔史迁著扁鹊、仓公、日者之传，所以广异闻而表奇事也。故存录云尔。"《后汉书》记载荀彧时曾说："佗方术实工，人命所悬，宜加全宥。"

华佗是中国医学史上为数不多的杰出的外科医生之一，他善用麻醉、针、灸等方法，并且擅长开胸破腹的外科手术。外科手术并非建立在"尊儒"的文化基础上的中医学的主流治法，在儒家"身体发肤，受之父母"的主张之下，外科手术在中医学当中并没有大规模地发展起来。有些医史学家考证出，华佗所用的治疗方法在印度医学中有所记载，他使用的麻沸散中的主要药物"曼陀罗花"也是印度所产，因此学界推测华佗一生游历于中原各地，他很有可能有机会认识了来自印度的这种植物，并探索了它的特殊作用，从而创造性地将其应用于疾病的治疗。

中医外科远在汉代，就曾经达到过相当高的水平，但随着时间的推移和中医学在理论和实践方法上的不断进步，大部分的疾病都可以通过针灸、药物等治疗方法达到治愈的效果，而这些痛苦大、损伤重、伤经断络的外科方法就渐渐被更加"文明"和"简便"的内治法取代了。在这种条件下，中医学同样得到了长足的发展，许多其他医学不得不承认它卓越的科学性及其理论的精妙深远。

五、皇甫谧

皇甫谧（215—282），幼名静，字士安，自号玄晏先生。安定郡朝那县（今甘肃省灵台县）人，后徙居新安（今河南省新安县）。三国西晋时期学者、医学家、史学家，东汉名将皇甫嵩曾孙。他一生以著述为业，后得风痹疾，犹手不释卷。晋武帝时累征不就，自表借书，武帝赐书一车。其著作《针灸甲乙经》是中国第一部针灸学的专著。除此之外，他还编撰了《历代帝王世纪》《高士传》《逸士传》《列女传》《元晏先生集》等书，在医学史和文学史上都负有盛名，在针灸学史上占据了很高的学术地位，并被誉为“针灸鼻祖”。挚虞、张轨等都为其门生。

皇甫谧出身于东汉名门世族，后来，皇甫氏族渐趋没落，但仍不乏在朝中做官之人，皇甫谧的祖父皇甫叔献，当过霸陵令，父亲皇甫叔侯，仅举孝廉。皇甫谧出生后丧生母，家道更加衰落，被过继给叔父，十五岁时随叔父迁居新安，在战乱中度过了他的童年和少年。他自幼贪玩不习上进，跟村童编荆为盾，执杖为矛，分阵相刺，嬉游习兵。年二十，仍游荡无度，犹不好学，人以为痴。一次，皇甫谧将所得瓜果进献叔母任氏，任氏说：“《孝经》云‘三牲之养，犹为不孝’。汝今年余二十，目不存教，心不入道，何以慰我?”然后她叹气道：“昔孟母三徙成仁，曾父烹豕从教。岂我居不卜邻，教有所阙，何尔鲁纯之甚也！修身笃学，自汝得之，与我何有。”（《晋书·皇甫谧传》）说完后便流下眼泪，皇甫谧感觉很伤心，于是拜乡人席坦为老师。

皇甫谧从此改弦易辙，矢志发奋读书；二十六岁时，以汉前纪年残缺，遂博案经传，旁采百家，著《帝王世纪》《年历》等；四十岁时，叔父有子既冠，丧所生后母，遂还故乡；四十二岁前后得风痹症，悉心攻读医学，开始撰集《针灸甲乙经》；四十六岁时已为声名鹊起的著名学者，魏相司马昭下诏征聘他做官，不仕，著《释劝论》，仍耽玩典籍，忘其寝食，时人谓之书淫；五十一岁时晋武帝续诏不仕，相传曾到陕西陇县龙门洞、平凉崆峒山避诏；五十三岁时，武帝频下诏敦逼，上疏自称草莽臣，乃不仕；五十四岁时，又举贤良方正，不起，自表就帝借书，武帝送书一车；六十一岁时，帝又诏封为太子中庶、议郎、著作郎等，皆不应，著惊世骇俗的《笃终论》；六十八岁时，《针灸甲乙经》刊发经世，皇甫谧在张鳌坡去世，其子童灵、方回，尊父笃终遗训，择不毛之地，将其俭礼薄葬于塬边，世人称此地为“皇甫冢子”。

皇甫谧把古代著名的《素问》《灵枢》《明堂孔穴针灸治要》纂集起来，加以综合比较，“删其浮辞，除其重复，论其精要”，并结合自己的临证经验，写出一部为后世针灸学树立规范的巨著——《黄帝针灸甲乙经》，也称《针灸甲乙经》，简称《甲乙经》。

《针灸甲乙经》在总结、吸收《素问》《针经》《明堂纪穴针灸治要》等许多古典医学著作精华的基础上，对针灸穴位进行了科学的归类整理，在医学领域矗起丰碑。该书共十二卷，收录穴名349个，比《黄帝内经》多出189个。明确了穴位的归经和部位，统一了穴位名称，区分了正名与别名。介绍了内科、外科、妇科、儿科、五官科等上百种病症及针灸治疗经验，并对五脏与五官关系、脏腑与体表器官关系、津液运行、病有标本、虚实补泻、天人相应、脏腑阴阳配合、望色察病，精神状态、音乐对内脏器官的影响等问题都作了探讨和理论上的阐述，奠定了针灸学科的理论基础，对针灸学以至整个医学事业的发展做出了不可磨灭的贡献。

《针灸甲乙经》是我国现存最早的一部理论联系实际、价值重大的针灸学专著，被人们称作“中医针灸学之祖”，一向被列为学医必读的古典医书之一。唐代医家王焘评它是“医人之秘宝，后之学者，宜遵用之”。此书问世后，唐代医署就开始设立针灸科，并把它作为医生必修的教材。晋以后的许多针灸学专著，大都是在参考此书的基础上加以发挥而写出的。直到如今，我国的针灸疗法，虽然在穴名上略有变动，但在原则上均本于它。一千六百多年来，它为针灸医生提供了临床治疗的具体指导和理论根据。此书也传到国外，受到各国，特别是日本和朝鲜的重视。701年，在日本法令《大宝律令》中明确规定将《针灸甲乙经》列为必读的参考书之一。可见，皇甫谧的《针灸甲乙经》影响之深远。

六、孙思邈

孙思邈（581—682），京兆华原（今陕西省铜川市耀州区）人，唐代医药学家，被后人称为“药王”。

孙思邈幼年体弱多病，但聪明过人，勤奋好学，通百家之说，崇尚老庄学说，兼通佛典。十八岁立志学医，二十岁即为乡邻治病。他对古典医学有深刻的研究，对民间验方十分重视，一生致力于医学临床研究，精通内、外、妇、儿、五官、针灸各科，倡导医德思想，并致力于药物研究，曾上过峨眉山、终南山，到过江州，隐居过太白山等地，边行医，边采集中药，他是继张仲景之后中国第一个全面系统研究中医药的先驱者，为中医发展做出了不可磨灭的贡献。

孙思邈医德高尚。他认为医生须以解除病人痛苦为唯一职责，对病人应当一视同仁；他身体力行，一心赴救，不慕名利，用毕生精力实现了自己的医德思想，是我国医德思想的创始人。孙思邈把“医为仁术”的精神具体化，在所著的《千金要方·大医精诚》一书中写道：“凡大医治病，必当安神定志，无欲无求，先发大慈恻隐之心，誓愿普救含灵之苦。若有疾厄来求救者，不得问其贵贱贫富，长幼妍媸，怨亲善友，华夷愚智，普同一等，皆如至亲之想，亦不得瞻前顾后，自虑吉凶，护惜身命。见彼苦恼，若已有之，深心凄怆。勿避险巇、昼夜、寒暑、饥渴、疲劳，一心赴救，无作工夫形迹之心，如此可为苍生大医，反此则是含灵巨贼。”寥寥片语，已将孙思邈的高尚医德情操展示在人们面前。孙思邈一生淡泊名利，多次推却做官召请。隋文帝曾征召他为国子博士，唐太宗欲授其爵位，唐高宗欲拜其为谏议大夫，他都固辞不受，一心致力于医学。

在临床实践中，孙思邈总结出许多宝贵的经验，如“阿是穴”和“以痛为腧”的取穴法；用动物的肝脏治疗夜盲症；用羊的甲状腺治疗地方性甲状腺肿；用牛乳、豆类、谷皮等防治脚气病；孕妇要保持清洁安静与心情舒畅，临产时不要紧张；婴儿喂奶要定时定量，平时要多见风日，衣服不可穿得过多……这些主张，在今天看来，仍然有其现实意义。

孙思邈崇尚养生，并身体力行，正由于他通晓养生之术，才能年过百岁而视听不衰；他将儒家、道家以及古印度佛家的养生思想与中医学的养生理论相结合，提出许多切实可行的养生方法，如心态要保持平衡，不要一味追求名利；饮食应有所节制，不要过于暴饮暴食；气血应注意流通，不要懒惰呆滞不动；生活要起居有常，不要违反自然规律等。这些养生方法，时至今日还在指导着人们的日常生活。

孙思邈一生勤于著书，晚年隐居于京兆华原五台山专心立著，直至白首之年，未尝释卷。其中以《千金要方》《千金翼方》影响最大，合称为《千金方》。孙氏认为“人命至重，有贵千金，一方济之，德逾于此”，故将自己的两部著作均冠以“千金”二字。《千金要方》载方 5 000 多副，书中内容既有诊法、证候等医学理论，又有内、外、妇、儿等临床各科；既涉及解毒、急救、养生、食疗，又涉及针灸、按摩、导引、吐纳，可谓是对唐代以前中医学发展的一次很好的总结。《千金翼方》载方近 3 000 副，书中内容涉及本草、妇人、伤寒、小儿、养性、补益、中风、杂病、疮痈、色脉以及针灸等各个方面，对《千金要方》做了必要而有益的补充。书中对收载的 800 余种药物当中的 200 余种进行了有关药物的采集和炮制等相关知识的详细介绍。同时，本书将当时已经散失到民间的《伤寒杂病论》条文收录其中，单独构成九、十两卷，是唐代仅有的《伤寒杂病论》研究性著作，对于《伤寒杂病论》条文的保存和流传起到了积极的推动作用，为后世研究《伤寒杂病论》提供了可行的门径，并给广义伤寒增加了更具体的内容。他创立了从方、证、治三方面研究《伤寒杂病论》的方法，开后世以方类证的先河。这部书是唐代以前医药学成就的系统总结，被誉为我国最早的一部临床医学百科全书，对后世医学的发展影响很深远。两书问世后，备受世人瞩目，甚至漂洋过海，广为流传。日本在天宝、万治、天明、嘉永及宽政年间，都曾经出版过《千金要方》，其影响可见一斑。

孙思邈是中华医学发展史上一颗璀璨夺目的明珠，在中外医学史上留下了不可磨灭的功勋，千余年来一直受到人们的高度评价和崇拜。唐太宗李世民赞孙思邈“凿开径路，名魁大医。羽翼三圣，调合四时。降龙伏虎，拯衰救危。巍巍堂堂，百代之师”；宋徽宗敕封孙思邈为“妙应真人”；后世将其尊称为“药王”。孙思邈死后，人们将他隐居过的“五台山”改名为“药王山”，并在山上为他建庙塑像，树碑立传；后人在我国多地建有“药王”祠堂，以纪念这位伟大的医学家对祖国医学事业做出的巨大贡献。

七、钱乙

钱乙（1032—1113），字仲阳，祖籍浙江钱塘，后祖父北迁，遂为东平郓州（今山东省郓城县）人。钱乙自幼从吕君问医，精勤好学，认真钻研《黄帝内经》《伤寒论》《神农本草经》等。钱乙是中国医学史上第一个著名儿科专家，其撰写的《小儿药证直诀》是中国现存的第一部儿科专著，第一次系统地总结了对小儿的辨证施治法，使儿科自此成为独立学科。

钱乙善于化裁古方，创制新方。如六味地黄丸由熟地黄、山药、山茱萸、茯苓、泽泻、丹皮组成，即是由张仲景《金匮要略》的八味肾气丸（干地黄、山药、山茱萸、泽泻、丹皮、茯苓、肉桂、附子）加减化裁而成，用作幼科补剂。公元1079年，钱乙因为治好太子的病而进入太医院，引起众太医嫉妒与排挤。他们私下议论：“钱乙治好太子的病，不过是巧合罢了！”“钱乙只会用土方，医经懂得不多。”一日，钱乙和弟子正在为患者治病，有位大夫带了一副钱乙开的儿科方子来“讨教”。他略带嘲讽地问：“钱太医，按张仲景《金匮要略》八味肾气丸，有地黄、山药、山茱萸、茯苓、泽泻、丹皮、附子、肉桂。你这方子好像少开了两味药，大概是忘了吧？”钱乙笑了笑说：“没有忘。张仲景这个方子是给大人用的。小孩子阳气足，我认为可以减去肉桂、附子这两味益火的药，制成六味地黄丸，免得孩子吃了过于暴热而流鼻血，你看对吗？”这位大夫听了，连声道：“钱太医用药灵活，酌情变通，佩服佩服！”弟子赶紧把老师的话记下来，后来又编入《小儿药证直诀》一书。钱乙对仲景八味丸的灵活化裁对后世养阴派起了重要的启发作用，如李东垣的益阴肾气丸、朱丹溪的大补阴丸，都是由此方脱化而来。为此，钱乙被认为是开辟滋阴派的先驱。

此外，钱乙创制了许多有效的方剂，如治疗痘疹初起的升麻葛根汤，治疗小儿心热的导赤散，治疗小儿肺盛气急喘嗽的泻白散，治肝肾阴虚、目鸣、囟门不合的地黄丸，治脾胃虚寒、消化不良的异功散，治肺寒咳嗽的百部丸，治疗寄生虫病的安虫散、使君子丸等，迄今仍是临床常用的名方。

钱乙善于治疗小儿。一个姓朱的人有个五岁的儿子夜里会发热，但白天无事，有的医生作伤寒治，有的医生作热病治，用凉药解表，但始终治不好。病儿的症状是：多涎而喜睡。别的医生用铁粉丸下涎，病情反而更重，至第五天，出现大渴引饮的表现。钱乙说：“不能用下法治。”他于是拿白术散末一两煎水三升，使病儿昼饮服。姓朱的父亲问道：

“饮多了不会泻吗?”钱乙答道:“不掺生水在里面，是不会泻的。纵使泻也不足怪，只是不能用下法治。”姓朱的人又问:“先治什么病?”钱乙说:“止渴治痰、退热清里，都靠这味药。”到晚上，药估计服完，钱乙看看病儿，说:“可再服三升。”又煎白术散水三升，病儿服完，稍觉好些。第三日，又服白术散水三升，那个病儿再不作渴，也没有流涎了。接着钱乙给其服两剂阿胶散（又名补肺散、补肺阿胶汤，由阿胶、牛蒡子、甘草、马兜铃、杏仁、糯米组成）病就完全好了。

钱乙专攻儿科四十年，积累了丰富的临床经验。1114 年，他的学生阎季忠将他的理论、医案和验方加以整理，编成《小儿药证直诀》。该书最早记载辨认麻疹的方法和百日咳的证治，也最早从皮疹的特征来鉴别天花、麻疹和水痘。书中记述多种初生疾病和小儿发育营养障碍疾患，以及多种著名的有效的方剂，还创立了我国最早的儿科病历。此书为历代中医所重视，列为研究儿科必读之书。它不仅是我国现存最早的系统完整的儿科专著，也是世界上最早的儿科专著。《四库全书目录提要》称此书为“幼科之鼻祖，后人得其绪论，往往有回生之功”。后人视《小儿药证直诀》为儿科经典著作，把钱乙尊称为“儿科之圣”“幼科之鼻祖”。

八、李时珍

李时珍（1518—1593），字东壁，号濒湖，自号濒湖山人，湖北蕲州（今湖北省蕲春县蕲州镇）人，是中国古代伟大的医学家、药物学家，著有《濒湖脉学》《本草纲目》等中医药经典。

李时珍生于中医世家，祖父是“铃医”，父亲李言闻是当地名医。当时，民间医生属“下九流”，社会地位卑微，李家常受官绅欺侮。因此，父亲决定让李时珍读书应考，以期功成名就，出人头地，支撑门户。李时珍自小体弱多病，但性格刚直纯真，对八股文不屑于学，因而自十四岁中秀才后，三次考举人均名落孙山，于是他放弃科举做官打算，专心学医，终成当地名医。

李时珍三十八岁时，被武昌的楚王召去任王府奉祠正，兼管良医所事务。三年后，又被推荐上京任太医院判。太医院是明王朝的中央医疗机构，院中拥有大量外界罕见的珍贵医书资料和药物标本。李时珍勤奋研读、摘抄和描绘药物图形，努力吸取着前人的医学精髓。同时，他多次提出编写新本草的建议。然而，当时太医院被一些庸医把持，其建议不被采纳。一年后，李时珍毅然告病还乡。

所谓本草，是古代药物学的代称。它包括花草果木、鸟兽鱼虫和铅锡硫汞等众多植物、动物和矿物药。由于其中绝大多数是植物，以植物为本，所以人们又将药物直称为“本草”。自东汉《神农本草经》成书，到李时珍诞生前的 400 余年间，历代本草学家有不少专著问世，却从未有一部能概括当时药物学新进展的总结性著作。因而，离开太医院后，李时珍决定重修本草，开始《本草纲目》的编写，但药物多种多样，对它们的性状、习性和生长情形，很难做到全部心中有数。因此在编写过程中，李时珍不得不进行实地考察，他脚穿草鞋，身背药篓，带着学生和儿子建元，翻山越岭，访医采药，足迹遍及河南、河北、江苏、安徽、江西、湖北等广大地区，以及牛首山、摄山、茅山、太和山等大山名川，走了上万里路，倾听千万人的意见。他不怕山高路远，不怕严寒酷暑，走遍了产药的名山。他有时几天不下山，饿了吃些干粮，天黑了，就在山上过夜。许多药材他都亲口品尝，判断药性和药效。后人所写"远穷僻壤之产，险探山麓之华"的诗句，即反映了李时珍长途跋涉，四方采药的生活。

李时珍每到一地，就虚心地向各式各样的人请教，其中有采药的，种田的，捕鱼的，砍柴的，打猎的，当地民众都热情地帮助他了解各种各样的药物。比如芸苔，是治病常用的药，但究竟是什么样的?《神农本草经》上说不明白，各家注释也搞不清楚。李时珍问一个种菜的老人，在他指点下，又观察了实物，才知道芸苔实际上就是油菜。这种植物，头一年下种，第二年开花，种子可以榨油。于是，这种药物在《本草纲目》中得以被清楚地介绍与描述。又如蕲蛇，即蕲州产的白花蛇，这种药有医治风痹、惊搐、癣癞等功用，但临床所用多数不是真的蕲蛇。那么真正的蕲蛇是什么样子呢？他请教一位捕蛇的人，那人告诉他，蕲蛇牙尖有剧毒，人被咬伤即会中毒死亡，但治疗上述诸病有特效，因而非常贵重。蕲州只有城北龙峰山上才有真正的蕲蛇。李时珍追根究底，要亲眼观察蕲蛇，于是请捕蛇人带他上了龙峰山。那里有个狻猊洞，洞周围怪石嶙峋，灌木丛生。缠绕在灌木上的石南藤，举目皆是。蕲蛇喜欢吃石南藤的花叶，所以生活在这一带。李时珍置危险于度外，到处寻找。在捕蛇人的帮助下，终于亲眼看见了蕲蛇，并看到了捕蛇、制蛇的全过程。由于这样深入实际调查过，他在《本草纲目》写到白花蛇时，就得心应手，内容简明准确，说其形态是："龙头虎口，黑质白花，胁有二十四个方胜文，腹有念珠斑，口有四长牙，尾上有一佛指甲，长一二分，肠形如连珠"；说蕲蛇的捕捉和制作过程是："多在石南藤上食其花叶，人以此寻获。先撒沙土一把，则蟠而不动，以叉取之。用绳悬起，刀破腹以去肠物，则反尾洗涤其腹，盖护创尔，乃以竹支定，屈曲盘起，扎缚炕干。"同时，李时珍也搞清了蕲蛇与外地白花蛇的不同之处："出蕲地者，虽干枯而眼光不陷，他处者则否矣。"

几年之后，李时珍回到湖北蕲春老家，开始写书。他整整用了二十七年的时间，终于编写成了一部世界著名的药物学专著——《本草纲目》。这部旷世名著有 190 多万字，每一个字都浸透着李时珍的心血。书中编入药物 1 892 种，其中新增药品 374 种，并附有药方 11 000 余副，插图 1 100 余幅。其规模之大，超过了过去的任何一部本草学著述。它综合了植物学、动物学、矿物学、化学、天文学、气象学等许多领域的科学知识。它那极为系统而严谨的编排体例、大胆纠正前人漏误的确凿证据以及继承中有发扬的科学态度，都令人赞叹不已。《本草纲目》是中国药学史上的重要里程碑。从17世纪初开始，《本草纲目》先后被译成日、德、法、英、俄、拉丁等十几种文字，被公认为“东方医学的巨典”。

九、叶天士

叶桂（1666—1745），字天士，号香岩，别号南阳先生。江苏吴县（今江苏省苏州市）人，晚年又号上津老人，是清代著名医学家，四大温病学家之一。

叶桂少承家学，其祖父叶紫帆，名时，医德高尚，其父叶阳生，名朝采，医术更精，读书也多，且喜欢饮酒赋诗和收藏古文物，但不到五十岁就去世了，当时叶桂才十四岁。叶桂十二岁时随父亲学医，父亲去世后，就行走江湖，因家贫难为生计，便开始行医应诊，同时拜父亲的门人朱某为师，继续学习。他聪颖过人，闻言即解，一点就通，加上勤奋好学、虚心求教，见解往往超过教他的朱先生。

叶桂从小熟读《黄帝内经》《难经》等古籍，对历代名家之书也旁搜博采。叶桂信守“三人行必有我师”的古训，只要比自己高明的医生，他都愿意行弟子礼拜之为师；一听到某位医生有专长，就欣然而往，必须等学成后才回家。在十二岁到十八岁之间，他就先后拜过十七位名医为师，其中包括周扬俊、王子接等著名医家，无怪后人称其“师门深广”。

叶桂本来就“神悟绝人”、聪明绝世，加之这样求知如渴、广采众长，且能融会贯通，因此自然在医术上突飞猛进，不到三十岁就医名远播，在许多方面有其独到的见解和方法。在杂病方面，他提出“胃为阳明之土，非阴柔不肯协和”，主张养胃阴；在妇科方面，阐述了妇人胎前产后、经水适来适断之际所患温病的症候和治疗方法；他对中风一症有独到的理论和治法；他还提出久病入络的新观点和新方法，如此等等，不一而足。由于精研古籍，他还十分善于运用古方。

据史载，清代有一藩宪向为京官，而清代京官没有多大实权，所以他极想外任，当他到苏州任藩宪后，第一次升堂时便暴喜而盲，急忙差人去请名医叶桂疗疾。叶桂了解他发病详情之后便说：“我是一方名医，怎能如此请我？必须备全副仪仗来，方可前往。”差人回禀，藩宪大怒，众人相劝，请依允名医要求，若治不好目疾，再重罚不迟。于是，令仪仗相迎，但谁也未想到，叶桂并不去，又说，“去回禀大人，必须由藩宪大人亲自请！”藩宪闻后，怒不可遏，咆哮如雷。在这之间，藩宪怒气未消，而双目却忽明，众人难解，叶桂已匆匆赶到藩宪府上请罪了，对藩宪说：“我并非无礼得罪大人，而是为了治好大人的病。”藩宪由怒转喜，尽释前嫌，并重礼相酬。于是，叶桂以阳治阴、奇术疗暴盲的佳话传遍苏州城内外。

叶桂邻居的一个妇人难产，别的医生已经开好了药方。她的丈夫拿着处方来问叶桂，叶桂在处方上加一片梧桐叶做引子，婴儿立刻就产下来了。后来有人也仿效叶天士在催产方上加梧桐叶。叶天士笑着说：“以前我用梧桐叶，是因为刚好碰到立秋的时节，现在不是秋天，用了有什么益处呢?”

叶桂最擅长治疗时疫和痧痘等症，是中国最早发现猩红热的人。在温病学上的成就，尤其突出，是温病学的奠基人之一。叶桂著《温热论》，为我国温病学说的发展提供了理论和辨证的基础。他首先提出“温邪上受，首先犯肺，逆传心包”的论点，概括了温病的发展和传变的途径，成为认识外感温病的总纲；还根据温病病变的发展，分为卫、气、营、血四个阶段，作为辨证施治的纲领；在诊断上则发展了察舌、验齿、辨斑疹、辨白痦等方法。清代名医章虚谷高度评价《温热论》，说它不仅是后学指南，而且弥补了张仲景《伤寒论》之残缺。

《温热论》为温病学说的形成开创了理论和辨证的基础。《温热论》自问世以来，一直被后世医家奉为经典、推崇备至，它不仅对温病学，而且对整个中医学都有着深远的影响。

参考文献

［1］李乾夫，李鸿昌，杨更兴，等．中国传统文化概论［M］．昆明：云南大学出版社，2015.

［2］朱必法．论中医文化的当代价值［J］．广西中医药大学学报，2014（S1）．

［3］孙志其，鲁明源．基于气本体论的阴阳思源与正误［J］．中华中医药杂志，2018，33（9）．

［4］梁龙．中医的顺势思维在治病与养生中的应用［J］．中医药临床杂志，2015，27（5）．

［5］王小平．和合思维下对中医整体观念的深度解读［J］．北京中医药大学学报，2019，42（10）．

［6］王旭东．中医文化导读［M］．北京：高等教育出版社，2007.

［7］孙广仁．中医基础理论［M］．北京：中国中医药出版社，2002.

［8］陈利国，纪立金．中医基础理论：中英对照版［M］．广州：暨南大学出版社，2018.

［9］吴俊玲，刘红杰，任凤梅．中医学思维方法的演变［J］．浙江中医学院学报，2004，28（5）．

［10］郑红斌．形神关系及其在中医学中的体现［J］．浙江中医学院学报，2005，29（4）．

［11］章文春．形气神三位一体的生命观与中医导引［J］．江西中医学院学报，2009，21（6）．

［12］良石，子奇．八卦与健康［M］．哈尔滨：黑龙江科学技术出版社，2008.

［13］过常宝．中医文化［M］．北京：中国经济出版社，2011.

［14］黄海波．中国传统文化与中医［M］．北京：人民卫生出版社，2007.

［15］郭霞珍．中医基础理论［M］．上海：上海科学技术出版社，2006.

［16］朱文锋．中医诊断学［M］．北京：人民卫生出版社，2011.

［17］马烈光．中医养生学［M］．2 版．北京：中国中医药出版社，2012.

［18］王琦．中医体质学［M］．北京：人民卫生出版社，2005.
［19］赵天奎．艺术养生的中医理论基础研究［D］．南宁：广西中医药大学，2009.
［20］章红英，张宝文，周杰．中医与中国文化［M］．北京：原子能出版社，2009.
［21］王新陆．中医文化论丛［M］．济南：齐鲁书社，2005.
［22］曲黎敏．中医与传统文化［M］．北京：人民卫生出版社，2005.
［23］张其成．中医哲学基础［M］．北京：中国中医药出版社，2004.
［24］王俊．中国古代医学［M］．北京：中国商业出版社，2015.
［25］于铁成．中医药文化选粹［M］．北京：中国中医药出版社，2009.
［26］郑洪新，吉文辉．中医药文化基础［M］．北京：中国中医药出版社，2011.
［27］汪松葆．高等中医教育与管理［M］．长沙：湖南科学技术出版社，1987.
［28］甄志亚．中国医学史［M］．上海：上海科学技术出版社，1997.
［29］周鸿艳．中国古代医学教育简史［D］．哈尔滨：黑龙江中医药大学，2007.
［30］姜小华．古代中医官方教育的史学研究［D］．南京：南京中医药大学，2007.
［31］李磊，陈仕杰．论中医师承教育研究进展［J］．中医药管理杂志，2009，17（10）．
［32］柳曙光．论儒家教育思想的精华与糟粕［J］．教育文化论坛．2010(4)．
［33］郑洪晓．儒家教育思想的当代价值［J］．华北电力大学学报（社会科学版），2009（3）．
［34］李立国．儒家教育思想的基本内容与当代价值［J］．首都师范大学学报（社会科学版），2010（3）．
［35］李振纲，邢靖懿．儒家思想与现代教育的关系［J］．河北师范大学学报（教育科学版），2006，8（5）．
［36］崔为．中医师承教育面面观［J］．中医药管理杂志，2009，17（9）．
［37］毛嘉陵．中医文化传播学［M］．北京：中国中医药出版社，2014.
［38］付明明，常存库．中医文献英译史研究［J］．中医药学报，2016，44（2）．
［39］曲倩倩，田杨，穆文超，等．中华文化走出去：从生态翻译视角看中医对外交流［J］．时珍国医国药，2014，25（3）．
［40］孔卓瑶，张宗明．中国古代医药文献对外传播及其影响［J］．医学与哲学，2015，36（1A）．
［41］阴平善，庞杰．汉语言文字与中医学的整体思维［J］．北京中医药大学学报，2011，34（6）．

[42] 蔡金波．试论汉语汉字与中医之关系［J］．江西中医学院学报，1991，3（1）．

[43] 王育林，李亚军．医古文［M］．北京：中国中医药出版社，2012.

[44] 刘翔．《黄帝内经》书名来源之探讨［J］．河南中医，2004，24（3）．

[45] 李磊，尤传香．《黄帝内经》《素问》《灵枢》诸书名的文化内涵［J］．中医药通报，2011，10（6）．

[46] 高文铸．《黄帝内经素问》书名卷数版本源流小考［J］．中国中医基础医学杂志，1995，1（1）．

[47] 于玲．《灵枢》名称探析［J］．中国中医基础医学杂志，2013，19（6）．

[48] 左媛媛，吴非，孙永林，等．《灵枢》《素问》书名溯源考［J］．中华高血压杂志，2015，23（3）．

[49] 程士德．《内经》的沿革及其书名的由来［J］．中医杂志，1983（9）．

[50] 吴童．《素问》书名浅识［J］．中医药学报，1989（4）．

[51] 李良松，郭洪涛．中国传统文化与医学［M］．厦门：厦门大学出版社，1990.

[52] 农辽林．陆游晚年闲适诗研究［D］．福州：福建师范大学，2007.

[53] 陈宇．古代文学中的中医文化［J］．现代养生，2013（12）．

[54] 蔡素云．明清小说中的医家形象研究［D］．沈阳：辽宁大学，2015.

[55] 荀铁军．明清小说中医患关系的社会影响［J］．南京中医药大学学报（社会科学版），2010，11（3）．

[56] 石月清．杜甫涉医涉药诗歌研究［D］．石家庄：河北大学，2010.

[57] 任应秋．中医各家学说［M］．上海：上海科技出版社，1980.

[58] 秦玉龙．中医各家学说［M］．北京：中国中医药出版社，2012.

[59] 鲁兆麟．中医各家学说专论［M］．北京：人民卫生出版社，2009.

[60] 严世芸．中医各家学说［M］．北京：中国中医药出版社，2007.

[61] 张婉妮，黄会保．对中医学术流派形成、传承与发展的思考［J］．湖南中医杂志，2016，32（10）．